둘째판

아무도 알려주지 않는 「감기」의 진단과 치료

감염성 질환을 치료하기 위한 12가지 전략

Naoki Kishida / 이춘옥

Hansol

Authorized translation from the Japanese language edition, entitled
誰も教えてくれなかった「風邪」の診かた 感染症診療12の戦略 第2版
ISBN 978-4-260-03963-5
著者 岸田直樹
Published by IGAKU−SHOIN LTD., TOKYO
Korean language edition published by HANSOL MEDICAL PUBLICATION CO.© 2025

아무도 알려주지 않은 감기의 진단과 치료

발 행 2025년 6월 30일
역 자 이춘옥
발행처 한솔의학(Hansol medical publication co.)
주 소 서울시 마포구 월드컵북로 64−1
전 화 02-3144-6788
정 가 33,000원
ISBN 979-11-89657-65-9(93510)

둘째판

아무도 알려주지 않는 「감기」의 진단과 치료

감염성 질환을 치료하기 위한 12가지전략

Naoki Kishida / 이춘옥

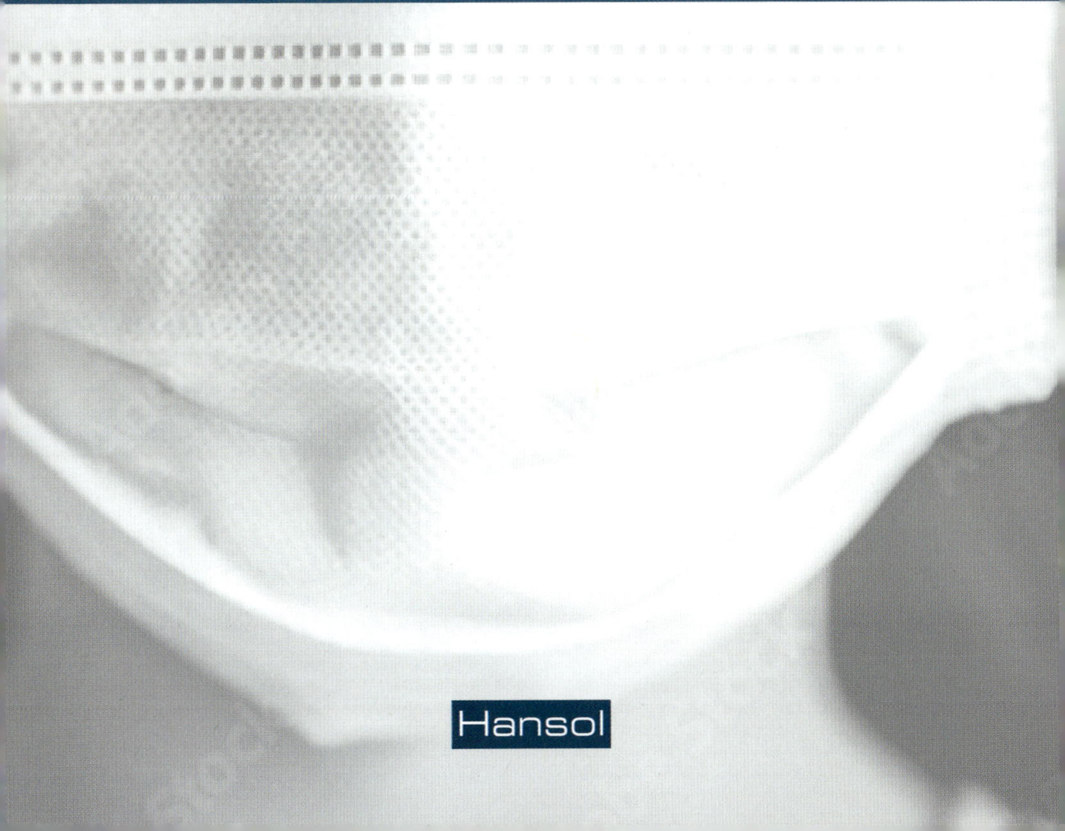

Hansol

서 문

2012년에 이 책의 첫 번째 판이 출판된 이후, 많은 독자들이 이 책을 읽어주셨습니다. 첫 번째 판 서문에서는 "감기의 진단 방법은 아무도 가르쳐주지 않는다"고 말했지만, 지난 7년 동안 감기 진료와 관련된 상황은 크게 달라졌습니다. 그 변화의 이유를 설명하는 것은 오히려 혼란스러울 것 같아 생략하려 합니다. 이 개정판의 목표는 바로 그 변화에 집중하는 것이 아니라, 실질적인 도움을 주는 내용에 초점을 맞추는 것입니다.

이 기간 동안 여러 번 개정에 대한 논의가 있었지만, 솔직히 개정하는 것에 대한 이질감을 느껴 미루어왔습니다. 새로운 연구 결과를 반영하는 것이 "개정"이라면, 그럴 수도 있겠지만, 첫 번째 판을 읽은 독자들 중에는 그런 변화가 필요하다고 느끼지 않으신 분들도 있을 것입니다. 만약 제가 독자였다면, 개정판을 읽고 나서 뭔가 이상하다고 느꼈을 수도 있겠다고 생각합니다. 현재 임상에서 도움이 되지 않을 것 같은 내용들이 많아서, "어떻게 해야 할까?"라는 질문이 그 어느 때보다 중요하다고 느낍니다. 물론, "이 정도 수정하면 팔릴 테니 인세를 기대할 수 있지 않을까?"라는 유혹도 있었지만, 이해할 수 있는 내용을 제공하지 않고는 어떤 메시지를 세상에 전달하고 싶겠습니까? 결국, 그런 유혹을 이겨내는 것이 더 중요하다는 점이 아쉽습니다.

이 책이 개정되기까지 7년이 걸렸습니다. 그동안 저는 내과 및 감염내과 의사로 일하던 병원을 퇴직하고, 여러 병원에서 내과 및 외래 진료를 하였습니다. 또한, 감염병 의사로서 내성균 감소를 위한 프로젝트를 진행했습니다. 이러한 경험을 통해 많은 병원과의 관계를 형성하고, 의료 현장에서의 다양한 고민을 나누며 그들이 처한 상황에 맞는 해결책을 찾기 위해 노력했습니다.

여러 병원과의 관계를 통해 정론을 주장하는 것의 한계를 느끼게 되었고, 때로는 그것이 역효과를 초래할 수 있다는 사실을 깨달았습니다. 2016년부터는 변화가 필요한 의료인들과 함께 "어떤 사람이 되고 싶은가?"를 고민하며 대학에서 약학 교육에 참여했으며, 2017년에는 홋카이도 대학에서 공공 보건 석사 과정을 마쳤습니다. 2018년부터는 감염병 역학과 사회 인구학을 연구하며, 종합진료의로서도 계속 활동하고 있습니다.

초판 이후, 특히 지난 3년간 임상 의사로서 끊임없이 노력해왔습니다. 일본과 세계의 의료 변화, 사회적 변동을 배우며, 그 속에서 매일의 실천과 갈등 속에서 답을 찾고자 했습니다. 많은 책을 읽으며 "어디까지 가야 답에 도달할 수 있을까?"라는 질문을 던졌고, 그 답에 다가가고 있는 과정에 있습니다. 아직 완벽한 답을 찾진 못했지만, 일본의 감염병 분야에서 새로운 치료 전략이 가능함을 느끼고 있습니다.

이 책의 개정은 그 변화 속에서 나아갈 방향을 공유하려는 의도로 시작되었습니다. 초판이 나온 지 7년이 지난 지금, 감기 치료를 넘어 새로운 의료, 감염병 치료 전략에 대해 나누고 싶은 생각이 강해졌습니다. 일본이 고립되고 대립하는 사회에서 저출산과 고령화가 새로운 의료의 기회가 될 수 있다고 믿습니다. 이 책이 여러분과 함께 새로운 의료에 대해 이야기하는 계기가 되기를 바랍니다.

2019년

기시다 나오키(岸田直樹)

목 차

제3장 고령자 '감기 진료' 감염성 질환 12가지 진료 전략

인플루엔자 진료와 외래 진료의 처방 노하우

감기에 대한 두 가지 기본적인 접근 방법

1. 감기를 감기라고 진단하는 기본적인 접근 방법

기침, 콧물, 인두통의 3가지 영역에 대한 증상에 주목하고, 감기를 4가지(전형적인 감기형, 코증상 중심형, 목증상 중심형, 기침증상 중심형)로 분류한다.

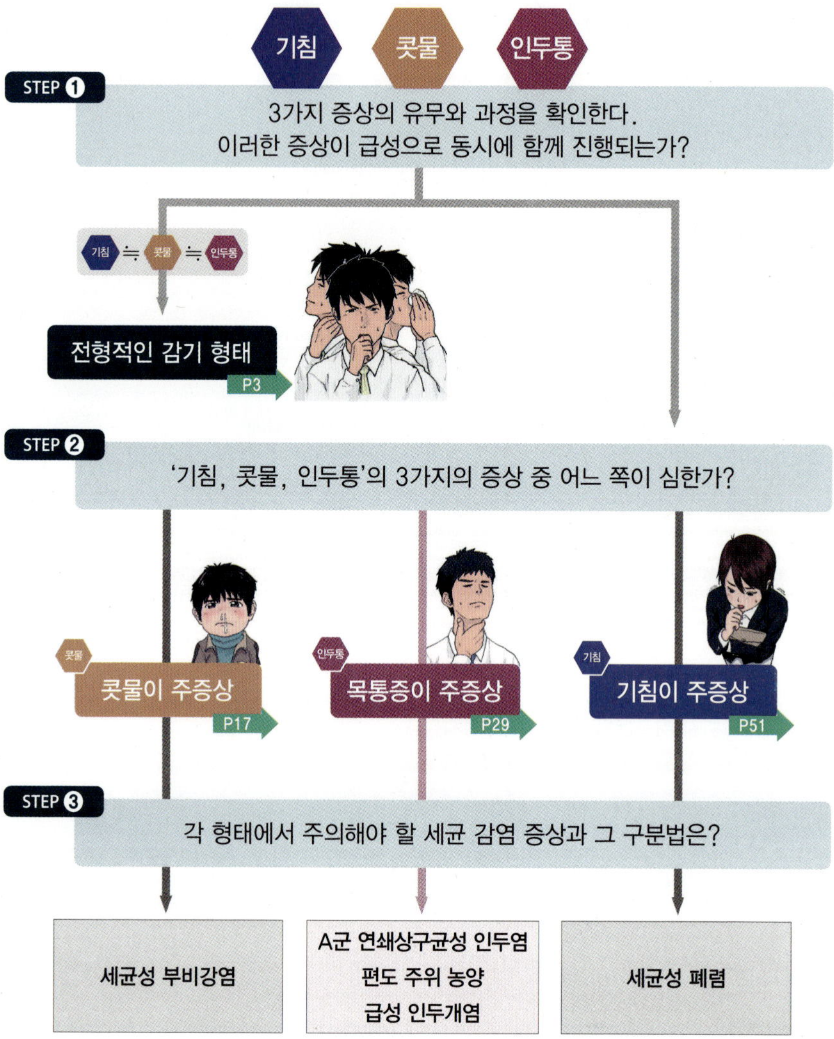

2. 감기와 혼동하기 쉬운 질환을 진단하기 위한 기본적인 접근방법

- 열만 있거나 권태감이 보이는 것만으로 '감기'로 진단하지 않는다.
- 상기도 증상 이외의 '발열 +α(플러스 알파)'에 주목하고, '국소장기 증상 없음·고열만 있는 형', '미열 + 권태감형', '발열 + 두통', '발열 + 소화기 증상형', '발열 + 관절통형', '발열 + 피부 발진형', '발열 + 목 통증형'으로 분류한다.

STEP ❶

'발열 +α'의 α의 증상을 상세하게 듣는다.

오한전율(shaking chill)의 유무를 확인한다.

STEP ❷

α ≒ 0 + 오한전율 (+)

→ 국소장기 증상 없거나 고열만 있는 형태 P73

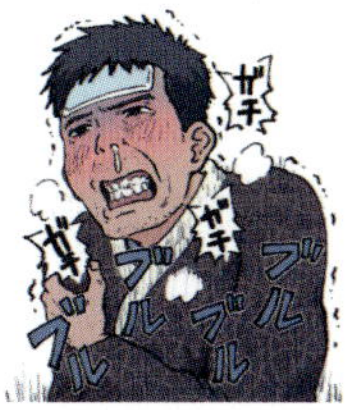

STEP ❸

α의 증상에 따라 다음과 같이 분류한다.

α=권태감	α=두통	α=구토, 설사	α=관절통	α=발진	α=목통증
미열 + 권태감형	발열 + 두통형	발열 + 소화기증상	발열 + 관절통형	발열 + 피부발진형	발열 + 목통증형
P93	P103	P115	P125	P135	P149

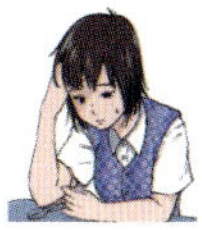 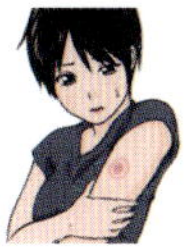 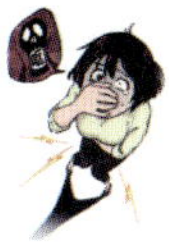 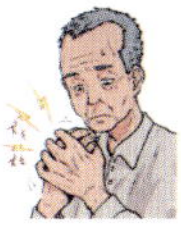 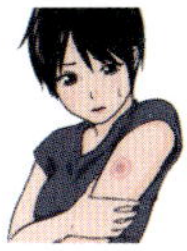 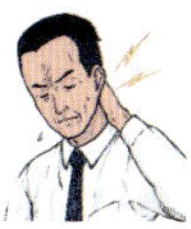

감기의 진행과정

쌍봉성(Bimodal Distribution) 증상

감기는 일반적으로 1주일 정도의 기간 내에 자연적으로 회복되지만, 기관지의 염증이 계속되어 기침이 3~4주간 지속되는 경우도 있다. 만약 기침이 지속되면서 38℃ 이상의 고열이나 심한 피로감이 동반된다면, 병원에 방문하여 진료를 받는 것이 필요한다.

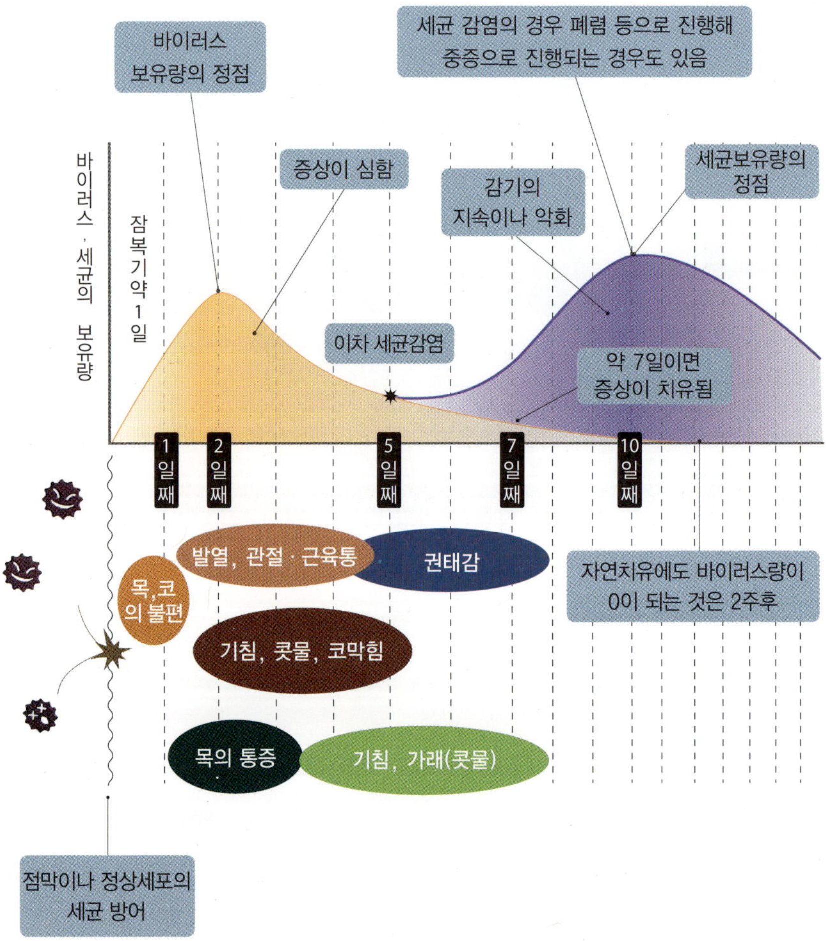

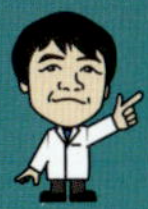

당신의 환자는 어떤 증상을 보입니까?

기침 콧물 인두통 3가지 증상으로 분류

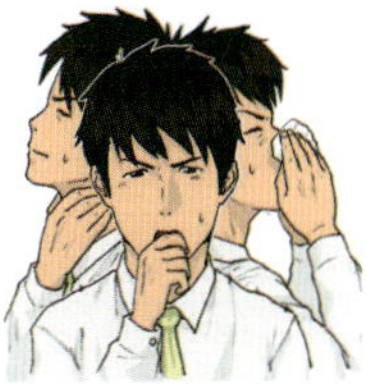

전형적인 감기(기침 ≒ 콧물 ≒ 인두통)

P3

포인트

감기란 무엇인가?에 대하여 정확하게 이해하고, 임상에서 가장 중요한 바이러스 감염증과 세균 감염증을 구분할 수 있도록 하자.

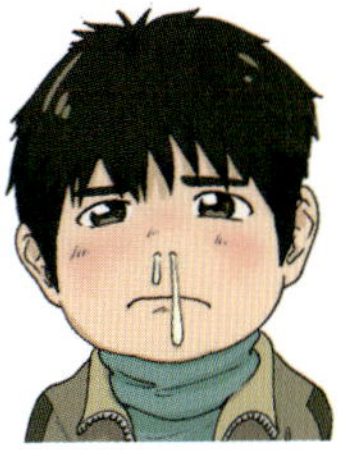

콧물, 코막힘이 주 증상(콧물 > 기침, 인두통)

P17

포인트

세균성 부비강염의 치료 방법과 시기를 이해하자. '이봉성(二峰性) 병력' 등, 세균 감염을 유추하는 방법을 익히자.

이봉형 병력: 발열 등의 증상이 한번 높아졌다 내려간 후에 다시 올라가는 증상을 보이는 것.

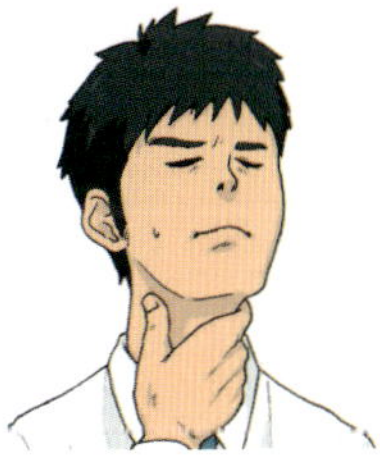

목통증이 주 증상(인두통 > 기침, 콧물)

P29

포인트

용혈성 연쇄구균 인두염이 어떠한 증상인지를 구분하는 방법을 익히자. Five killer sore throats(생명에 위협이 될 수 있는 5가지 질환)를 감별할 수 있도록 하자.

killer sore throats: ① 급성 후두개염, ② 편도 주위 농양, ③ 인두 농양, ④ 구강저 봉와직염, ⑤ 르미에르증후군

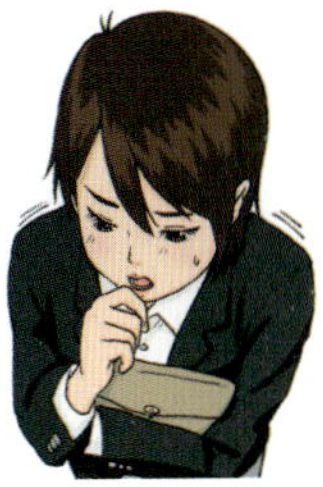

기침이 주 증상(기침 > 콧물, 인두통)

P51

포인트

폐렴인지 아닌지를 구분하는 방법을 익히자

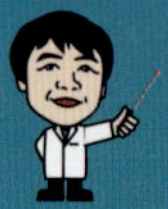

당신의 환자는 어떤 증상입니까? 발열+α의 α에 주목

오한전율

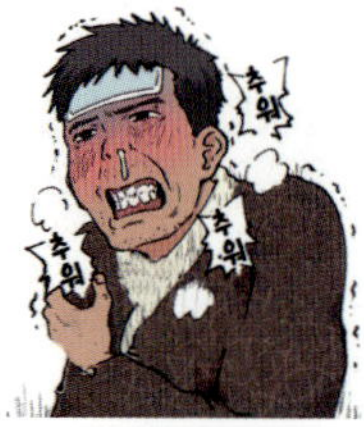

국소장기증상 없음, 고열만 있는 상태

P73

포인트

본격적으로 발병할 수 있는 병을 파악하자.
약한 증상, 소견 등을 모아 보는 방법을 익히자

발열 + α 의 분류

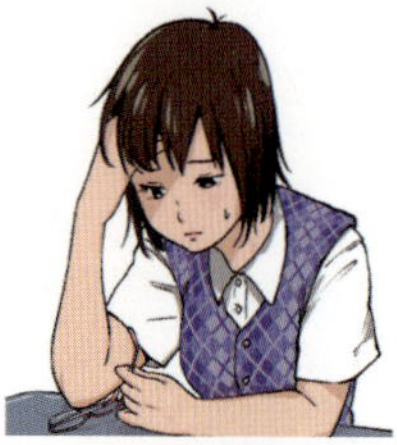

미열 + 권태감형

P93

포인트

급성 간염과 급성 심막염을 의심할 수 있는 가능성을 가진 병력을 알아두자.

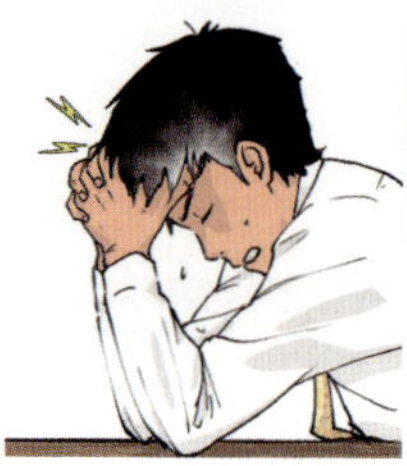

발열 + 두통형

P103

포인트

수막염 여부가 중요하며 요추천자를 통해 상황을 정확히 판단해야 한다. 무균성 수막염에 대한 접근 방법을 이해하는 것이 필요합니다.

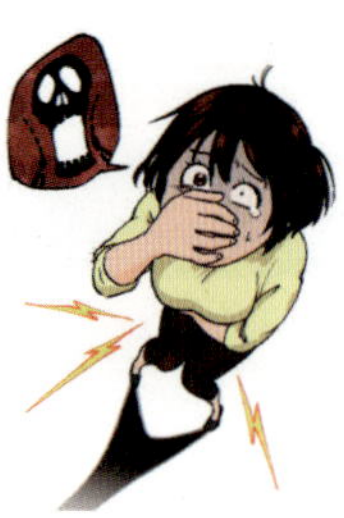

발열 + 소화기증상형

P115

포인트

위장염으로 판단할 수 있는 시기를 정확히 파악하자. 혈관계(뇌, 심장)의 질환에 주의할 것.

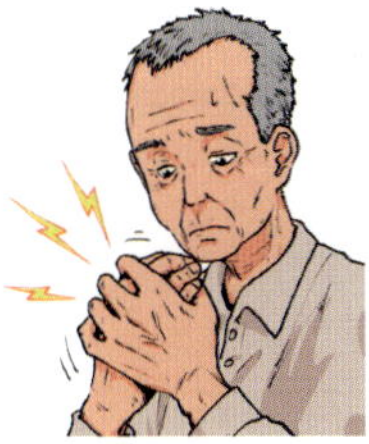

발열 + 관절통형

P125

포인트

성인에게 의외로 많이 발견되는 파보 바이러스, 고령자의 비전형적인 통풍, 주의하여야 할 G형 용혈성 연쇄구균 등에 대하여 확실하게 공부하자

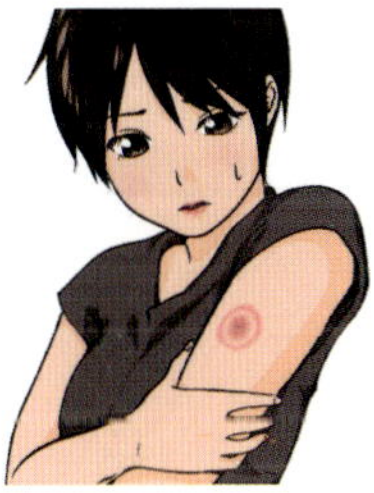

발열 + 피부발진형

P135

포인트

외형으로 진단이 가능한 피부발진과 그렇지 않은 피부발진을 확실하게 구분할 수 있도록 하자. 놓쳐서는 안 될 피부발진을 파악하자.

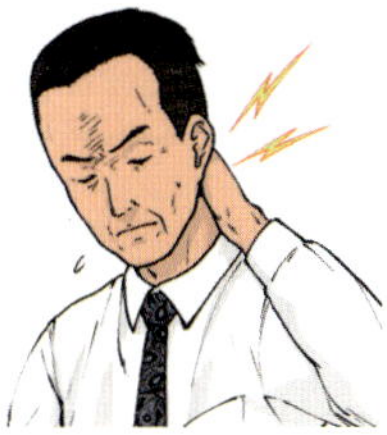

발열 +목 통증형

P149

포인트

기쿠치병(조직구 괴사성 림프절염), 림프절 생체조직 진단의 시기나 결핵을 의심케하는 감별 포인트에 대하여 이해하여 두자.

감기 진단의 실전편! P65

기저질환 없는
32세 여성

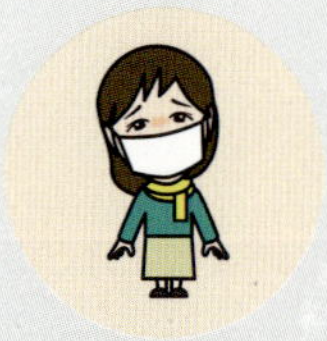

어제 아침부터 살짝 목이 아프고, 저녁쯤에는 열이 나는것 같아서 열을 재봤더니 37.8도 였다. 밤에는 식욕이 없고, 스프(국)정도만 먹었다. 아침에 일어났더니, 목 통증이 어제보다 나아졌지만, 기침과 콧물이 나오기 시작해 열을 재보니 37.2도여서 회사에 가기는 조금 힘들어서.. ..

[신체소견]

체온 37.4도, 혈압 120/68 mmHg, 맥박 78회/분, SpO_2 99%(실내기온),
인두에 가벼운 발적(+), 인두후 림프절 농양(+), 경부 림프절은 촉진하지 않음.
심장과 폐의 이상음 없음.

병태나 치료, 병명, 약 등에 대한 설명은 어떻게 시작하는 것이 좋을까요?

1. 기침, 콧물, 목 증상 등 복수의 감기증상이 있네요. ❶
2. 걱정되는 것은 폐렴이나 목의 세균 감염인데... ❷

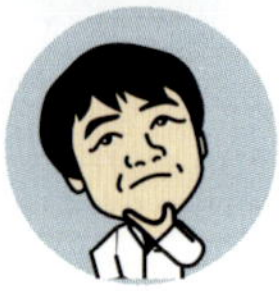

3. 목이 심하게 붓지 않고, 백색 농양도 없습니다. 심장 소리도 매우 좋고, 산소포화도 검사도 깨끗합니다. ❸
4. 폐렴은 걱정할 것 없어 보입니다. 현재 시점에서는 감기라고 할 수 있겠네요. ❹

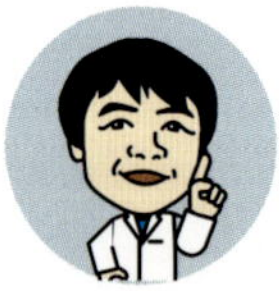

5. 그래서, 약은.. 실은.. 감기에 듣는 약은 없습니다... ❺
6. 감기는 바이러스에 의한 것으로 바이러스에는 항생제가 듣지 않습니다. ❻

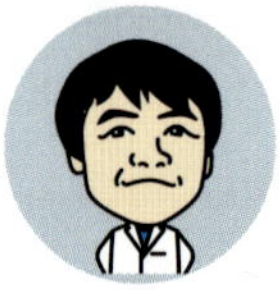

7. 시중에 감기 치료를 위한 많은 약이 있지만, 이 약들은 증상을 조금 완화하는 정도에 불과합니다. 약을 복용한다고 해서 증상이 빨리 나아지거나 악화되지 않는 것은 아닙니다. ❼

8. 모든 증상에 대해 약을 처방하면 약이 너무 많아질 수 있습니다. 따라서 가장 중요한 증상 2개 정도에 대해서만 약을 처방하는 것이 좋습니다.

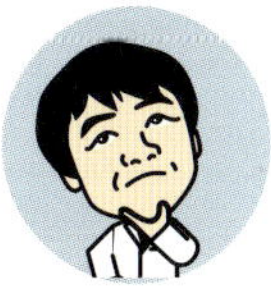

9. 현재 상태가 괜찮아 보이더라도, 만약 숨쉬기가 어렵거나 38도 이상의 열이 나면 반드시 병원에 오셔야 합니다. ❽

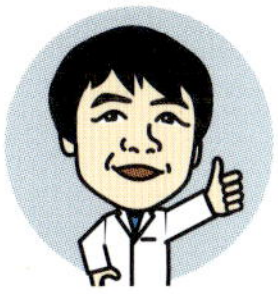

포인트

❶ '감기의 3가지 증상을 확인해 봅시다.'라는 느낌으로 말합니다. 자가진단 방법으로는 이러한 증상이 나타나는지 체크해보는 것이 좋습니다.

❷ '균'이라는 용어는 의학적으로 정확하지 않지만, 일반적으로 세균을 의미하는 것으로 이해할 수 있습니다. 이 점을 유의해 주세요.

❸ '비정상적인 소견이 없다'고 말한다. 산소포화도 측정기를 사용해 보았을 때, 특별한 소견이 없다는 것은 건강 상태가 양호하다는 것을 의미합니다.

❹ 환자가 걱정할 필요가 없다는 것을 미리 설명해 주는 것이 좋습니다. 예를 들어, "걱정할 것이 없다" 또는 "괜찮은 것 같다"는 표현이 불신감을 줄 수 있으므로, "사실 감기를 일으키는 바이러스가 200개 이상이 있기 때문에 병원에서는 특정 바이러스를 식별하기 어렵습니다"라고 보충 설명하는 것이 좋습니다.

❺ 감기를 치료 할 약이 없다는 이야기는 '효과가 적음' 이라고 말해보자.

❻ "감기에 듣는 약을 만든다면 노벨상을 받을 수 있을 것입니다"라는 말은 상황에 따라 매우 효과적일 수 있습니다. 특히 노벨상 발표 시기에는 더욱 그렇습니다. "정확히 말하면 세균 감염 예방 효과는 제로는 아니지만, 4000명 중 1명 정도입니다. 그러면 부작용이 더 걱정될 수 있습니다"라고 덧붙이는 것도 좋습니다.

❼ 많은 환자들은 약을 먹으면 빨리 괜찮아지거나 감기가 악화되지 않을 것이라고 생각합니다. 따라서 미리 설명해 두는 것이 중요합니다.

❽ 환자가 "악화되지 않을까 걱정이다"라고 말할 때, 충분한 배려를 보여주고 방문 시기를 간단하고 명확하게 전달하는 것이 효과적이다.

고령자의 발열 체크포인트

고령자의 급성 발열, 염증 소견 체크리스트

세균 감염증 Big3

❶ 폐렴(흡인성 폐렴) ●●●

- 기준치로부터 산소 포화도 변화와 호흡수 변화를 확인. 폐음은 탁탁 소리를 찾아내는 것이 아니라 호흡음의 좌우차를 확인.
- 구토의 발생(없어도 상관없음. 있다면 폐렴보다 구토의 원인 검색이 더 중요).
- 수면제 등 안정제의 복용 증가의 유무
- 검사: 흉부 단순 X선 사진(서 있는 자세에서 2방향 촬영: 측면 영상에서 아래 폐의 등쪽의 침윤영, 와위보다 좌위로 검사), 객담 배양, "의심"된다면 혈액 배양(중증이라면 다른 질환의 가능성이 있기 때문)

❷ 요로감염증 ●●●

- CVA 타격통, 압통은 좌우차를 확인
- 결석이나 비뇨기계의 악성 종양의 유무. 농뇨가 없어도(소변 검사에서 백혈구 수<5/HPF) 요로감염증의 가능성 있음.
- 검사: 소변 검사, 소변 배양, 인공물이 몸 어딘가에 들어있다면 혈액 배양

❸ 담관염, 담낭암 ●●●

- 담관, 담낭 결석, 암의 유무(결석은 이전에 병력이 없어도 고령자는 있을지도)
- 늑골부 타격통은 좌우차를 확인, 황달은 두피의 모발 경계를 확인
- 세프트리악손(ceftriaxone)의 사용력(사용 후 몇 주 안에 증상 발현되기도 함).
- 검사: 간담도계 효소(생화학 검사), 총빌리루빈 수치 상승, 복부 초음파, 인공물이 몸 어딘가에 있다면 적극적인 혈액배양
  ※ 담즙 정체를 일으키기 쉬운 세프트리악손과 담즙산이 같은 배설 경로를 통과하기 때문에 세프트리악손이 담즙산 배설을 억제한다. 담즙 내 칼슘 이온이 상승하여 세프트리악손이 칼슘과 복합체를 형성하여 담석 형성으로 이어진다.

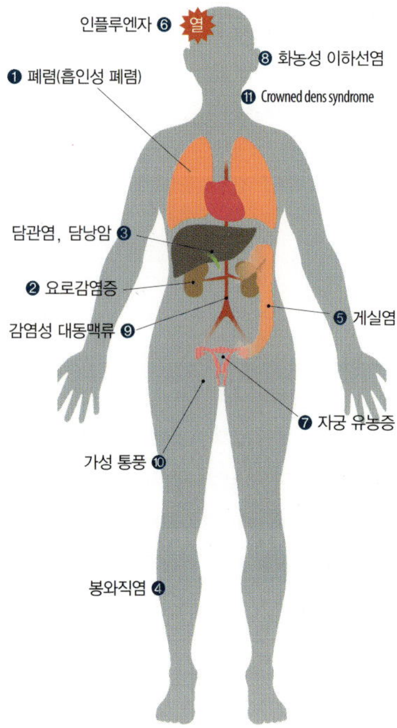

그 외의 감염증

❹ 봉와직염 ●●●

- 이유를 알 수 없는 피부 발적(다리)
- 부종을 일으키는 약력, 병력[림프부종(유방암: 손, 산부인과 암: 다리)], 뇌경색: 마비되는 쪽은 붓기 쉬움).
- 봉와직염(피부 연부 조직 감염증)으로 생각되면 욕창(천골부, 발뒤꿈치)과 대상포진(수포)의 유무도 확인, 당뇨병이 있다면 다리 확인(흑색 변화)

❺ 게실염 ●●●

- 게실염의 병력, 과거 대장내시경으로 게실염의 유무를 확인(없어도 괜찮음).
- 복통을 호소하지 않더라도 세심하게 진찰하

면 복부의 압통(재현성있는 표성의 변화)

- 자연적으로 호전된 복통+미열의 병력(자연 치유되는 게실염의 병력)
- 검사: 복부조영 CT(증상이 반복되는 경우에는 필요 없음)
- 설사증상이 있다면 6개월 이내 항균제 사용력을 확인하고 클로스트리듐 디피실(Clostri-dioides difficile) 검사

❻ 인플루엔자 ●●●

- 독감 접촉(시설 내 발병 유무, 가족: 특히 어린이와의 접촉)
- 백신 접종력
- 검사: 빠른 검사(증상이 전형적이지 않을 때 매우 유용)

❼ 자궁 유농증 ●●●

- 분비물의 냄새, 색깔, 양의 변화(기저귀에 부착)
- 하복부 압통(치골결합부보다 상당히 아랫부분에 통증)
- 자궁의 질환, 특히 암의 병력(없어도 괜찮음. 노화로 인한 후굴되어 있기도 함).
- 검사: 복부 초음파, 조영 CT

❽ 화농성 이하선염 ●●●

- 탈수의 증상
- 이하선의 종창 · 압통(좌우차)
- 검사: 침샘 초음파

❾ 감염성 대동맥류 ●●●

- 복부 대동맥류나 동맥 경화증의 유무(복부의 압통은 없음).
- 검사: 조영 CT, 혈액 배양(Helicobacter cinaedi를 염두에 두고 배양을 의뢰)

비 감염증

❿ 가성 통풍●●●

- 무릎의 열감은 좌우차를 확인, 고관절의 부종, 열감을 알기 어려움(없어도 상관없음).
- 검사: 겉으로 보기에 전신상태에 비해 CRP가 높은 경우, 관절천자를 해도 되지만 전신상태가 좋다면 NSAIDs를 시작해서 효과를 확인할 수 있다)
- 호전되지 않으면 류마티스성 다발성근육통도 검토(특히 적색침강(ESR)>100mm/시의 경우)

⓫ Crowned dens syndrome●●●

- 목의 통증이 있어도 되지만 목을 움직일 수 없거나 움직이면 위화감이 느껴지는 경우가 많음.
- 검사: CT(뼈 상태), CT만으로 진단하는 경우 경추 골수염, 수막염, 경막외농양을 제외)

인공물 및 노화성 변화 부위

- 인공물 전체 검사●●●
  - 인공관절(고관절, 슬관절)
    인공혈관(흉복부 대동맥, ASO부위)
  - 인공판막(생체판막, 기계판막), TAVI, 심박조율기(PMI)
  - 골절 후(나사)
- 노화변화가 심한 부위●●●
  - 골다공증, 미지정 압박골절(→골수염)
  - 골관절염(퇴행 관절증)(→화농성 관절염)
  - 심장 판막 협착, 역류(→감염성 심내막염)
  - 혈관 동맥경화부위(→감염성 대동맥류)

감염 진료 '12'의 전략

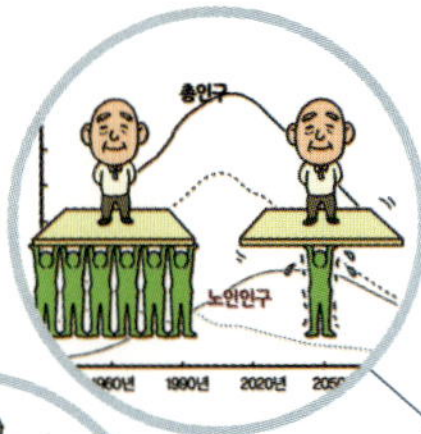

1

인구학
P 165

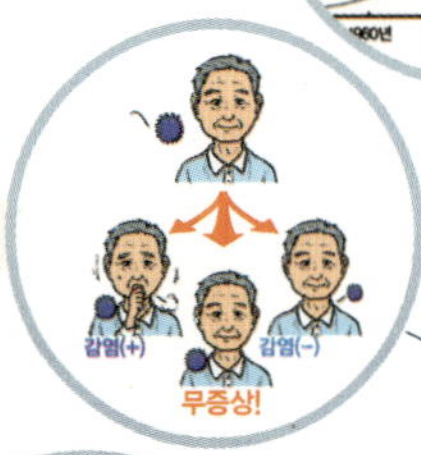

2

무증상 감염
P 173

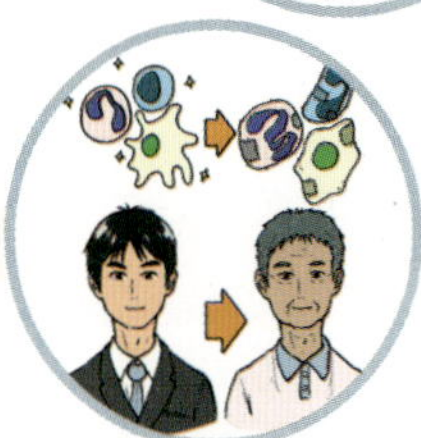

3

면역기능 저하
P 179

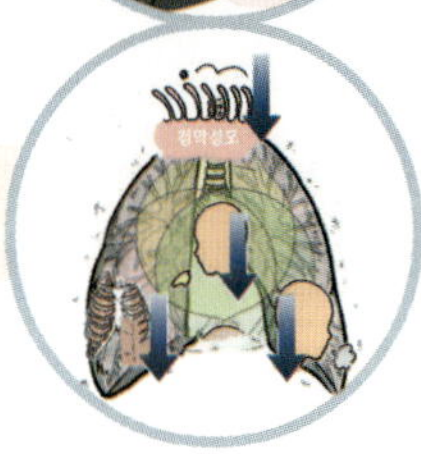

4

만성 폐 질환 ·
화학성 폐렴
P 187

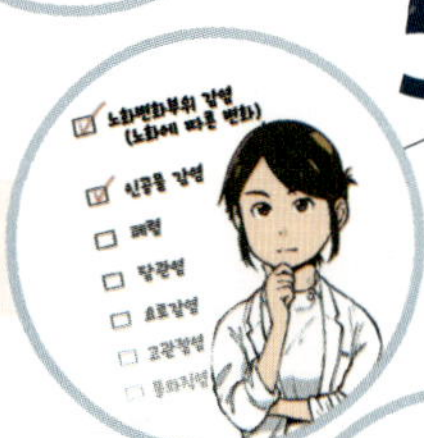

5

고령자 발열 · 염증소견
체크 리스트
P 205

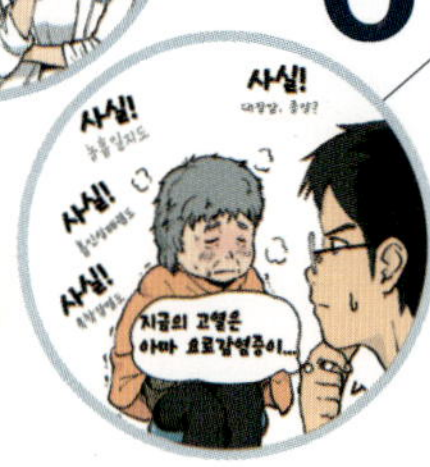

6

진단을 일원적으로
생각하지 않기
P 213

12

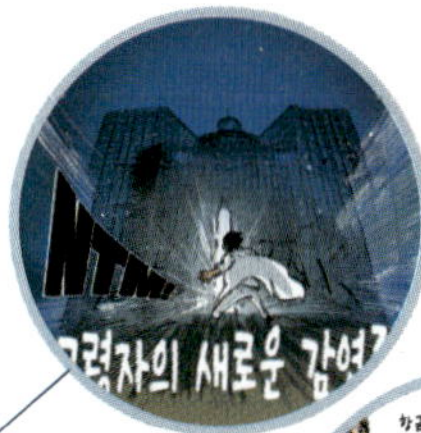
NTM

11

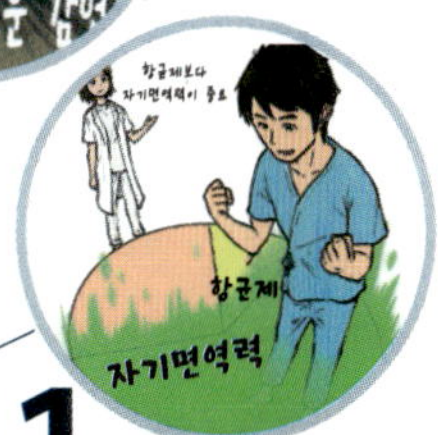
항균제
자기면역력

10

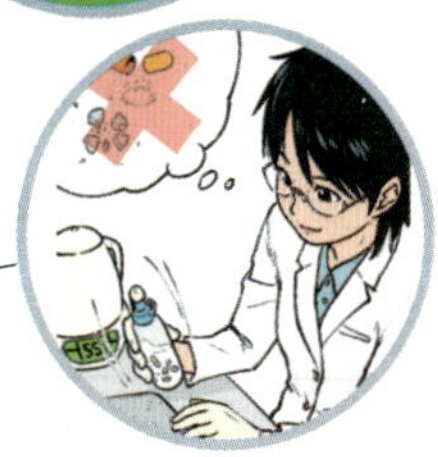

9

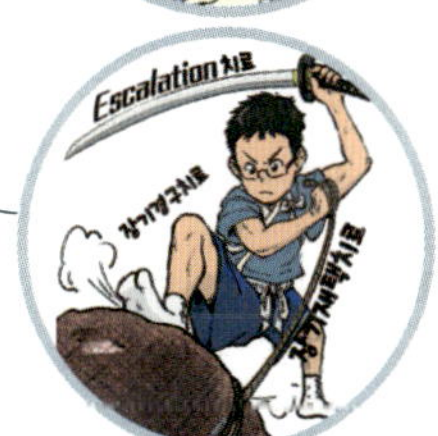
Escalation 치료
장기경구치료
장기재택치료

8

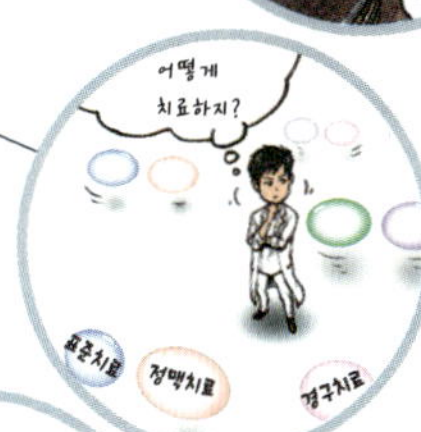
어떻게
치료하지?
표준치료
정맥치료
경구치료

7

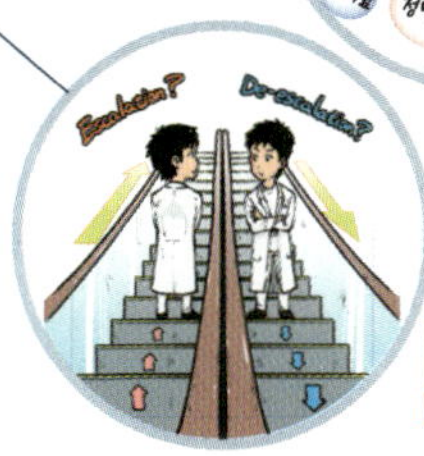
Escalation?
De-escalation?

제 1 장

감기를 감기로 진단하는 노하우

Section 1
전형적인 감기(콧물 > 기침, 인두통)

(>기호는 좌측의 증상이 우측의 증상보다 심한 것을 나타낸다.)

시작하며

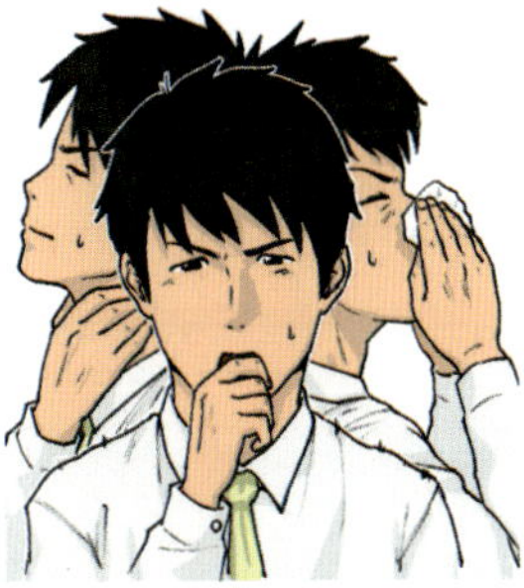

임상에서는 감기 증상과 유사하여 다른 질환으로 진단되는 경우가 자주 발생하는데, 그 이유는 다음과 같은 몇 가지 원인 때문이다.

① 감기 증상과 유사하고 경미하였기 때문에 감기라고 진단하였다.
② 환자의 증상 호소가 명확하지 않고, 경미하였기 때문에 감기라고 진단하였다.
③ 중등도 이상의 증상임에도 불구하고, 해당 증상에 대한 임상적 지식이나 정보가 불충분 감기로 진단하였다.
④ 증상은 심했지만, 감기와 증상이 비슷해서 감기라고 진단하였다.
〈예외〉 그 외에 처음부터 잘 모를 경우 "감기네요."라고 진단함

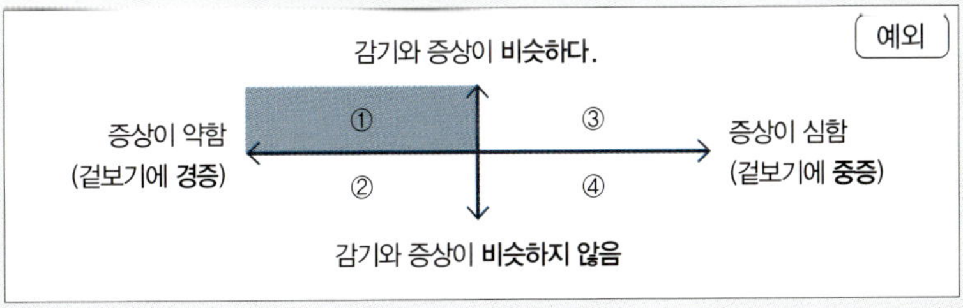

〈예외〉를 제외하고, ①~④ 중에서도 ①번의 오진을 피하기가 상당히 어렵다. 예를 들어, 초진 시 가벼운 기침만을 호소하고 겉보기에도 건강해 보였던 환자가 다음 날 호흡 곤란으로 구급차에 의해 이송되었다. 환자는 초진 당시 호소했던 기침이 급성 승모판 폐쇄 부전증(acute MR)으로 인한 심부전의 초기 증상이

었던 것으로 진단되었다. 또 다른 예로, 환자가 "가벼운 인후통"을 호소하며 병원에 내원하였으나, 실제로는 대동맥 박리증이 원인이었던 경우도 있었다. 이러한 사례는 초기 증상의 경미함으로 인해 간과되기 쉬우며, 다양한 질환을 감별하는 과정에서 반드시 염두에 두어야 할 중요한 유형이다. 이른바 '겉보기에는 경증이지만 실제로는 중증인 경우'를 어떻게 인지하고 놓치지 않을 것인가 하는 문제는 진단학적으로 매우 중요한 과제이다. 이러한 일이 발생하지 않도록 유의해야 할 점은, "**통합 외래 진료(일반적인 내과질환에 타과의 증상도 초기 대응하는 것)나 편의점 응급(일반적으로 외래진료를 하지 않는 휴일이나 저녁에 응급하지 않는 경증환자가 내원해 응급외래를 요청하는 경우), 외래에서는 중증 질환임에도 불구하고 초기에는 예상보다 훨씬 가벼운 증상으로 내원하는 환자들이 존재한다.**"라는 사실을 염두에 두고 신중하게 진료해야 한다.

중증 질환 환자도 초기에는 예상과 달리 경미한 증상으로 내원할 수 있다는 점을 염두에 두는 것이 필요하다. 따라서 증상이 경미하더라도 증상 악화 시 반드시 다시 내원하도록 안내해야 한다. 그러면 중증 질환임에도 불구하고 왜 환자들은 초기 단계에 가벼운 증상으로 진료를 받으러 오는 것일까? 여러 가지 이유가 있겠으나, 그중 하나는 우리나라가 세계 최고 수준의 의료 접근 환경이 갖춰져 있기 때이다. 뛰어난 의료 접근성은 질병을 초기에 접하고 진단할 수 있다는 점에서 매우 긍정적인 의미를 갖지만, **질병 초기에는 증상이나 소견이 뚜렷하지 않거나, 증상이 잠재적으로 존재하지만 매우 경미하게 나타나는 경우가 많다**. 예를 들어, "2시간 전부터 발열"과 같이 증상 발현이 매우 짧은 경우, 발열의 원인을 찾는 것이 초기 진료에서는 매우 어려울 수 있다. 특히 초기 증상이 감기와 유사한 경우에는 아직 질병의 모든 특징적인 증상이 나타나지 않았기 때문에, 오히려 감기로 오진될 가능성이 내재되어 있다.

"감기라고 하기에는 뭔가 이상하다."라고 생각을 할수 있기 위해서는?

질병을 진단할 때 증상의 경중만을 기준으로 삼을 수는 없지만, 현재 환자가 호소하는 증상이 일반적인 감기 증상에 부합하는지 여부는 판단할 수 있어야 한다. 감기에 대해 명확히 정의할 수 있다면, 환자의 증상이 감기에 해당하는지 혹은 아닌지를 구별하는 데 도움이 된다. 만약 환자의 증상만으로는 감기로 단정하기에 불확실하거나 미심쩍은 부분이 있다면, "현재 증상만으로는 감기라고 단정하기 어렵습니다." 또는 "감기 외 다른 가능성도 고려해야 합니다." 와 같이 환자에게 현재 상황을 명확히 설명하는 것이 필요하다. 더 나아가, 감기로 확진하기 어려운 경우에는 보다 세밀하고 추가적인 진찰 및 검사를 통해 오진의 가능성을 최소화하려는 노력이 중요하다.

다시 한 번 강조하지만, 감기의 특징을 확실히 이해하고 정의하며, 그 특징을 하나하나 분류할 수 있도록 하는 것이 중요하다. 감기의 특징을 알게 되면, 자신있게 "감기네요"라고 말할 수 있게 되고, 감기가 아닌 증상과의 구분이 확실해진다. 이렇게 하면 앞장의 박스 ②,④에서 언급한 오진은 상당히 줄일 수 있을 것이고, 잘 모르는 경우에 감기라고 말하는 일은 거의 없을 것이다.

"잘 모르겠다 = 감기"와는 작별하자

환자가 전신권태(general malaise)를 호소하거나 잘 모르는 불확실한 증상을 "감기입니다."라고 진단한 경우가 종종 있었을 것이다. 전신권태라는 말도, 환자에게는 다소 미안한 말일 수 있지만, 증상의 설명을 확실하게 하지 못할 경우에는 환자에게 적절히 대응하기 어려워서 일단 "감기입니다."라고 말한 경우도 있다. 실제로 이렇게 말하면 환자가 납득하는 경우도 많다.

또한, 상태가 좋지 않아 내원한 환자의 상태가 급속히 악화되고 있음에도 불구하고, 환자가 "감기인 것 같다."고 말했을 때 의사는 환자의 자가 진단에 안이하게 동의하는 것은 반드시 피해야 한다. "잘 모르겠다=감기"라는 판단은 감기에 대한 정확한 개념이 정립되지 않았을 때 발생할 수 있으며, 환자의 전신권태감이나 불확실한 증상을 감기라고 판단하면 오진으로 이어질 가능성이 매우 높다.

환자의 질환이 중증이었음에도 증상에 대해 확실하지 못한 설명을 하게 되는 이유 중 하나는 **환자의 성향과 의사전달의 문제**가 있다. 환자는 자신의 증상을 어떻게 표현해야 할지 몰라 경미한 증상(전신권태?)이라고 판단해 버리는 경우가 많다. 이는 환자의 문제처럼 보이지만, 사실은 병력을 제대로 이끌어내지 못한 의사의 문제일 경우가 많으므로 신중한 접근이 필요하다. 중요한 것은 의사가 감기라고 정확히 진단할 수 있는 병력을 인지하지 못했을 때, "환자분의 증상이 감기치고는 이상하군요."라고 환자에게 말할 수 있는지 없는지가 중요하다.

앞서 이야기한 것처럼, 최소한 "감기"를 확실하게 정의하고, 환자에게 "감기입니다"라고 말할 때와 말하지 않을 때를 명확히 구분할 수 있는 것이 중요하다. 이것이 제1장 "감기를 감기라고 진단하는 노하우"의 목표이다. 진단이 확실하지 않다면, "감기입니다."라고 말하지 말고 "현 시점에서는 감기라고 할 수 없습니다. 확실치 않으니 이후의 경과에 주의해 주세요."라고 말하는 것만으로 환자에게 주는 인상이 크게 달라진다. 또한, 세계 최고 수준의 의료 접근성을 활용해 환자에게 어떤 증상이 나타나면 진료를 받아야 하는지, 악화했을 때의 진료시점에 대해 설명해 주는 것이 중요하다. 만약 그런 경우가 생기면 주저하지 말고 진료를 받도록 안내하고, 면밀한 후속 조치나 경과관찰을 하면 된다.

그러면, 우선 감기를 확실하게 정의해 보자.

감기의 정의

감기는 일반적으로 다음과 같이 정의한다.

> **감기의 정의**
>
> 대부분의 경우 자연적으로 완화되는 바이러스성 상기도 감염증

바이러스 감염에는 여러 종류가 있다. 예를 들어, 자연적으로 좋아지는 대표적인 바이러스성 위장염은 위장에 걸리는 감기라고 할 수 있지만, "감기"에는 포함되지 않는다. 대신 환자에게 설명할 때는 "노로바이러스 입니다."라고 말하지

어디까지가 감기인가?

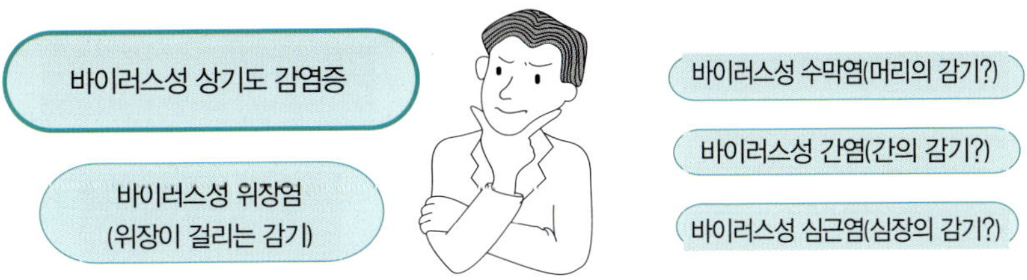
바이러스성 상기도 감염증
바이러스성 위장염
(위장이 걸리는 감기)
바이러스성 수막염(머리의 감기?)
바이러스성 간염(간의 감기?)
바이러스성 심근염(심장의 감기?)

않고, “배에 걸리는 감기같은 겁니다."라고 설명하면 쉽게 이해할 수 있다. 또한, 자연적으로 호전되는 콕사키 바이러스(coxackie virus)나 장내바이러스(enterovirus)에 의한 바이러스성 수막염은 머리의 감기라고 할 수 있지만, 이것 역시 "감기"에 포함시키지 않는다. 불안해하는 환자에게는 "머리의 감기와 같은 것입니다"라고 설명하는 것이 나쁜 표현은 아니다. 당연히 바이러스성 심근염을 심장의 감기라고 하지 않는다. 그렇다면 어디까지가 감기에 포함되는지 명확하게 구분하는 것도 매우 중요하다.

여러 증상을 나타내는 바이러스 감염의 특징을 이해하는 것이 중요

병태를 기준으로 '감기‘를 정의했지만, 200가지 이상의 다양한 바이러스에 의해 발생하며 임상적으로 원인 바이러스를 확인하기 어렵다. 따라서 감기는 기침, 인두통, 콧물, 재채기, 발열, 권태감, 눈곱, 목 쉼, 관절통 등 다양한 증상을 기반으로 진단하는 것이 효과적이다. 하지만 '증상이 다양하면 모두 감기‘라는 편견은, 앞에서 언급한 ④나 〈예외〉와 같은 실수를 범할 수가 있다. 하지만, 감기의 증상이 다양하다는 인식 자체는 틀리지 않다. 하지만 감기를 정의할 때 증상의 다양성만을 기준으로 삼는 것이 아니라, 본질적으로 상기도 감염증이라는 점에 초점을 맞추어 명확하게 정의할 수 있다.

증상에 기반한 감기의 정의

기침, 콧물, 목의 세가지 증상이 급성으로 동일 시기에 동일한 정도로 존재한다.

→ **감기의 세가지 증상 체크!**

표 1. 감기를 일으키는 바이러스의 증상 빈도(%)

바이러스의 종류	인두통	기침	콧물	코막힘	열	권태감	결막염
아데노바이러스	95	80	70		70	60	15
콕사키바이러스	65	60	75		35	30	30
RS바이러스	90	65	80	95	20	65	
에코바이러스	60	50	99	90	10	45	
라이노바이러스	55	45	90	90	15	40	10
코로나바이러스	55	50	90	90	15	40	10
파라 인플루엔자 바이러스	75	50	65	65	30	70	5
모든 바이러스	70	80	95	95			60

바이러스 감염과의 차이를 명확하게! "세균 감염은 단일장기에 한 종류의 균이 감염되는 것이 원칙"

세균 감염은 주로 하나의 장기에 한 종류의 균이 감염되는 경향이 있으며, 감염성 심내막염 등 일부 예외를 제외하고는 여러 장기에 걸친 감염은 드물다. 예를 들어, 콧물이 줄줄 흐르는 인두통이 있는 폐렴(세균 감염)이나, Centor의 기준(발열, 편도의 삼출물, 기침 없음, 목 앞부분 림프절의 비대와 통증 중 2개 항목 이상을 만족하면 연쇄상구균 감염 가능성이 높다)에서 a군연쇄상구균에 의한 인두염(세균 감염)을 의심할 때 "기침 없음"이라는 항목이 포함되는 것도 이러한 원칙으로 이해가 가능하다("3. 목 증상 메인형" 참조).

이 책에서는 실제 감기 진료에서 가장 중요한 "세균 감염 vs 바이러스 감염"의 차이를 분야별로 분명하게 정하는 것을 목표로 한다. 이러한 세심한 분류를 통해 항균제를 사용해야 할 환자를 정확하게 구분하고, 불필요한 항균제 처방을 줄여 환자의 만족도를 높이는 것이 목적이다.

감기의 증상이 다양하게 나타나기 때문에 어떤 증상이 어떤 질환과 관련이 있

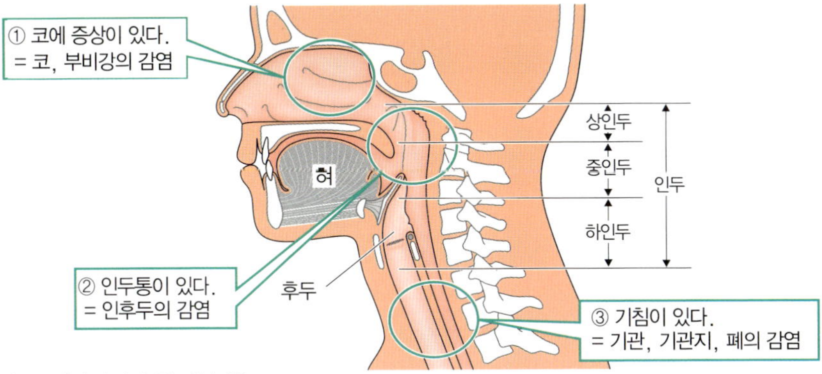

그림 1. 어디까지가 감기인가?

바이러스감염 VS 세균 감염

바이러스 감염: 여러 영역에 영향을미치는 감염의 증상은 바이러스 감염의 특징

세균 감염: 세균 감염은 기본적으로 하나의 장기에 단일 종류의 균이 감염

는지 파악하기 어렵다. 그래서 감기를 이해할 때는 ① 콧물, ② 인두통, ③ 기침이라는 세 가지 주요 증상에 집중하면, 감기를 보다 쉽게 분류하고 이해할 수 있다. 다른 의견이 있을지 모르지만, 먼저 "코에 증상이 있다=코, 부비강의 감염", "인두통이 있다=인후의 감염", "기침이 있다=기관지(폐)의 감염"으로 생각하는 것이 좋다.(그림 1) 이런식으로 생각하면 감기의 원인을 더 쉽게 이해할 수 있지만, 이 원칙이 항상 적용되는 것은 아니다. 예를 들어 기침은 후비루(posterior nasal drip), 위식도역류증(GESD), 약물 등을 포함해서 다양한 이유로 일어날 수 있지만, 우선 "기침=기관지와 폐의 염증이나 감염"이라고 먼저 고려하자.

여기서 하나 확인해야 할 사항이 있다. 그것은 상기도, 하기도의 정의이다. **해부학적으로는 인후두까지가 상기도이고, 기관·기관지 이하를 하기도라 한다. 하지만, 임상적으로는 "기관·기관지 까지=상기도", "폐=하기도"라고 하기도 한다.** 기관지염의 대부분이 바이러스에 의해 발생하며, 감기(바이러스성상기도감염증)의 하나의 형태이다.

감기의 전형적인 증상(기침≒콧물≒인두통)

기침, 콧물, 인두통의 세 증상이 급성으로 동시에 유사한 정도로 나타나는 경우, 이를 전형적인 감기로 진단하고 확신을 가지고 '감기입니다'라고 말할 수 있다.

[감기의 세 가지 증상 체크!]

기침, 콧물, 인두통 등 세가지 증상이 급성으로 동시에 비슷한 정도로 증상이 나타나면 감기이다.

전형적인 감기형(기침≒콧물≒인두통) (≒기호는 증상의 정도가 거의 같은 것을 의미한다.)

기침, 콧물, 인두통을 분류하는 요령

Pearl!!

포인트 1: 인두통과 연하통(삼킴통증)을 구별할 것!

- 감기(바이러스성 상기도감염)로 인한 인두통은 원칙적으로 "삼킬 때의 통증"이다. 인두통을 증상으로 내원한 환자에게 "음식이나 침을 삼킬 때 아픕니까?"라고 질문하였을 때 "아니요, 아프지 않습니다."라고 대답하면 주의가 필요하다. 환자들 중에는 "삼킬 때 아픕니까?"라는 질문에 "모르겠어요."라고 대답하는 환자가 많다 이럴 때는 "지금 침을 삼켜 보세요. 아픕니까?"라고 그 자리에서 물어보는게 좋다.
- 삼킬 때의 통증이 아니고 "기침을 할 때 목이 아프다."고 호소하는 경우, "인두통이 있으니 인후두가 감염 되었겠지"라고 판단하기보다는, 기침이 심한 것으로 보아 기관지 이하의 문제일 가능성이 더 높다고 생각해야 한다.

포인트 2: 가래가 있다고 호소한 경우는 후비루로 인한 콧물일 가능성이 있다.

- 환자가 "콧물이 흘러서 견딜 수 없다"라고 직접 말하지 않는 경우가 많다. 콧물이 나온다고 말을 하지 않고 "가래가 나옵니다"라고 표현하는 환자는, 실제로는 기관지에서 나오는 가래가 아니라 후비루로 인해 콧물이 목으로 넘어가고 있는 경우가 많다.(진료해보면 인두후벽에 콧물이 부착되어 있는 경우도 많다).
- "삼켜버리고 싶은 느낌이 들 정도로 목에 걸려 있다.", "목에 걸려 있는 느낌의 가래", "가래가 목에 걸리다"라고 표현할 때, 이는 실제로 기관이나 기관지에서의 가래가 아니라 "후비루로 인한 콧물"이라고 생각하기로 한다. 필자가 조사한 결과, "가래"라고 호소한 환자의 80% 이상이 실제로는 콧물이었다.

감기를 정확히 진단하려면 어떻게 해야 할까?

이 책에서는 감기를 호소하는 환자의 진단법을 순서대로 설명한다. 외래진료에서 감기를 정확하게 진단하기 위해서는

> **외래에서 감기를 진단하는 포인트**
>
> ① "감기(바이러스성 상기도 감염)"를 이해하고 있어야 한다.
>
> ② "감기"라는 증상이 나타날 때, 그 증상과 혼동될 수 있는 다른 질환의 패턴을 이해하고 있다.

위의 ①, ②를 명확히 분류하는 것이 중요하다.

감기의 증상 분류

1. 전형적인 감기형(기침 ≒ 콧물 ≒ 인두통)
2. 코 증상 메인형(콧물 〉 기침, 인두통)
3. 목 증상 메인형(인두통 〉 기침, 콧물)
4. 기침 증상 메인형(기침 〉 콧물, 인두통)

---

5. 국소장기 증상 불명확, 고열만 나타나는 형
6. 미열 + 권태감형
7. 발열 + 두통형
8. 발열 + 소화기증상 형태
9. 발열 + 관절통형
10. 발열 + 피부 발진형
11. 발열 + 목 통증형

(≒)는 증상의 정도를 나타낸다.

위의 "감기의 증상 분류"에서 1~4번까지는 제 1장 "감기를 감기로 진단하는 노하우", 5~11번 까지는 제 2장 "감기에 포함된 감기 이외의 병을 진단하는 노하우"로 나누어 설명한다.

다음은 "1. 전형적인 감기형"의 구체적인 예와 처방이다.

구체적인 증례와 처방의 예

증례: 특별한 기저질환이 없는 24세 여성.

현재 병력

어제 아침부터 가벼운 인두통이 있었으며 ,저녁부터 37도 후반의 미열이 났다. 오늘 아침부터 인두통은 약간 개선되는 경향을 보였지만, 미열과 콧물에 기침도 났기 때문에 진료를 받음.

구체적 소견

인두에 가벼운 발적(+), 심장 이상음은 없음, 인두후벽의 림프여포(난포)(+), 경부림프절은 촉진되지 않음.

구체적인 증례의 해설과 처방 예

이 증례처럼 "처음에는 가벼운 인두통 나타남, 인두통은 가벼워지고 있지만 기침과 콧물이 나왔다."라는 진행의 경과는 전형적인 감기의 예라고 할 수 있다. 감기의 정의인 "급성으로 동시에"라는 것은, 세 가지 증상이 나타나는 순간부터 동시에 일어나는 것이 아니라 "24~48시간 내에 나타난다"라는 의미이다. 병원 진료 시에는 세 가지 영역의 증상이 모두 비슷한 정도로 나타나는 경우가 많다. 이러한 상황에서는 종합감기약이 증상 완화에 효과적일 수 있다. 하지만 각 증상에 대한 약물의 효과가 충분히 입증되지 않았고, 또한 다양한 증상이 나타날 가능성이 있기 때문에 모든 증상에 대해 약을 처방하면 과다처방의 우려가 있다. 이때 필자는 환자에게 "약의 효과가 충분히 증명되지 않았기 때문에, 증상이 가장 강한 두 가지에 대해서만 약을 처방해도 될까요?" 라고 물어한다. 또한, 서양의학에서 다루기 어려운 부분이 있기 때문에, 다른 한 가지 처방으로 한방약을 처방하는 것도 바람직할 것으로 생각한다.
증상별로 대응한 처방(실제로는 몇 가지를 조합)은 아래와 같다.

처방 예

기침:
- 덱스트로메토르판(dextromethorphan)(러미라, Romilar) (15mg) 1회 1정을 1일 3회
- 맥문동탕 1회 3g을 1일 3회

콧물:
- 아젭틴(Azelastine)(성분명: Azelastine 1mg) 1회 1정을 1일 2회
- 클라리틴(성분명: Loratadine 10mg) 1회 1정을 1일 1회(졸음이 적음)
- 소청룡탕 1회 3g을 1일 3회

인두통:
- 타이레놀(성분명: acetaminophen) 1회분[통증이 심하면 록소린(성분명: Loxoprofen Sodium) 1회분]
- 길경탕 1회 2.5g을 1일 3회

※ 기침 · 콧물 · 인두통 처방 시 한방약을 사용하는 것도 도움이 된다.
예) 밤에 잘 때 기침이 심하고, 인두통 · 콧물은 가벼움

- 맥문동탕 1회 3g을 1일 3회
  + 클라리틴(10mg) 1회 1정을 1일 1회
  + 타이레놀을 필요 시 한 번 복용

임산부, 수유 중의 처방

임신, 수유 중에 100% 안전한 약물은 없다.(표 2) 만약 투여한다고 해도 약의 전신투여는 될 수 있으면 피하고 국소 투여를 원칙으로 해야 한다. 또한, 단기작용을 하는 약제를 선택하거나 수유 중에는 수유 직전, 직후에 복용하는 등의 주의가 필요하다. 임산부에게 안전한 약물이 반드시 수유부에게도 안전하다고 할 수 없다.

감기 진료 시에는 약이 정말로 필요한 상태가 아닌 경우가 많으므로 애당초 투여가 필요한지를 확실히 검사해야 한다. 기침을 멈추게 하는 덱스트로메토르판(dextromethorphan, 러미나, 루비킹), 해열진통제는 아세트아미노펜[acetaminophen, 타이레놀, 수유 중에는 이부프로펜(ibuprofen)도 가능], 비염에는 스테로이드(steroid) 점비약, 혹은 임산부에게는 클로르페니라민(chlorpheniramine, 페니라민)을 선택하는 것이 좋다.

항균제는 페니실린계나 세펨계가 좋은 것으로 알려져 있지만, 정말로 필요한 상태인지를 확인하고 사용해야 한다. 가장 안전하다고 알려진 아세트아미노펜도 임신 중 사용에서는 동맥관 수축, 잠복고환의 발생률 상승, 출생 후 천식을 증가시키는 위험요소가 있다는 보고가 있다[4].

표 2. 임산부, 수유 중의 항알레르기약(경구)의 위험성

항 알레르기약	임산부			수유 임산부	
	미국*1	호주*2	일본*3	미국*1	일본*3
디펜히드라민(diphenhydramine)	○	A	(イ)	○	(ハ)
d-클로르페니라민 (chlorpheniramine)	○	A	(イ)	?	없음
로라타딘(Loratadine)	○	B1	(イ)	○	(ハ)
세테리진(cetirizine)	○	B2	(イ)	?	(ハ)
팩소페나딘(fexofenadine)	○	B2	(イ)	○	(ハ)
베타-2 수용체 툴로부테롤(tulobuterol)	N/A	N/A	(イ)	○	(ハ)
알부테롤(albuterol) (미국만)	△ 출산시 자궁수축 기능 저해 우려	N/A	N/A	○	N/A
살부타몰(salbutamol)	N/A	A	(イ)	N/A	없음

※1 : ○△× ?의 위험도 분류는 표 3을 참고할 것.
※2 : A~D, ×의 위험도 분류는 표 4를 참고할 것.
※3 : (イ) → 치료의 위험성보다 유익성이 더 크다 판단될 때만, (ロ) → 투여하지 않을 것
(ハ) → 복용중에는 수유 중지, (ニ) → 신중하게 투여

표 3. 임신 중 약물투여지침 (미국 FDA분류)에 의한 표기

표기	내용
○	아마 사용가능, 거의 안전
△	주의하여 사용, 위험과 유익을 고려해서 사용
×	아마 안전하지 않음
	피해야 함, 금기
?	안전에 대해서 불명

표 4. 오스트리아 의약품평가위원회의 태아의 위험도 분류

A	다수의 임부 및 가임기 여성에게 사용되어 온 약으로서, 이 약물에 의해 태아에서 기형발생빈도나 직간접적 독성작용이 증가한다는 증거가 관찰된 바 없다.
B1	임부 및 가임기 여성 중 소수에게만 사용된 약으로서, 이 약물에 의해 태아에서 기형발생빈도나 직간접적 독성작용이 증가한다는 증거는 관찰된 바 없다. 동물에 대한 연구 결과, 태아에 대한 유해작용이 증가한다는 증거는 나타난 바 없다.
B2	임부 및 가임기 여성 중 소수에게만 사용된 약으로서, 이 약물에 의해 태아에서 기형발생빈도나 직간접적 독성작용이 증가한다는 증거는 관찰된 바 없다. 동물에 대한 연구 자료는 부적절하거나 없지만, 현재까지 보고된 자료 중에는 태자에 대한 유해작용이 증가한다는 증거는 없다.
B3	임부 및 가임기 여성 중 소수에게만 사용된 약으로서, 이 약물에 의해 태아에서 기형발생빈도나 직간접적 독성작용이 증가한다는 증거는 관찰된 바 없다. 동물에 대한 연구 결과 태자에 대해 유해작용이 증가하는 것이 관찰되었으나, 사람에서도 동일한 작용이 나타나는지는 명확하지 않다.
C	이 약물은 기형을 유발하지 않지만, 약물작용기전상 태아나 신생아에게 독성작용을 나타내는 것으로 보고되었거나, 또는 그럴 가능성이 있다. 이러한 독성작용은 가역적일 수 있다. 약물에 대한 상세 정보를 참고하여야 한다.
D	이 약물은 태아에게 기형발생빈도 또는 비가역적 손상의 위험을 증가시키거나, 또는 그럴 위험이 있을 것으로 의심된다. 또한 이 약물은 유해한 약물작용을 나타낼 수 있다. 약물에 대한 상세 정보를 참고하여야 한다.
X	이 약물은 태아에게 영구적 손상을 일으킬 위험이 매우 높으므로, 임부 또는 임신 가능성이 있는 여성에게는 투여하면 안된다.

참고문헌

1) Turner RB: EpidmioJogy, pathogenesis, and treatrnent of thecommon cold, Ann Allergy Asthma Immunol 78(6):531-539; quiz 539-540, 1997

2) 田坂佳千: かぜ痕候群の病と鑑別疾患今月の治療13:1217-1221,2 005

3) Tomii K et aJ: Minimal use of antibiotics for acute respiratorytract infections validity and patient satisfaction, Intern Med 46 (6): 267-272, 2007

4) Shabeen SO, et a1: Prenataland infant acetaminophen exposure, antioxicant gene polymorphisms, and chiJdhood asthma, J Allergy Clin Immunol 126(6):1 141-1148 e7, Epub, 2010

Section 2
코 증상 메인형(콧물 > 기침, 인두통)

(>기호는 좌측의 증상이 우측의 증상보다 심한 것을 나타낸다.)

시작하며

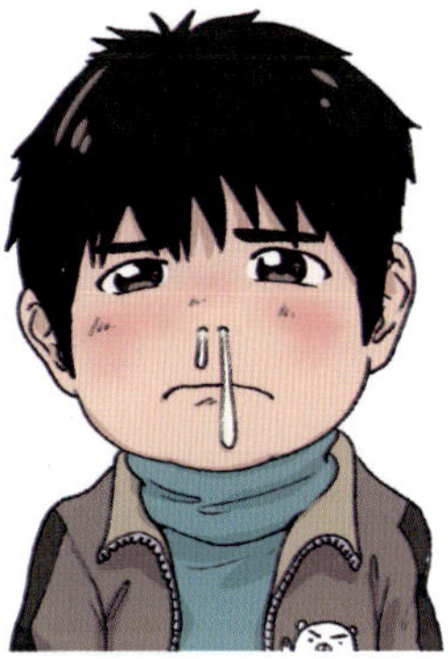

앞장에서는 "감기의 전형적"인 세 가지 증상인 기침, 콧물, 인두통에 주목했다. 이러한 증상들이 급성으로 동시에 여러 부위에 걸쳐 바이러스 감염 증상이 나타날 때는 자신 있게 '감기입니다.'라고 말해도 무방하며, 그에 따른 위험(pitfall)은 없다고 설명했다. 이제 본 장에서는 이 세 가지 증상 중에서도 특히 코에 주로 나타나는 증상의 치료에 대해 설명한다. 즉 "**콧물 〉 기침, 인두통**"형이다. "재채기, 콧물, 코막힘"이 주요 증상으로 열의 존재 여부는 중요하지 않다. 열이 있을 경우 감염증을 의심할 수 있지만, 열이 없다고 해서 감염증이 아니라고 단정짓지 않는 태도가 중요하다.

사실 "코 증상 메인형"의 경우, 비감염성 질환인 알레르기성 비염이나 계절성 비염을 제외하면 크게 문제가 되는 질환은 없다. 그러나 가장 고민되는 점은 감기 진단에서 '세균성인지 바이러스성인지'를 판단하는 것이다. 이는 세균성 부비강염(코감기)으로 치료가 필요한 경우를 판단하는 것과 관련이 있다.

코 증상 메인형에서 무분별한 항균제 사용은 내성균 발생의 원인이 되기 때문에 항균제의 적정사용에 대한 논란이 상당히 있다. 실제로 감기 후 발생하는 부비강염은 라이노 바이러스(rhinovirus)와 파라인플루엔자(parainfluenza) 등의 바이러스에 의해 발생하며, 세균성 부비강염은 전체 코감기 환자의 0.5~2.0% 정도에 불과하다. 설령 세균성 부비강염일지라도 대부분의 경우 항생제를 사용할 필요가 없다. 하지만 현장에서 부비강염은 환자나 의사 모두에게 명확하게 진단하기 어려운 다소 불확실한 질환이다. 본 장에서는 이것을 명확히 하려고 한다.

세균성인가 바이러스성인가? -화농성 콧물 • 가래는 세균성인가?-

세균성인지 바이러스성인지 판단할 때 화농성 콧물과 가래의 존재가 중요하다. 화농성 콧물과 가래는 세균 감염을 시사하는 중요한 지표 중 하나이지만, 그것만으로 세균성이라고 확정짓지 않는 것이 중요하다. 화농성이란 염증 세포의 집합체임은 분명하지만, 염증을 유발하는 원인이 반드시 세균만은 아니기 때문이다.

점막 상피세포가 상처를 입음 → 염증세포가 침윤

⬇

화농성 콧물, 화농성 가래

(발병원인이 세균일 가능성도 있지만, 바이러스나 화학물질의 가능성도 있다.)

실제로 코감기에 걸렸던 경험을 떠올려보면, 감기 초기에는 맑고 물 같은 콧물이 줄줄 흐르기 때문에 힘들다. 그러다가 시간이 지나면서 콧물이 점점 점액성이 되고 황색으로 변하는 것은 회복 과정의 일환이다. 이러한 현상에 대해 가장 잘 아는 사람은 경험이 풍부한 고령의 환자이다. 고령의 환자는 "**콧물이 끈적거리고 황색을 띠기 시작하면 경험상 좋아질 거라고 믿지만**, 그래도 진료를 한 번 받아보고 싶어서 왔다."라고 말한다.

화농성 콧물이 나타난다고 해서 반드시 세균 감염이 있다고 보기는 어렵다. 앞서 언급한 내용처럼, 단순히 화농성 콧물이 있는 것으로는 세균성 감염이라고 판단할 수 없고, 항균제를 처방하기 위한 확실한 근거로는 부족하다.

알레르기성 · 계절성 비염과 바이러스성 비염의 차이는?

"아침과 저녁에 재채기나 콧물이 난다(낮에는 괜찮을 때가 많다.)", "계절에 따라 증상이 나타난다.", "코 안을 관찰하면 코 점막이 하얗게 보인다." 등의 병력이나 신체소견이 있다면 알레르기성 비염이나 계절성 비염을 먼저 의심해 볼 필요가 있다. 또한, 콧물의 호산구도 검사해보는 것도 좋다 [콧물의 호산구는 천식, 비용종(nasal polyp), 호산구성 비알레르기 비염 증후군(Nonallergic Rhinitis with Eosinophilia Syndrome, NARES)에 양성이다].

한편, 바이러스성비염은 비염과 함께 발열과 기침, 인두통 등 여러 증상이 함께 나타난다고 생각하는 것이 좋다.

세균성 부비강염과 바이러스성 부비강염의 차이는?

그렇다면 세균성 부비강염과 바이러스성 부비강염의 차이는 무엇일까? 여기서는 먼저 세균성 부비강염의 특징을 열거한다.

세균성 부비강염의 특징 – 임상 양상으로 감별

- 증상이 쌍봉형(발열 등의 증상이 한번 높아진 후 안정되었다가 다시 높아지는 두 산의 봉우리 형태를 나타내는 모습)
- 뺨 부위의 편측성 통증
- 머리를 숙였을 때 이마부위 혹은 뺨 부위의 무거운 느낌
- 상치통(upper toothache) (+LR 2.5 ~ –LR 0.9)
- 병력 상의 콧물 색조 변화(+LR 1.5 ~ –LR 0.5)
- 신체 소견에서 화농성 콧물의 확인(+LR 2.1 ~ –LR 0.7)
- 혈관 수축제, 항알레르기제에 반응이 좋지 않음(+LR 2.1 ~ –LR 0.7)
- 투과조명검사(Transillumination test) 양성(+LR 1.6 ~ –LR 0.5)

(transillumination test의 민감도는 73%, 특이도는 54%)
+LR (likelihood ratio): 양성 우도비, –LR: 음성 우도비

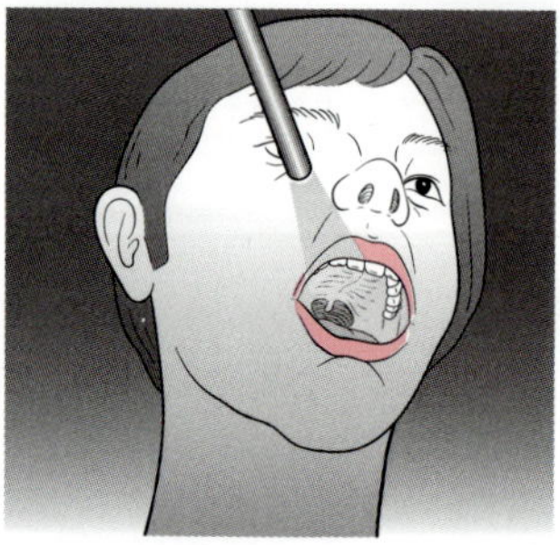

그림 1. 투과조명법 검사(transillumination test)

어두운 환경에서 펜라이트를 부비강에 대고, 입안에서 투과성의 좌우차이를 확인한다. 투과성이 저하되어 있으면 양성이다.

환자가 화농성 콧물을 흘릴 경우 항균제를 처방하고 싶어질 수 있지만, 양성 우도비가 2.1이라고 해서 세균 감염으로 확정할 수는 없다. Transillumination test(그림 1)가 유용하지만 민감도와 특이도가 모두 세균성 감염으로 확정하기에는 의외로 불충분하다. 또한, 어두운 환경에서 검사를 진행해야 하므로 진료 현장에서 활용하기가 쉽지않다.

세균성 부비강염인가? 쌍봉형 병력에 주목하자!

명확하게 세균성 부비강염이라고 확신할 수 없는 경우나 의심이 드는 경우 임상적으로 더없이 유용한 정보가 있다. 그것은 바로 쌍봉형 병력이다.(그림 2)

기침, 콧물, 인두통의 세 가지 증상과 함께 특히 발열이 동반되었을 때, 두 번째 정점이 세균성 감염인 경우가 많다. "초기에는 기침, 콧물, 37℃ 정도의 미열이 있었으나 3일 정도 후 모든 증상이 개선 되었다. 하지만, 그 뒤로 며칠이 지난 후부터 다시 콧물이 악화되고 38℃의 열이 발생했다."라는 쌍봉형 병력을 보이는 경우, 세균성 부비강염을 강하게 의심한다.

이 증상은 "코 증상 메인형"에 국한되지 않고, 다른 분류에서도 사용할 수 있는 중요한 병력이므로 꼭 기억해 두어야 한다. 소위 감기(첫 번째 정점: 바이러스 감염)가 악화되어(두 번째 정점: 세균성 감염) 발생하는 경우가 이 경우에 해

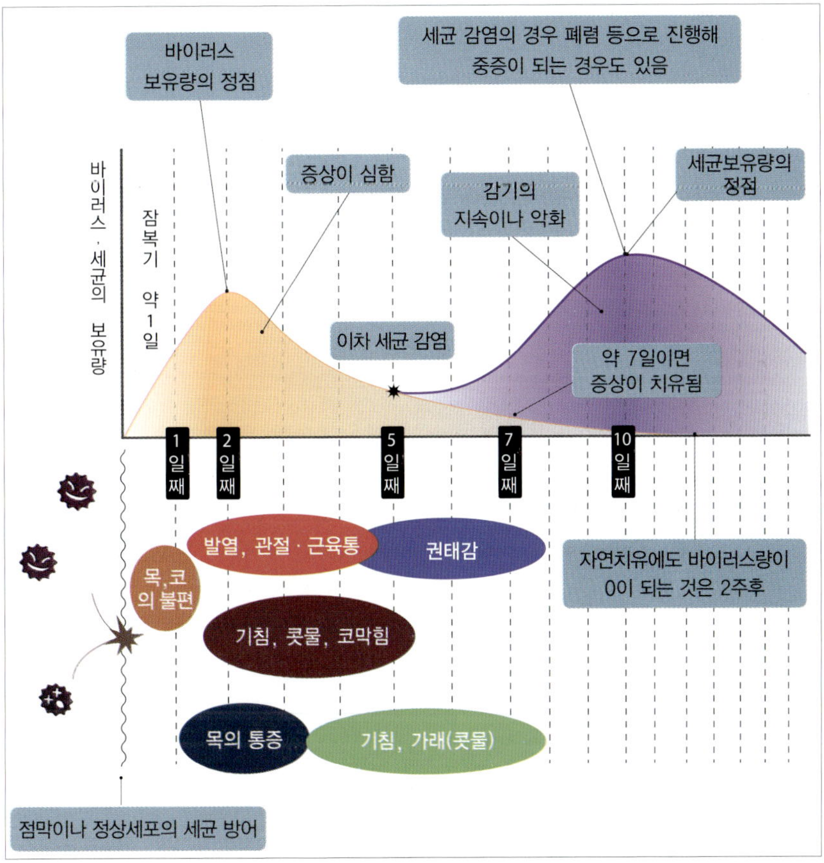

그림 2. 쌍봉형의 병력. 감기: 첫번째 정점 (바이러스성)이 악화되어 두번째 정점(세균성)인 경우

당한다. 첫 번째 정점에서는 세균성 감염이 아닌 바이러스성 감염이기 때문에, 이 시점에서 항균제를 처방하는 것은 항균제의 적정사용 관점에서도 피해야 한다. **두 번째 정점(세균성)을 예방하기 위해서 항균제를 처방하는 것도 바람직하지 않다.**

세균성 부비강염으로 치료가 필요한 경우는?

그러면 구체적으로 세균성 부비강염으로 치료가 필요한 경우는 어떤 경우일까? 부비강염의 원인은 대부분 라이노바이러스(rhinovirus) 같은 바이러스이며,

세균성 원인균으로는 폐렴구균(33%), 인플루엔자(32%), 모락셀라 카타랄리스 (Moraxella catarrhalis)가 9%를 차지한다.

세균성 부비강염을 간과해서는 안 되지만, 중요한 감염증의 원칙을 알아야 한다. 그것은 "세균 감염증 ≠ 항균제"라는 것이다. 자세한 내용은 아래에서 설명하겠지만, 해부학적으로 몸의 표면에 가까운 세균 감염증(피부염, 비염, 기관지염 등)의 대부분은 항균제 없이 자연 치유가 가능하다. 즉, 대부분의 세균성 부비강염은 자연적으로 치유될 수 있어 항균제가 필요하지 않으며, 그냥 두어도 큰 문제가 되지 않는다. 그렇다면 어떤 경우에 치료가 필요한 걸까?

세균성 부비강염으로 치료가 필요한 상황은 아래와 같다.[3,6]

세균성 부비강염으로 치료가 필요한 상황

초진에서 아래에 해당하는 증상이 나타난 경우

① 강한 편측성 뺨 통증과 부기, 발열이 있는 경우(증상의 지속 시간에 상관없이).

② 비염 증상이 7일 이상 지속되면서 동시에 한쪽 볼에 통증, 압통, 화농성 콧물이 있고 쌍봉형 병력이 있는 경우

울혈 제거제와 진통제를 7일 이상 처방받고 경과를 관찰하고 있는 경우

① 상악이나 안면의 통증이 있는 경우.

② 발열이 지속되는 경우

세균성 부비강염으로 치료가 필요한 상황은 간단히 말해 "증상이 굉장히 심하거나, 지속하는 경우" 이다. 우선 항균제를 처방하지 않고, 증상이 가벼운 경우에는 바이러스성은 물론 세균성일지라도 항균제 없이 7~10일 정도면 증상이 개선된다. 따라서 급성 세균성 부비강염의 주의 깊은 경과 관찰을 권장한다. 증상이 가벼운 경우(아픔이 심하지 않고, 38.3℃ 이하의 발열)에는 항균제 처방없이 경과만 관찰하는 것이 좋다.

덧붙여서 X선 사진이나 CT에서 나타난 부비강 내 액체 저류가 부비강염이라는 소견은 아니다. X선 사진은 감도가 낮고, CT는 감도가 높지만 가양성이 많아 특이도가 낮은 검사이다. 실제로 부비강염에서 항균제 투여에 관한 판단을

위해서 영상의학적 검사는 권장되지 않는다. 이처럼 세균성 부비강염이라도 대부분의 경우 항균제는 필요없다고 알려져 있다. 또한, 세균성 부비강염의 원인균은 위에서 언급한 것처럼 폐렴균과 거의 같지만, 항균제로 아목시실린을 처방하는 것에서도 치료의 의의를 이해할 수 있다. 폐는 항상 무균 상태를 유지해야 하기 때문에 모든 균을 제거하는 것이 목표이지만, 부비강은 원래 무균 환경이 아니므로 약간의 내성을 가진 아목시실린으로도 치료되는 경우가 많다. 세균성 부비강염의 치료 목적은 균을 완전히 없애는 것이 아니라는 것을 아는 것이 중요하다.

해부학적으로 몸의 표면에 가까운 부위의 세균 감염은 항균제 없이도 자연히 치료되는 경우가 많다.

우리는 "세균 감염증 = 항균제"라는 고정관념에서 벗어나야 한다. 앞서 언급했듯이, 해부학적으로 몸의 표면에 가까운 세균 감염은 항균제가 없어도 자연적으로 치유되는 경우가 많다. 예를 들어, 세균성 부비강염 이외에도 방광염(요도 얕은 부분의 감염)과 기관지염(기도의 얕은 부분 감염), 장염(장 내의 감염), 게실염 등이 있다. 이들 경우는 항균제가 없어도 시간이 지나면 증상이 호전되는 경우가 많다. **실제로 방광염 치료에 대한 '항균제 vs NSAIDs'라는 연구**[7]**나, 합병증이 없는 게실염은 항균제가 필요 없다는 연구**[8]도 있다. 즉, 항균제를 투여하면 개선된 것처럼 보이지만, 대부분은 항균제 덕분에 치유가 빨라질 뿐이라는 것이 정설이다. 물론, 그렇다고 해서 항균제를 절대 투여해서는 안 된다는 의미는 아니다.

반대로 폐렴(기도 깊은 곳의 감염)과 신우신염(요로 깊은 곳의 감염)등과 같이 해부학적으로 몸의 깊은 곳에서 발생한 세균 감염은 대부분 항균제가 필요하다. 이런 차이를 이해하는 것이 중요하다.

Pearl!

포인트

- ✓ 해부학적으로 몸의 표면에 가까운 세균 감염은 항균제 없이도 자연적으로 치료되는 경우가 많다. (부비강염은 코를 확실히 푸는 배농(drainage)이 중요하다. 너무 강하게 푸는 것은 부비강 안쪽에 손상을 줄 수 있기 때문에 좋지 않다.)
- ✓ 세균성 부비강염에서 기본적으로 항균제 치료는 필요 없다. 치료가 필요한 상황은 "증상이 심하거나 지속하는 경우"이다.

부비강염으로 인한 전문의 상담 시점

대부분의 부비강염은 일차 진료 의사가 치료를 담당하지만, 다음과 같은 증상들이 동반될 경우에는 전문의의 상담이 필요하다: "안와 주위의 부종, 안구 위치의 이상, 시야의 변화(사물이 겹쳐 보이거나 시력 저하), 눈 근육의 마비, 한쪽 또는 양쪽 이마에서의 심한 통증, 얼굴의 부풀어 오름, 수막 자극 증상(meningeal irritation sign) 및 국소 신경 징후, 의식의 혼란 등". 이러한 증상들은 두개 내나 안와 내로의 합병증이 발생할 가능성을 시사하므로 전문가의 상담을 적극적으로 고려해야 한다.[9]

또한, 치료를 개시한 후에는 약 5일 정도 경과를 관찰하며, 치료 효과가 뚜렷하지 않다면 천자 흡인이 가능한 전문가와 상담하는 것도 중요하다.

부비강염은 기본적으로 중증질환으로 진행되지 않는 감염증으로 알려져 있지만 아래와 같은 경우는 유의해야 한다. 침습성 진균감염증에도 주의할 필요가 있다.

① 당뇨병환자: 뮤코(Mucor)(접합균증; Zygomycosis)

② 발열성 호중구 감소증: 아스페르길루스(Aspergillus), 뮤코(Mucor)

기도 감염은 "바이러스 감염증 vs 세균 감염증"으로 구분하기 보다는 "바이러스 vs 치료가 필요한 세균 감염증"이라는 관점에서 접근한다.

기도 감염증 치료 시 항균제 처방을 하기 위해서는 바이러스 감염인지 세균 감염인지에 대해 구분할 필요가 있지만, 이 구분이 명확하지 않은 경우가 많다. 그래서 "안전을 위해 항균제를 사용해야겠다"는 생각이 들 수 있지만, 사용 시점을 확실히 판단해야 한다.

앞서 언급한 바와 같이 "해부학적으로 몸의 표면에 가까운 세균 감염은 항균제가 없어도 자연적으로 나을 때가 많다"는 원칙이 있다. 기도 감염증도 세균에 의한 감염이라 하더라도 반드시 항균제가 필요하지 않은 경우가 많기 때문이다.

"바이러스가 원인인가, 세균이 원인인가?"를 명확하게 나누기는 어렵지만, 기도 감염증(특히 부비강염, 인두염, 기관지염 등)에서 **세균 감염증일 수도 있지만, 증상이 중증도에 따라 항균제가 필요하다고 판단하기 어려운 경우가 많다.** "세균 감염증 = 반드시 놓쳐서는 안된다" 또는 "세균 감염증 = 항균제"라는 고정관념에서 벗어나면 임상의 폭이 넓어질 것으로 생각다.(그림 3)

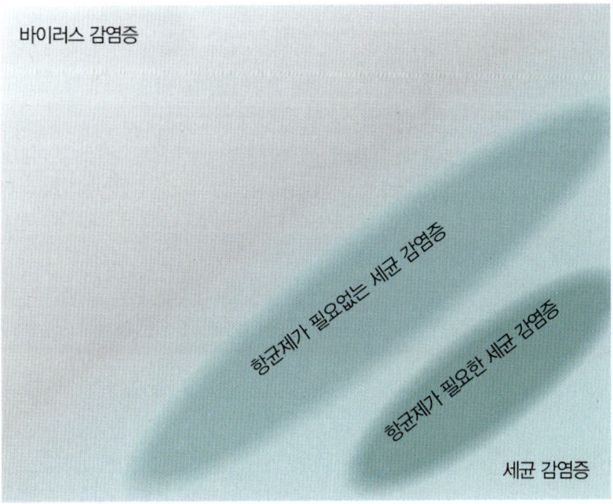

그림 3.

구체적 증례와 처방의 예

증례: 특별한 기저질환이 없는 34세 남성.

현재 병력

5일 전부터 기침, 콧물, 인두통, 발열이 있었고, 며칠이 지나면서 증상이 가벼워지는 경향이 있었지만, 콧물은 지속되고 있었다. 아침부터 왼쪽 볼에 통증이 느껴지고, 콧물이 심해지며 열도 38℃로 올라 진료를 받음. 인두통은 없고 기침과 가래가 있으며, 가래가 목구멍에 걸려 삼키고 싶은 느낌이 들고, 콧물은 왼쪽에서만 나옴.

신체 소견

진찰해보니 인후부 경도 발적(+), 인두 후벽에 림프 소포(+), 왼쪽 상악동에 압통(+), 경부림프절이 촉진되지 않았다.

구체적인 증례의 해설과 처방 예

이러한 증상과 소견을 종합해보면, 쌍봉형 병력에 왼쪽 볼의 압통이 확인되므로 세균성 부비강염으로 진단하였다. 왼쪽에서만 콧물이 나오는 것도 세균 감염을 시사하는 중요한 병력이며, 세균 감염의 경우 일반적으로 하나의 장기에 하나의 균이 감염되는 경향이 있다는 점에서 더욱 그러하다. 증상이 심하다고 판단된다면 항균제로 치료하는 것이 적절할 것이다.

처방 예

아목시실린(Amoxicillin) 캡슐 250mg: 1회 2캡슐을 1일 3회 복용.

오구멘틴®[아목시실린(amoxicilin)/클라부린산(clavulanic acid)] 1회 250mg/125mg을 1일 3회 복용

아목시실린 캡슐 1회 250mg을 1일 3회 복용. 이 방법은 5~7일 동안 진행한다.

카르보시스테인(L-carbocisteine) 500mg: 1회 1정을 1일 3회, 복용

- 기침: 덱스트로메토르판(Dextromethorphan) 15mg: 1회 1정을 1일 3회, 복용
  맥문동탕(麦門冬湯) 1회 3g을 1일 3회, 복용
- 콧물: 아젭틴(Azelastine Hydrochloride) 1mg: 1회 1정을 1일 2회, 복용
  로라타딘(Loratadine) 10mg: 1회 1정을 1일 1회, 복용
  소청룡탕 1회 1g을 1일 3회, 복용
- 코막힘: 갈근탕가천궁신이엑스(葛根湯加川芎辛夷) 1회 2.5g을 1일 3회 복용

* 기침과 가래 증상은 후비루로 인한 콧물과 기침 때문이다.

* 페니실린(penicillin), 세펨(Cefem)에 알레르기가 있는 경우 (두드러기와 아나필락시스 등)
  - 클린다마이신(clindamycin) 1회 150mg을 1일 4회, 5~7일간 복용
  - 클래리스로마이신(clarithromycin) 1회 200mg을 1일 2회, 5~7일간 복용
  - 아지트로마이신(azithromycin) 1회 500mg을 1일 1회, 3일간 복용하거나 또는 1회 2g을 1일 1회, 1일간 복용

참고문헌

1) Gwaltney JM Jr : Acute community-acquired sinusitis. Clin Infect Dis 23(6) : 1209-1223 ; quiz 1224-1225, 1996.

2) Williams JW Jr, et al : Does this patient have sinusitis? Diagnosing acute sinusitis by history and physical examination. JAMA 270(10) : 1242-1246, 1993.

3) Rosenfeld RM, et al : Clinical practice guideline : adult sinusitis. Otolaryngol Head Neck Surg 137(3 Suppl) : S1-31, 2007.

4) Fokkens W, et al : EAACI position paper on rhinosinusitis and nasal polyps executive summary. Allergy 60(5) : 583-601, 2005.

5) Payne SC, et al : Staphylococcus aureus is a major pathogen in acute bacterial rhinosinusitis : a meta analysis. Clin Infect Dis 45(10) : e121-127, 2007.

6) Thomas M, et al : EPOS Primary Care Guidelines : European Position Paper on the Primary Care Diagnosis and Management of Rhinosinusitis and Nasal Polyps 2007-a summary. Prim Care Respir J 17(2) : 79-89, 2008.

7) Gágyor I, et al : Ibuprofen versus fosfomycin for uncomplicated urinary tract infection in women : randomised controlled trial. BMJ 23 : 351 : h6544, 2015.

8) Daniels L1, et al[Dutch Diverticular Disease (3D) Collaborative Study Group] : Randomized clinical trial of observational versus antibiotic treatment for a first episode of CT-proven uncomplicated acute diverticulitis. Br J Surg 104(1): 52-61, 2017.

9) Ah-See KW, et al : Sinusitis and its management. BMJ 334(7589) : 358-361, 2007.

Section 3
목 증상 메인형(인두통 > 기침, 콧물)

(>기호는 좌측의 증상이 우측의 증상보다 심한 것을 나타낸다.)

시작하며

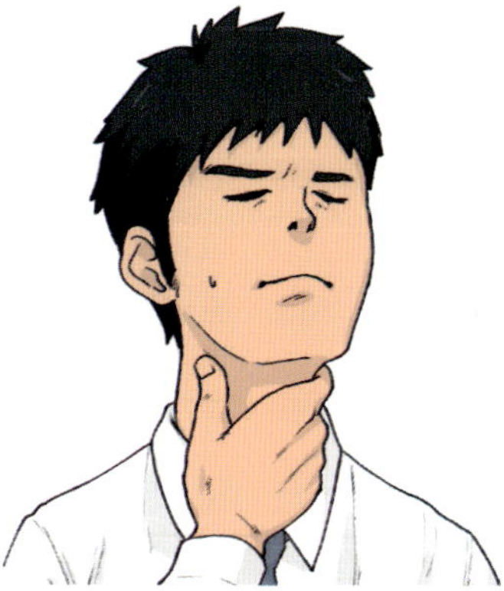

앞 장에서는 "코 증상 메인형"으로 기침, 콧물, 인두통의 세 가지 증상(재채기, 콧물, 코막힘)이 주요 증상인 경우에 대해 알아보았다. 특히 부비강염 치료에서 바이러스성인지 세균성인지 판단하는 방법과 세균성일지라도 항균제 적용이 제한된다는 점을 확인했다.

이번 장에서는 인두통이 주요 증상인 경우, 즉 "인두통 > 기침, 콧물"에 대해 논의한다. 목의 통증이 주된 증상일 때, 열이 있는지 없는지가 진단에 중요한 영향을 미치지 않는다고 생각할 수 있다. 그러나 이는 열이 무의미하다는 의미가 아니다. 당연히 열이 있으면 감염이 더 심각하다는 것을 시사하지만, 열이 없다고 해서 반드시 감염이 없거나 경미하다고 단정짓지 않는 자세도 중요하다.

인두통은 미국에서 연간 2,100만 명이 내과 외래나 응급실을 방문하고, 약 1,200만 명이 급성인두염으로 진단받는 흔한 증상이다. 인두통과 유사한 중증 질환도 있으므로 주의가 필요하지만, 환자 대부분은 중증 질환이 아니다. "killer sore throat(죽음의 위험이 있는 인두통)"은 놓쳐서는 안 되지만, 외래에서 이런 중증 질환자를 접하기는 드물다는 점을 기억한다.

외래에서 목의 통증을 주요 증상으로 진단할 수 있는 질환은 여러 가지가 있지만, 여기서는 항균제의 적절한 사용이라는 관점에서 중요한 인두염의 "세균성

vs 바이러스성" 판단 요령에 초점을 맞춘다. 세균성 인두염이라고 하더라도 치료해야 하는 미생물은 한정되어 있다는 점도 강조할 필요가 있다. 또한, 감기와 같은 주요 증상으로 진단할 수 있는 질환 중에서 빈도와 중증도 측면에서 연관된 질환도 언급한다. 예를 들어, "죽음의 위험이 있는 인두통(killer sore throat)"이나 비감염성 질환인 아급성 갑상선염은 빈도가 높은 질환이다. 감염성 인두염의 특수한 형태인 전염성 단핵구증도 주목할 만한 질환이다.

환자의 "목 안이 아프다."라는 말을 주의깊게 관찰한다.

– 정말 인두통일까? 연하통증이 아닐까?

이 주제를 논의할 때 가장 중요한 점은 환자가 "인두통이 있어서…"라고 말하지 않았음에도 불구하고, 문진표에 이미 인두통이라고 기록된 경우가 종종 있다는 것이다. 진찰할 때 환자가 "목 안이 아파요" 또는 "목 주변이 불편해요"라고 말하면, 의사가 무의식적으로 인두통으로 진단하고 기록하는 경우가 많다.

따라서 의사는 **환자가 "목 안이 아프다."라고 호소할 경우, 그것이 연하통증인지 아닌지를 문진을 통해 확실히 하는 것이 중요하다**. "침을 삼킬 때 목이 아프다"라는 연하통증 병력이 있다면, 그것은 "인두통"으로 인후두 병변을 고려할 수 있다. 외래에서 가장 자주 접하는 바이러스성 인두염은 A군 용혈성 연쇄상구균 등의 세균성 인두염과 구별해야한다. 만약 중증감(重症感)이 느껴지거나 특징적인 병력이 있다면, 편도 주위 농양이나 급성 후두개염 등 몇 가지 중증질환도 염두에 두어야 한다.

하지만 **목이 아프다는 주호소에도 불구하고, 연하통의 병력을 찾을 수 없을 때에는 주의를 기울여야 한다. 예를 들어, 심근경색과 같은 다른 원인일 수 있다.** 신체 검진에서 "약간 있을 수 있다"는 정도의 인두 발적을 양성 소견으로 간주하고 인두염(감기)으로 진단하면, 오진의 가능성이 높아질 수 있다. 이런 점들을 항상 염두에 두고 진료에 임해야 한다.

표 1. 인두통의 원인이 되는 질환

분류	원인
감염증	바이러스성 인두염(Rhinovirus Adenovirus, Parainfluenza, coxsackie-virus, Coronavirus, Echovirus 등), 인플루엔자, 전염단핵구증(EBV, CMV, HIV, 2기 매독), 용혈성연쇄상구균 세균성 인두염(A군, C군, G군), 비용혈성연쇄상구균 세균성 인두염(임균, Chlamydophilia pneumonia, Mycoplasma pneumonia, Fusobacterium necrophorum 등), 편도주위 농양, 편도결석(Tonsilliths), 아구창(구강칸디다증), 심경부감염(ret-ropharyngeal/parapharyngeal space infection), 후두개염/상부 기관염, 진균성 후두염, 헤르판기나(herpangina), 매독, Lemierre 증후군, 루드비히 안기나(Ludwig Angina)
염증성질환	인후두역류증(역류성 인두염, LPR), 후비루를 동반한 알레르기성 비염, 만성적인 입 호흡, 이물, 근긴장성 발성장애(muscle tension dysphonia), 성대 육아종(granuloma), 점막염, 육아종성 질환(류머티즘, 통풍), 천포창(pemphigus)
악성종양	편평상피암, 악성림프종, 육종(sarcoma), 선암(adenocarcinoma)
기타	목 불편감, 우울증(depression)

힌트를 얻을 수 있는 병력 청취 및 진찰 요령

연하통증의 병력 없이 "기침을 하면 목이 아프다."라는 호소하는 경우, 대부분은 기관지염 또는 폐렴, 천식과 같이 기침을 유발하기 쉬운 질환을 생각하면 된다.

흔한게 접하는 인두염- 세균성인가, 바이러스성인가?

인두통과 감별해야 할 질환(표 1)은 많이 있지만, 일상 진료에서 가장 흔하게 접하는 것은 감염성 인두염이나 편도선염이다. 이들 대부분은 바이러스성으로, 세균성이라도 보통 자연적으로 치유된다.

유일하게 치료가 필요한 A군 용혈성연쇄상구균 인두염은 성인에서 10% 미만이라는 점은 잘 알려져 있지만, 그 경계를 명확하게 구분하기란 쉽지 않다. Centor의 진단기준(표 2)을 이용하면 쉽게 판단할 수 있을 것 같지만, 실제로 적용할 때는 이상과 현실 사이에 차이가 존재한다. 이 부분에 대해 가능한 한 깊이 있게 살펴 보자.

표 2. Centor의 인두염 진단기준(Mclsaac modification: 연령에 의한 점수를 고려한 경우)

증상과 연령	점수
38℃ 이상의 발열	+1 점
압통을 동반한 전경부 림프절염	+1 점
백태를 동반한 편도의 발적	+1 점
기침 없음	+1 점
연령 〈 15세	+1 점
연령 〉= 45세	−1 점

합계 포인트	우도비(LR)	A군 용혈성연쇄상구균 인두염의 확률(%)
−1 or 0	0.05	1
1	0.52	10
2	0.95	17
3	2.5	35
4	4.9	51

4점 이상이면 모두 항균제 치료 시작
1점 이하이면 스트렙(A군 용혈성 연쇄구균 신속 진단 검사) 없이 항균제 치료 없음
2점 또는 3점이면 스트렙을 시행하고 (+)일 경우 항균제 치료

A군 용혈성연쇄상구균 인두염의 판단 기준 "기침 없음"이 의미하는 것은?

대부분의 의사들이 사용하는 Centor의 진단기준(표 2)에 따르면, 이 기준을 충족하면 A군 용혈성연쇄상구균 인두염으로 판단하여 항균제 치료를 검토하게 된다. 검사 항목은 모두 이해하기 쉬운 것들로 구성되어 있지만, 이 중에서 "기침 없음"이라는 항목이 세균성을 의심하는 소견일까? 다시 한번 "1. 전형적 감기형"에서 이야기한 감염증의 중요한 원칙을 기억하자.

바이러스성 감염 VS 세균성 감염

바이러스 감염: 여러 영역에 미치는 감염의 증상은 바이러스 감염의 특징

⇳

세균 감염: 세균 감염은 원칙적으로 단일 장기에 한 종류의 균이 감염

세균 감염은 여러 영역에 걸쳐 증상을 나타내지 않기 때문에, 목이 세균에 감염되었더라도 인두부에만 증상이 나타나고 기침은 없을 수 있다. 즉 기침이 동반된다는 것은 다영역에 걸친 바이러스 감염을 시사하는 것이다.

그렇다면 Centor의 인두염 진료기준에는 없는 새로운 체크항목을 추가할 수 있을 것이다. 이와 관련된 내용을 뒤에서 언급할 "A군 용혈성연쇄상구균 인두염 진단의 요령"에서 참고할 수 있다.

Centor의 진단 기준에 따라 3, 4점인 환자에게 항균제 치료를 시행할 경우, 최소 50%는 과잉 치료로 간주될 수 있으며, 10~20%는 치료가 불충분할 가능성이 있다는 점을 유념해야 한다. 그러나 성인에게는 이 정도의 과잉 치료가 발생하더라도 큰 문제가 되지 않을 것으로 생각된다. Centor 진단기준 (McIsaac modification: 연령에 따른 점수 보정)에 따르면 4점 이상인 경우에도 실제로 A군 용혈성연쇄상구균 인두염일 확률이 51% 정도이다. 그래서 실제로 용혈성연쇄상구균 인두염이 의심되더라도 증상이 심하지 않으면 약을 처방하지 않거나, 수일간 경과를 관찰한 후에 차도가 없을 때만 처방하는 지연 처방이 점점 더 많이 시행되고 있다.

Centor의 진단기준을 적용할 때의 딜레마

현장에서 Centor의 진단기준을 적용할 때 몇 가지의 딜레마가 있다.

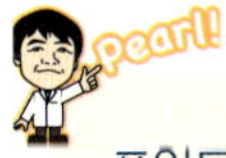

포인트

- 전경부 림프샘은 명확하게 촉진되는 경우가 드물며, 압통을 통해 확인되는 경우가 많다. 목 부위를 만졌을 때 통증을 느끼는 경우는 (+)로 기록되기도 있다.
- 체온이 38℃를 넘는 발열이 나타나기 전에 이미 진료를 받은 사례가 많다.
- 백태를 확인할 수 있는 경우는 50%에 불과하다. 특히 아침에는 백태가 없는데 저녁에 나타나는 경우도 종종 있다.

A군 용혈성연쇄상구균 인두염의 진단 요령

Centor의 진료기준 이외에 A군 연쇄상구균성 인두염을 의심하는 다른 방법은 없을까? 명확한 증거는 제시할 수 없지만, 다음과 같은 점을 고려하면 참고가 될 것이다. 특히 "세균 감염은 다영역에 증상을 나타내지 않는다."는 것을 염두에 두고 진료한다면 몇 개의 진단 포인트가 보일 것이다.

Pearl!

진단 포인트

- 환자가 "콧물이 없다"고 호소하는 경우, Centor의 진단기준으로 "1점"으로 간주한다(세균 감염은 다영역에 증상을 나타내지 않으므로 콧물이 나오기 어려운 경우가 많음).
- 환자가 "목안의 좌우측 중 한 곳이 아프다."라고 말하는 것도 "1점"이라고 생각하는 것이 좋다. 세균 감염은 다영역에 증상을 나타내지 않기 때문에, 예를 들어 가령 A군 용혈성연쇄상구균 인두염의 합병증인 편도 주위 농양이 양쪽에 생기는 일은 드물다).
- 바이러스성에 비해 심한 인두통이 있는 경우가 많다. 특히 삼킬 때의 심한 통증으로 "식사할 때 통증이 개선되지 않는다."라고 말하는 경우, 세균성을 의심한다.
- 반대로 바이러스성일 경우에는 기침할 때만 심해지는 인후두부의 통증과 기상 시의 심한 인두통, 식사 중에 느끼는 가벼운 인두통이 흔하다. 식사를 처음 시작할 때는 목이 아프지만, "어느새 아픔이 신경 쓰이지 않아요."라고 환자가 말하는 경우도 있다.

인두통 진단 시 놓쳐서는 안 되는 질환 "Five killer sore throats"

목 안이 아프다"라는 환자의 호소를 들었을 때, 인두통이 아닐 가능성도 고려해야 한다.

앞서 언급했듯이, 환자들은 "인두통이 있어서..."라고 직접적으로 말하기보다는 "목 안이 아프다"거나 "목 주위가 불편하다"라고 표현하는 경우가 많다. 이럴 때, 환자가 "목 안이 아프다"라고 말하면, 먼저 그 통증이 연하통인지 아닌지를 확인하는 것이 중요하다.

"침을 삼키면 아프다."라는 연하통증의 병력이 있다면, 이는 인두통으로 인한 후두의 병변으로 생각할 수 있다. 그렇지 않으면 외래에서 흔히 접하는 바이러스성 인두염과 A군 용혈성 연쇄상구균에 의한 세균성 인두염, 편도주위 농양, 후두개염 등과의 감별이 필요하다. 중증의 통증과 특징적인 병력이 있다면, 'killer sore throat'를 의심해 볼 수 있다.

Pearl!

인두통 진단 시 놓쳐서는 안 되는 질환(Five killer sore throats)

① 급성 후두개염
② 편도 주위 농양
③ 인후부 농양
④ 구강저 봉와직염(Ludwig's Angina)
⑤ 르미에르증후군(Lemierre 증후군)

다시 말하지만, 환자의 "목 안이 아프다"는 호소에도 불구하고, 연하통증의 원인을 찾을 수 없을때는 주의가 필요하다. 신체 진찰에서 약한 인두발적을 양성소견으로 간주하고 인두통을 단순한 감기로 진단하는 것은 오진의 위험을 높일 수 있다.

어쨌든 연하통증으로 인해 진단할 수 있는 중증 질환을 기억해 두는 것은 중요하다. 특히 인후두와 그 주변부에서 위의 박스에 언급한 5가지 질환을 항상 고려한다. 다음은 그 중에서도 가장 흔한 편도 주위 농양의 진단이다.

편도 주위 농양을 진단하는 요령

편도 주위 농양은 주로 편측성이 심한 통증으로 "목이 아파 식사도 하지 못한다."고 호소하며 내원하는 경우가 많다. 개구장애의 병력 여부가 가장 확실한 진단 방법이다. 개구장애는 외측인두강(lateral pharyngeal)쪽으로 염증이 퍼지는 것을 의미하고, 인두후극(retropharyngeal space)까지 염증이 미친 경우에는 인두후극 앞에 세로 방향으로 공간이 생기기 때문에(그림 1) 편도선염으로 빨리 진행되어 중증 질환으로 진행될 위험성을 시사하는 신호이다. 신체 소견에서 목젖의 변이가 특징적이며, 변이가 있을 경우에는 진단이 쉽지만 변이가 항상 많이 나타나는 것은 아니다. 전구개궁(anterior palatine arch)의 전방돌출(그림 2)이 중요한데, 돌출이 있으면 인후두 CT(그림 3)가 필요하다.

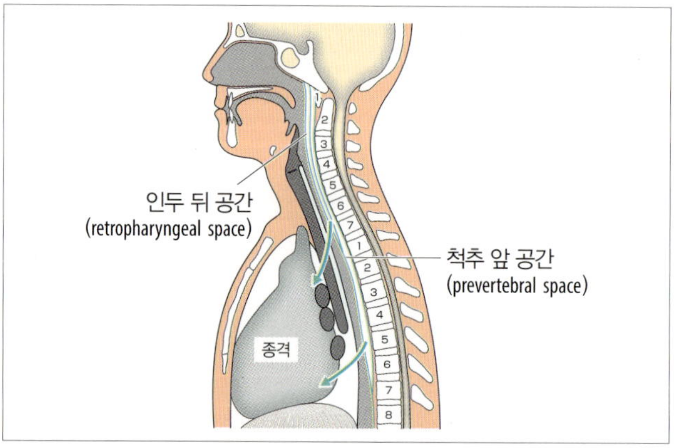

그림 1. 인두 뒤공간과 척추앞공간 척추, 종격(mediastinum)과의 관계

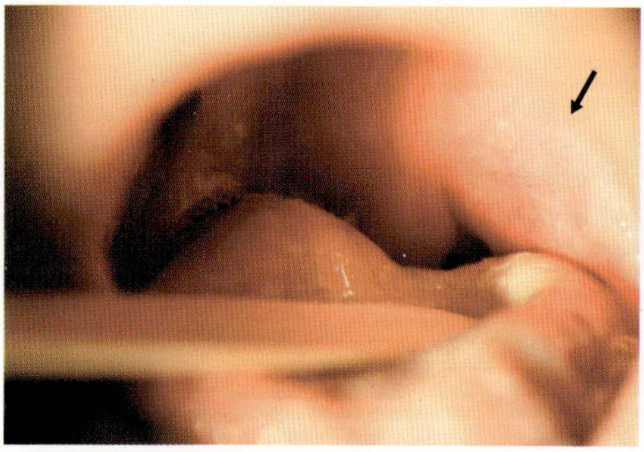

그림 2. 좌측 척추앞공간의 전방돌출(화살표)

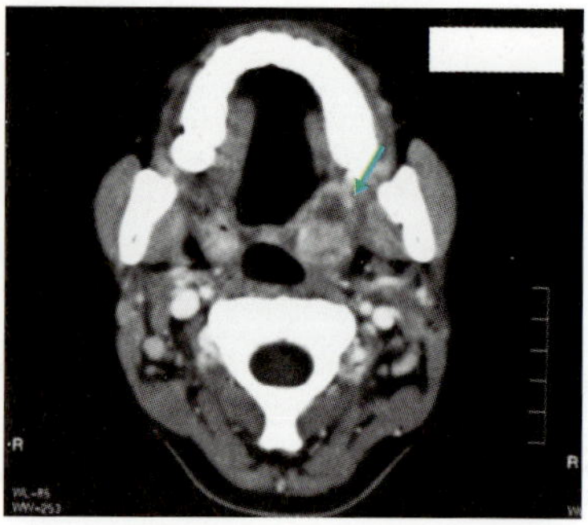

그림 3. 조영 CT에서의 농양 소견(화살표)

급성 후두개염을 진단하는 요령

급성 후두개염은 매우 심한 통증과 불편함을 유발하여 환자가 눕지 못하고, 기도를 넓히기 위해 sniffing position자세를 취하거나 침을 삼키지 못하고 흘리는 경우가 많다. 이러한 증상이 나타나면 급성 후두개염으로 진단할 수 있지만, 초기 단계에서는 이러한 심각한 증상이 나타나지 않거나 후두경 검사가 어려운 경우가 있어 진단이 복잡할 수 있다.

인두통과 연하통증이 뚜렷하게 나타나더라도, 겉으로 보이는 인후두의 상태가 경미할 경우 급성 후두개염을 의심하는 것이 중요하다. 환자의 전신상태가 양호하더라도, 이후 호흡곤란이 발생할 가능성을 충분히 설명하고, 진료 경과에 대한 명확한 지침을 제공하는 것이 필수적이다.

최악의 시나리오 "Don't be Five killed by sore throat mimicker!"

대동맥 박리, 심근경색(협심증) 혹은 지주막하 출혈

인두(pharynx)에서 나타나는 증상들은 다양한 중증 질환과 관련이 있을 수 있다. 특히 대동맥 박리, 심근경색, 지주막하 출혈과 같은 질환은 인두 증상이 나타날 때 감별 진단에 고려해야 할 중요한 질환들이다. 보통 대동맥 박리와 심근경색은 가슴 부위의 통증이나 불편함을 동반하는 경우가 많아, 환자들이 내과나 가정의학과에 오지 않는 경우가 많다. 하지만 증상이 가벼운 경우에는 인두 증상만 호소하며 내원할 수 있다. 이런 경우, 환자의 상태가 다양할 수 있다는 점을 염두에 두고 신중하게 진찰해야 한다.

병력청취의 요령

대동맥 박리와 지주막하 출혈 모두 과거 갑작스런 발병개시(sudden onset)의 병력이 있는지가 진단에 매우 중요하다. 갑작스런 발병개시 병력이 있을 경우, 기본적으로 ① vascular(혈관성), ② perforation(천공), ③ stone(결석)을 의심하는 습관을 갖도록 한다. 특히 목 부위에서 갑작스런 발병개시의 병력이 있을 때에는 갑상선소포 내 출혈(경부종양, 갑상선 압통)과 특발성 종격기종(mediastinal emphysema)도 고려해야 한다.

환자가 두통을 호소하지 않더라도 지주막하 출혈을 의심해 본다. “환자가 갑자기 심한 두통이 있거나 목이 뻣뻣하면 반드시 한 번은 지주막하 출혈을 생각해야 한다.”는 자세가 비전형적인 지주막하 출혈을 진단하는 유일한 방법이다. 또한, 심근경색의 통증은 “턱의 통증”과 “이가 뜨는 느낌”으로 표현되기도 하므로, 이 점에도 주의를 기울인다.

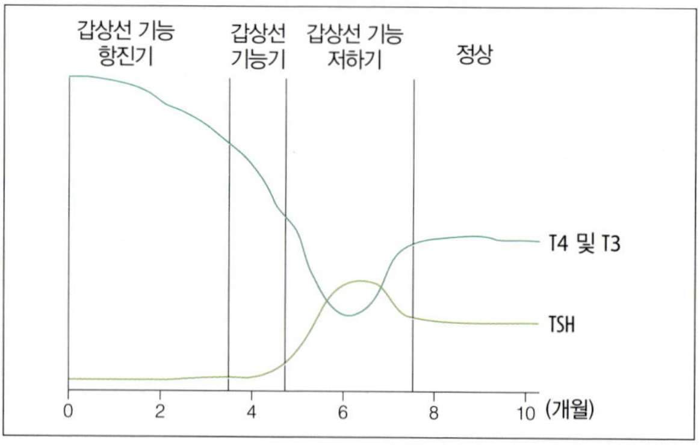

그림 4. 아급성 갑상선염에 있어서 T4, T3, TSH의 추이

비감염성 질환에서 자주 접하는 아급성 갑상선염 진단법

비감염성 질환 중 아급성 갑상선염이 자주 진단된다. 아급성 갑상선염은 대개 자연적으로 치유되는 경우가 많아서 스테로이드 사용에 대해서는 신중한 판단이 필요하다. 환자들이 "감기"라는 진단만 듣고 닥터쇼핑(doctor shopping)을 하는 경우도 종종 있다. 아급성 갑상선염은 갑상선 기능 이상이 몇 달 동안 지속되기 때문에 권태감이 지속적으로 나타나는데, 이는 갑상선 기능 항진증에서 저하증으로, 다시 정상으로 돌아오는 과정을 겪기 때문이다(그림 4). **따라서 본인의 증상이 언제부터 시작되었는지를 인지하는 것이 매우 중요하다.**

아급성 갑상선염은 상기도의 감염이 먼저 선행한다고 알려졌지만, 확실하지 않은 경우도 많다. 인두통이나 연하통증이 분명한데도 콧물이나 기침이 없고 인두 소견이 경미하며, CRP 수치가 5 정도인 반면 적혈구 침강 속도가 50 이상으로 상승해 있는 경우는 주의 깊게 살펴볼 필요가 있다. 이런 점을 고려하면서 진단하면 갑상선의 통증 여부에 따라 진찰 방법과 병력 청취 방식이 달라질 수 있다. 병력의 특징으로는 다음과 같은 것들이 있다.

포인트

- 이렇게 목구멍이 아픈 감기는 처음"이라고 말하는 경우가 많다.
- 자세히 들으면 "통증 부위가 이동한다"고 말하는 경우가 많다.
- 갑상선 통증이 아닌 방사통으로 "귀밑이 아프다"며 병원에 올 때도 있다.

아급성 갑상선염의 특징으로는 통증 외에도 심장 두근거림과 떨림같은 갑상선 기능항진증의 증상을 확인할 수 있다. 혈액검사로 갑상선 자극 호르몬(TSH)과 적혈구 침강속도(ESR, 50 이상)를 검사한다. 이 질환은 여성에서 더 많이 발생하며(남:녀 비율이 1:35), 충분한 양의 NSAIDs를 23일 투여해도 통증이 조절되지 않는 경우에는 스테로이드 사용을 고려한다.

전염성 단핵구증의 진단요령

전염성 단핵구증(Infecitous mononucleosis)도 외래에서 자주 접하는 질환이다. 증상으로는 발열, 전신 권태감, 인두통, 목 부위 림프절 종창(특히 뒷목 부위 등 전신성 림프샘 종창), 간비종(간장, 비장종대, hepatolienomegaly) 등이 있으며,

포인트

- "담요와 같은" 백태가 편도에 부착되어 있는 경우(그림 5)
- 통상의 바이러스성 인두염으로 생각했지만, 뒷목 부위 림프샘도 약간 만져지는 경우
- 신체소견으로 비장종대를 확인할 수 있는 인두염. Castell's point 양성에서 비장종대의 감도 82%, 특이도 83%[4)]

  Castell's point: 왼쪽 앞 겨드랑이 선과 갈비 아래 모서리의 교차점(그림 6). 타진으로 dull이라면 양성.
- 3일 이상이 지나도 개선되지 않는 경우.
- 여러가지 항균제를 투여에도 개선되지 않는 경우
- 페니실린 투여로 전신에 광범위 홍반이 발생하였을 때(90~100% 출현한다고 알려져있지만, 최근 연구에서는 18~30%정도로 알려져 있다.)

이런 증상이 있다면 의심을 해본다. 외래에서 진단 시 이와같은 소견이 있으면 쉽게 알아차릴 수 있을 것이다.

전염성 단핵구증은 대표적인 타액을 통한(키스병; kissing disease) 감염이지만, 그 병력이 도움되는 경우는 거의 없다.

전염성 단핵구증의 혈청학적 진단요령

전염성 단핵구증의 원인은 EB 바이러스(Epstein-Barr virus: EBV), 거대세포바이러스(Cytomegalovirus, CMV)가 주 원인이기 때문에 최소한의 검사가 필요한 경우는 VCA(viral capsid antigen)-IgM과 CMV-IgM을 검사하면 된다. 하지만 EBV의 경우, 초기에는 VCA-IgM(+)이 양성으로 나오지 않을 수 있으므로, VCA-IgG와 EBNA(Epstein-Barr nuclear antigen)도 함께 검사할 것을 권장한다.

VCA-IgM이 음성이더라도 VCA-IgG가 양성이고 EBNA도 양성인 경우가 있을 수 있다. 이 경우에는 초기 단계일 가능성이 높기 때문에 VCA-IgM이 음성으로 나왔다고 생각하고 다시 검사를 제출하면 양성으로 바뀔 수도 있다(표 3).

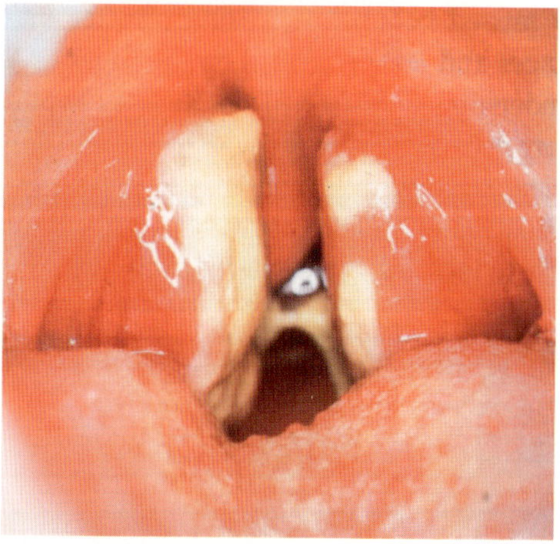
그림 5. 담요처럼 찰싹 달라붙은 백태

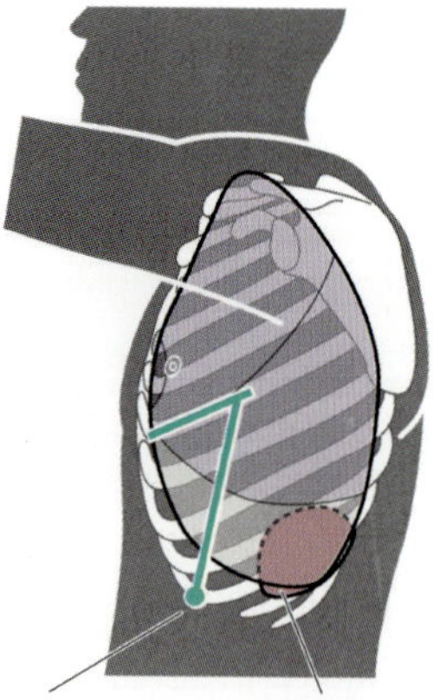

그림 6. Castell's point

표 3. 전염성 단핵구증의 혈청학적 진단

	VCA-IgM	VCA-IgG	EBNA
이미 감염	(-)	(+)	(+)
초기 감염	(+)	(+) or (-)	(-)
초기 감염이지만 검사가 너무 빠름	(-)	(+)	(-)

EBV/CMV에서 진단되지 않았을 때

EBV/CMV에서 진단명이 나오지 않았을 때는 적극적으로 다음 단계를 밟아 아래의 질환의 감별을 고려한다. 인두통을 호소하지 않으면, 인두발적 양성이라 하지 않는다.

감별

- HIV-primary HIV infection: 감염 후 2~6주
- 2기 매독
- A형간염(HAV):잠복기 4주 정도
- B형간염(HBV)
- 톡소플라스마(toxoplasma)
  (하지만 특히 primary HIV infection, 2기 매독이 중요. 병력청취를 다시 하고 아래의 검사를 제출)

검사

- HIV → HIV RNA PCR(제 4 세대의 HIV-1, 2 항체라면 감염 후 약 2주 정도 지나면 양성으로 진단되는 경우가 많다. 이 검사는 외부에서 진행되는 PCR 검사 전에 검토할 수 있지만, 만약 검사 결과가 음성일 경우에는 이를 부정적으로 해석하지 않는다.)
- HAV → Anti-HAV IgM
- HBV → HBs antigen, HBc IgM
- 매독(*Treponema pallidum*) → FTA-ABS[트레포네마팔리덤(Treponema pallidum) 형광항체흡수시험], RPR(rapid plasma antigen), TPHA(매독 특이항체검사, Treponema pallidum particle agglutination)
- 톡소플라즈마(*Toxoplasma gondii*) → Anti-toxoplasma IgM

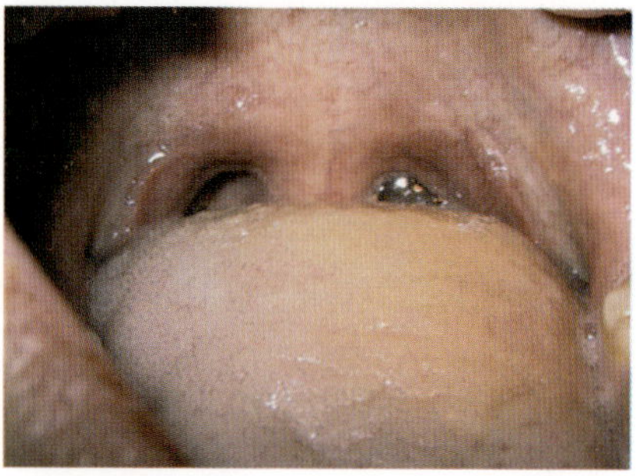

그림 7. 인두소견

인두통이 없으면, 인두발적(+)으로 판단하지 않는다.

인두통이 없는데도 인두발적이 보인다고 해서 바이러스성 인두염(감기)이라는 잘못된 진단을 내리는 경우가 종종 있다. **인두통을 호소하지 않는 사람의 인두발적**은 양성으로 평가하지 않는다. 예를 들어, 흡연자의 인두는 감기가 아니라도 발적이 있는 경우가 있다. 그럼 그림 7의 목 안의 상태는 어떤가?

그림 7의 사진으로 보고 인두발적(+)이라고 진단한다면 주의가 필요하다. 이 사진은 담배도 피우지 않는 건강한 본인의 목 안이다. 전구개궁이 주변보다 약간 붉을 수 있지만, 증상이 전혀 없이 건강한 상태이다. 인두발적은 인두염 소견으로 민감도는 높을지 모르지만, 특이도는 매우 낮다. 경험이 부족한 의사에게 그림 7을 보여주면, 자신있게 "인두발적"이라고 말할 뿐 아니라 "편도선이 부어있네요."라고 말하는 경우도 있었다.

Pearl!

포인트

- "목 안이 아프다"는 환자의 호소를 정확히 이해할 수 있도록 한다. 인두통이 있더라도 삼킴 시 통증인지, 목 부위의 통증인지를 명확히 구별할 수 있어야 한다.
- 일반적인 불편감으로 진단받는 인두의 이물감에도 적절하게 대응할 수 있어야 한다.

증례: 흡연경력이 없는 52세 여성.

현재 병력: 수개월 전부터 목 안에 아린 느낌이 있었다. 근처 병원에서 몇 번 진단을 받았고, 감기라고 하여 종합 감기약을 처방받았지만 개선되지 않았다. 증상이 계속되어 근처 종합병원에서 몇 차례 진단을 받았고, 상부 소화관 내시경 검사, 후두 내시경, CT 검사를 실시했지만 이상 소견 없음. GERD가 의심되어 PPI(프로톤펌프 억제제)을 처방받았지만 개선을 볼 수 없음.

부정확하게 목의 불편감을 호소하는 인두 증상을 알아보자

심인성 질환 VS 기질적 질환

내과 외래에서는 인두 증상을 호소하는 환자가 많다. 특히 "목 안의 불편감"을 호소하는 경우는 대부분 환자의 주관적인 느낌에 기반한 것이다. 환자에게 구체적인 불편감을 듣는 것이 쉽지 않기 때문에, 이러한 환자에게 접근하는 방법에 대해 많은 고민이 필요하다. 목 안의 불편감(이물감)은 궁극적으로 일반적인 불편감의 한 형태일 수 있지만, 다른 부위의 이상이 동시에 있거나 선행하는 경우도 있으므로 이 점을 놓치지 않도록 해야 한다.

병력을 확인할 때는 목 안의 불편감이 급성인지 만성인지, 또는 만성이었으나 급성으로 악화된 것인지 확인할 필요가 있다. 만약 불편감이 급성으로 나타난 경우, 가슴 조임증이나 심근경색과 같은 심각한 질환을 감별해야 한다. 증상이 갑작스럽게 발생했다면 대동맥 박리도 고려해야 한다. 예를 들어, 심인성 인두 이물감으로 진단하더라도, 이차적으로 코에서 흐르는 콧물 증상이 명확하지 않더라도 삼키고 싶은 가래와 비후의 병력이 있다면 알레르기성 비염도 염두에 두어야 합니다. 또한, 인후두나 상부 식도의 악성 종양, 위식도 역류증(gastroesophageal reflux disease, GERD) 및 인후두 역류 질환(Laryngopharyngeal reflux disease, LPRD)의 가능성도 배제해야 합니다. 상부 소화관 내시경 검사에서 GERD가 확실하지 않더라도, 먼저 PPI(Proton Pump Inhibitor) 치료의 효과를 평가하는 것이 좋습니다.

병력청취의 요령

목의 불편감을 호소하는 환자를 진찰할 때 여러 가지 고려해야 할 사항이 있많다. 실제로 목의 불편감에 아무리 설명해도 환자가 이해하지 못하는 경우가 종종 있기 때문이다. 이런 상황에서는 해석모델을 활용하는 것이 도움이 된다.

"환자분께서 생각하시기에 이번 증상의 원인이나 걱정되는 질병이 있다면 무엇이든 말씀해 주실 수 있을까요?"라고 질문한다. 환자가 목 불편감의 원인과 관계있는 이유에 대해서 어떻게 생각하는지를 듣는 것만으로도 무엇을 걱정하고 있는지를 구체적으로 파악할 수 있다.

목의 이물감에 대한 구체적 대응법

목의 이물감은 일반 외래에서 흔하게 접하는 증상으로, 특히 갱년기에 가까운 여성환자에게서 자주 나타난다. **불안이나 스트레스가 심한 환자들은 심리적인 요인으로 인해 목에 이물감이나 압박감과 같은 신체적인 증상으로 나타날 수 있다**. 이러한 환자에게는 불필요한 의료 서비스를 찾지 않도록 조언하는 것이 중요하다.

우울증이나 불안 증상을 가진 환자 중에서도 목의 불편감을 호소하는 경우가 의외로 많다. 우울증에는 선택적 세로토닌 재흡수 억제제(selective serotonin re-uptake inhibitors; SSRI)가 효과적이며, 불안장애에는 벤조디아제핀(benzodiaze-pine)계열의 항불안제가 도움이 된다. 또한, 반하후박탕의 처방도 추천한다. 한방 약을 처방할 때는 "매우 좋은 약이 있습니다."라고 말하며 환자의 기대감을 높이는 것이 효과적이다. 하지만, 이런 처방을 권할 때에는 위식도 역류증(GERD), 인후두 역류 질환(LPRD)와 같은 기질적 질환이 없다는 확신이 반드시 필요하며, 인후두의 악성종양에 대해서도 주의해야 한다.

마지막으로 지금까지 말한 "목의 통증(불편감)"의 접근방법을 단계별로 간략화해서 정리해보았다.(그림 8)

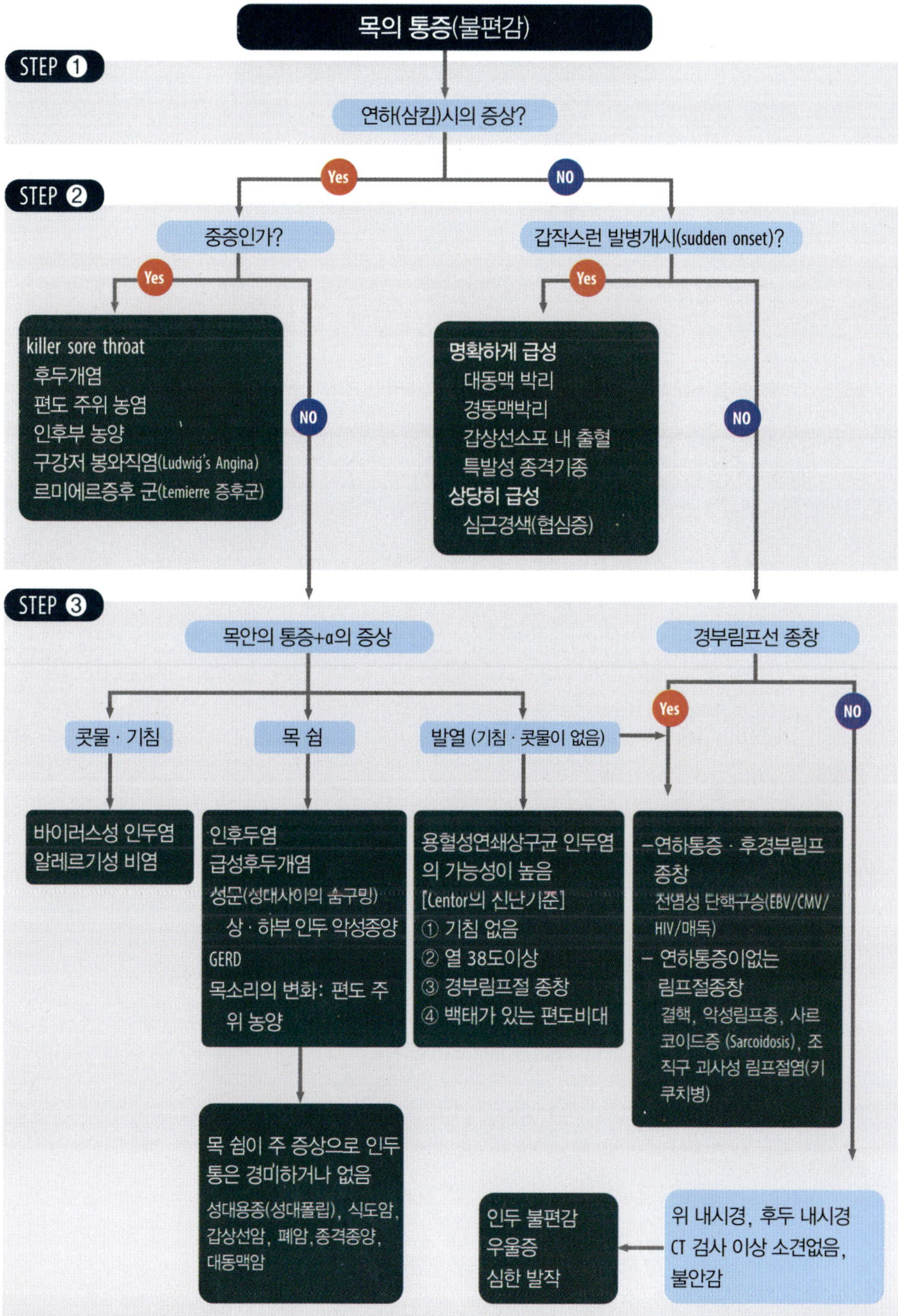

그림 8. 단계별 목의 통증(불편감)의 접근방법

구체적 증례와 처방의 예

증례: 특별한 기저질환이 없는 24세 여성.

현재 병력

7월 어느 날, 오후부터 한기를 느낌. 점차 몸이 아프고 38℃의 열이 발생했다. 기침, 인두통, 가래가 있으며, 콧물은 가벼운 상태이다. 개구장애는 없음. 관절 통증이 심하고, 진찰 결과 양쪽 편도선 종대(+), 양쪽 백태(+)가 확인되었다. 전구개궁의 돌출은 보이지 않음. 앞 목 부위 림프샘도 만져지고 압통(+), 환자의 아이가 감기에 걸려 있는 상황.

구체적인 증례의 해설과 처방 예:

증상으로 보아 기침, 콧물, 인두통이 있으며, 전형적 감기형(바이러스성)으로 보이지만 백태가 확인되므로, Centor 기준에 따라 3점으로 연쇄상구균 감염의 가능성을 부정할 수 없다. 스트렙(A군 β연쇄상구균 신속 진단 키트) 검사해도 좋지만, 여름철에 몸 상태가 좋지 않은 아이가 옆에 있는 점을 고려해야 한다. 그럼 어떻게 하면 좋을까?

감기진료에서 중요하게 검토해야 할 사항은 "유행(epidemiology)"이다. 보건복지부의 자료에 따르면, 현재는 A군 연쇄상구균성 인두염은 기세가 상당히 약해진 반면, 오히려 눈의 감기인 인후결막염(아데노바이러스 감염)이 증가하고 있는 것을 알게 되었다. 아데노바이러스(adenovirus) 신속진단 키트 검사 결과 양성이 나왔다.

처방 예

타이레놀(성분명: 아세트아미노펜). 200mg를 1회 2정을 1일 3회, 혹은 발열, 동통 시에 필요에 따라 복용. **길경탕**(桔梗湯) 1회 2.5g을 1일 3회 (작은 잔 한 컵 정도의 미지근한 물에 녹여서 가글한 후, 그대로 삼킨다)

- A군 연쇄상구균(스트렙 양성)의 경우는 **오구멘틴**(성분명: amoxicillin–clavulanate) (250mg) 1회 2캡슐을 1일 2회. 10일간. 혹은 **세파렉신**(cephalexin) 1회 500mg를 1일 1회, 10일간
- 페니실린 알레르기가 있는 경우 **클린다마이신**(clindamycin) 1회 300mg을 1일 1회 3회, 10일간
- 영국에서는 최단기간(5일 처방)을 권장하고 있다.

Pearl!

포인트

- 감기진료에서 중요하게 검토해야 할 사항이 "유행(epidemiology)"이다

Column

연쇄상구균 인두염에 세파로스포린계 항균제는 정말로 사용하지 않을까?

연쇄상구균 인두염에 페니실린계 항균제를 원칙적으로 사용하고 있다. A군 β연쇄상구균은 페니실린에 대해 내성이 없고, 마크로라이드(macrolide)계 항균제에 대한 내성이 증가하고 있는 상황에서도 페니실린이 가장 효과적인 치료로 여겨진다. 하지만 페니실린이 연쇄상구균 인두염의 환자에게 최선의 선택인지에 대한 의문도 제기될 수 있다. 세파로스포린계(cefazolin) 항균제는 사용해서는 안 될까?

• 외래에서의 항균제 선택 –부작용에 신속하게 대응하지 못하는 딜레마–

외래에서 항균제를 처방할 때 몇 가지 주의할 점이 있다. 항균제 적정사용의 관점에서 좁은범위(narrow spectrum) 항균제를 사용하는 것도 중요하지만, "가격이 저렴하고, 안전하며, 복용이 쉬운" 약제를 선택하는 것도 매우 중요하다. 특히 안전성이 가장 큰 고려 사항이다. 외래에서 항균제에의한 부작용에 대해 신속하게 대응하는 것은 어렵다. "부작용이 없는 약은 없다"라는 말이 있지만, 특히 항균제에 의한 부작용을 호소 하는 경우가 많다. 따라서 바이러스성 인두염에 불필요한 항균제 사용을 피하는 것이 좋다. 또한 페니실린계 항균제를 사용할 때의 문제점도 충분히 인식하고 있어야 한다.

인두염에서 페니실린계 항균제 사용 시 전염성 단핵구증 환자에게 아목시실린 같은 아미노페니실린을 투여할 경우 피부 발진이 발생할 수 있는다는 점을 주의해야 한다. 실제 외래진료에서 연쇄상구균 신속항원검사의 민감도 문제로 인해 인두염이 A군 β연쇄상구균에 의한 것인지 전염성 단핵구증에 의한 것인지의 완전하게 구별하지 못하는 경우가 많다. 따라서 전염성 단핵구증에 아목시실린을 처방하면 피부 발진이 일어날 위험성이 있다. 특히 인두통으로 진단받은 환자의 초진 시 전염성 단핵구증이 아닌지 확실히 판단하기 어려운 경우도 많다. 이러한 상황에서는 페니실린 G를 경구제으로 처방하는 방법이 있지만, 페니실린 V와 비교해 생체이용률(아목시실린은 90%에 비해 페니실린 G는 15~30%)이 낮아 치료 실패의 가능성이 존재한다. 이럴 때 세파로스포린계 항균제를 사용하면 이러한 문제를 피할 수 있습니다.

• 페니실린계 항균제의 치료 실패 문제

연쇄상구균 인두염에서 항균제 치료 실패 사례가 보고되고 있는데, 특히 페니실린계 항균제에서 많이 발생합니다. 현재 100% 제균되는 단일 항균제는 없다. 항균제 치료 실패의 이유는 무엇보다 항균제에 의한 문제뿐만이 아니라 다음의 문제도 존재한다.

연쇄상구균 인두염 치료의 실패 요인

① 연령(어릴수록)

② 치료 개시 지연(늦을수록)

③ 항균제의 제조상 결함

④ 의사와의 부정확한 커뮤니케이션

⑤ 집단내 재 감염

⑥ 다른 균의 대량 서식

⑦ 구강내 상재균의 변화에 의한 영향

⑧ 지역성

⑨ 연쇄상구균의 인두 상피세포내 기생

특히 항균제와 관련하여, ③의 페니실린 G는 불안정하고 적절한 혈중 농도를 지속하지 못해 치료에 실패할 수 있다는 점이 지적된다. 하지만 이는 페니실린 G를 근육 주사로 치료할 때의 이야기이며, 경구 페니실린 G의 생체이용률 문제가 얼마나 영향을 미치는지는 명확하지 않다. 연쇄상구균 인두염의 치료 시 원칙적으로 페니실린을 10일간 복용해야 하지만, 실제로 이 치료를 잘 지키는 환자가 얼마나 될까? 많은 경우 항균제를 복용하기 시작한 지 몇 일 내에 증상이 개선되는 경우가 많으며, 특히 소아의 경우 약의 맛이나 복용 횟수, 아이의 거부 등으로 인해 30~70%의 부모가 항균제를 중단하는 경우가 있다. 소아뿐만 아니라 성인 또한 수일 내에 증상이 개선되면 10일간 페니실린을 꾸준히 복용하기 어려울 수 있다.

실제로 페니실린 치료를 3일간 중단한 군과 7일간 중지한 군을 비교했을 때, 3일간 중단한 군의 재발율이 더 높다는(50% vs 34%) 데이터도 있다. 이는 의료 경제적으로도 영향을 미칠 수 있다. 반면에 세프포독심(cefpodoxime)이나 세프디닐(cefdinir) 같은 제3세대 세파로스포린은 5일간 투여했을 때, 페니실린 10일간 투여와 비교하여 치료 실패율이 낮고 제균률이 높다는 메타 분석 결과도 있다. 이러한 치료 실패가 류마티스열이나 편도주위농양 발생에 얼마나 영향을 미치는지는 아직 불명확하지만, 재진단을 필요로 할 경우 의료 경제적으로 문제가 될 수 있다.

• 세파로스포린계 항균제가 갖는 여러 가지 장점이나 특성

세파로스포린계 항균제가 우수하다는 점은 여러 가지가 있다. 세파로스포린계 항균제가 환자에게 얼마나 효과적인지, 그리고 의료 경제적으로 진정한 장점이 있는지는 판단하기 어렵지만, 몇 가지 주요 장점이 있다.

Co-infection과 구별하기는 어렵지만, 인두에 다른 균이 군락(colonization)을 이루고 있는 경우가 A군 β연쇄상구균에 대한 페니실린계 항균제의 효과를 줄이는 데 영향을 미친다는 것이 실험실에서 밝혀졌다(⑥).

황색포도상구균이나 인플루엔자균, 모락세라, β 락타마제 생산 혐기성균은 구강 · 인두에 상주할 수 있으며, 이들 균이 A군 β연쇄상구균에 대한 페니실린계 항균제의 효과를 감소시키거나 없애는 데 영향을 미칠 수 있다. 이것이 치료의 실패 원인이 되기도 한다. 따라서, 페니실린계 항균제인 오구멘틴(아목시실린, 클라불란산)과 같은 베타-락탐(β-lactam)계열 또는 세파로스포린 계열를 처방하는 것이 좋다.

또한 페니실린계 항균제가 효과를 보지 못하는 이유 중 하나는 A군 β연쇄상구균의 인두 상피세포내의 기생(⑨)도 하나의 원인이다. Kaplan은 A군 연쇄상구균이 인두 상피세포 내에서 존재하기 때문에 페니실린으로 치료가 실패했을 경우 제1세대의 세파로스포린이나 클린다마이신이 효과적이라고 하였다.

• 끝으로

치료나 제균의 실패가 류마티스열이나 편도주위농양 등 화농성 병변으로 환자에게 얼마나 해를 끼치는지, 이후의 재발에 어떤 영향을 주는지, 그리고 의료 경제적으로 얼마나 문제를 발생 시키는지를 판단하는 것은 어렵다. 제3세대 세파로스포린을 사용할때는 내성균 발생에 의한 영향도 고려해야 할 필요가 있다. 세팔로스포린계 항균제에 따른 치료나 제균의 실패뿐만 아니라 "가격이 저렴하고, 안전하며, 복용이 쉬운" 항균제를 선택하는 것도 중요하다.

페니실린계 항균제가 효과를 보지 못할 경우, 제1세대 세펨계 항균제인 세파드록실(cefadroxil)이 효과적이라는 연구 결과가 있다. 세파드록실은 하루 2회 복용으로 상태가 좋아지며, 생체이용률도 좋다. 하지만 일본에서는 세파드록실이 판매 중지되어 세파렉신(cefalexin)을 대신 사용하고 있다. 세파렉신은 어린이도 쉽게 복용할 수 있는 항균제이다. 페니실린계의 치료 실패 시 뿐만 아니라, 페니실린계에 알레르기가 있는 경우도 마크로라이드내성의 문제를 고려하면 세파렉신은 좋은 선택이 될 수 있다(β 락탐계의 교차 알레르기의 문제가 있지만 빈도는 높지 않다). 다만, 세파렉신 같은 제1세대 세파로스포린을 처방할 때는, 제3세대와는 달리 10일 동안 복용하는 것이 기본 원칙이다.

참고문헌

1) Shehab N, et al : Emergency department visits for antibiotic-associated adverse events. Clin Infect Dis 47(6) : 735-743, 2008.
2) Zaher SR, et al : Differences in serum penicillin concentrations following intramuscular injection on benzathine penicillin G (BPG) from different manufacturers. J Pharmacol Med 2 : 17, 1992.
3) Wannamaker LW, et al : Prophylaxis of acute rheumatic fever by treatment of the preceding streptococcal infection with various amounts of depot penicillin. Am J Med 10(6) : 673-695, 1951.
4) Casey JR, et al : Meta-analysis of cephalosporins versus penicillin for treatment of group A streptococcal tonsillopharyngitis in adults. Clin Infect Dis 38(11) : 1526-1534, 2004.
5) Casey JR, et al : Meta-analysis of cephalosporin versus penicillin treatment of group A streptococcal tonsillopharyngitis in children. Pediatrics 113(4) : 866-882, 2004.
6) Pichichero ME : Group A streptococcal tonsillopharyngitis : cost-effective diagnosis and treatment. Ann Emerg Med 25(3) : 390-403, 1995.
7) Kaplan EL, et al : Reduced ability of penicillin to eradicate ingested group A streptococci from epithelial cells : clinical and pathogenetic implications. Clin Infect Dis 43(11) : 1398-1406, 2006.
8) Roos K, et al : The economic cost of a streptococcal tonsillitis episode. Scand J Prim Health Care 13(4)G257-260, 1995

Section 4
기침증상 메인형(기침 > 콧물, 인두통)

(> 기호는 좌측의 증상이 우측의 증상보다 심한 것을 나타낸다.)

시작하며

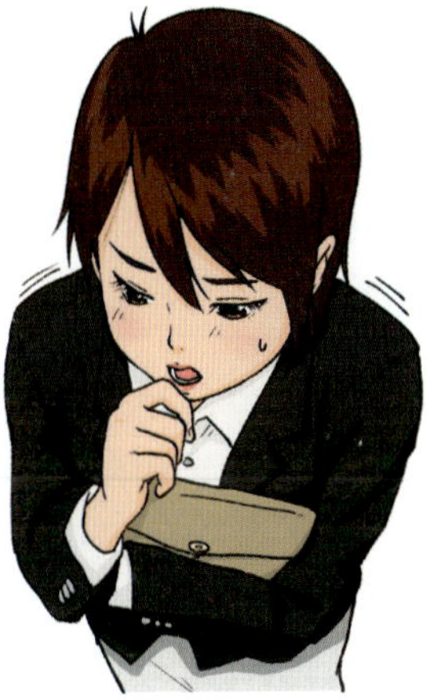

앞 장에서는 "목 증상 메인형"으로 기침, 콧물, 인두통이라는 3가지 증상에 주목하고, 특히 목 증상(인두통, 목안이 칼칼한 느낌)이 주증상에 관해 언급하였다. 그 중에서도 인후염이 바이러스성인지, 세균성인지에 대한 판단 방법, Centor 진단기준의 이상과 현실, 그리고 그것을 뛰어넘는 임상 요령 등을 확인했다.

이번 장에서는 기침증상(기침, 가래 등)을 강하게 호소하면서 진료를 받는 상황을 공부한다. 즉 "기침 〉 콧물, 인두통"인 경우이다. 기침이 주증상이고, 발열이나 가래는 없어도 상관없다고 간주한다. 그렇다고 열과 가래가 무의미하다는 것이 아니다. 당연히 열과 가래가 있으면 감염을 더 의심할 수 있지만, 열과 가래가 없다고 해서 감염이 되지 않았다고 섣부른 판단을 하지 않는 것이 중요하다.

이 증상으로 가장 흔하게 볼 수 있는 질환은 기관지염으로 90% 이상이 비세균성이며, 5~10%는 마이코플라즈마(mycoplasma), 클라미디아(chlamydia), 백일해균(Bordetella pertussis) 등이 원인으로 알려져 있다. 염증이 생기는 주요 장소인 기관지는 해부학적으로 하기도 부위이다. 하지만, 가장 흔한 것은 바이러스성 기관지염으로 항생제를 필요로 하지 않는 self-limited(자연치유)[1] 감염증이다. 한마디로 "감기"(바이러스성 상기도감염)의 한 형태로 보는 것이 더 이해하기 쉽다. **기관지염은 해부학적으로는 하기도 부위에서 나타나지만 임상적으로는 상기도 감염의 한 형태로 나타나기도 한다**. 하기도(폐) 감염은 폐부근 까지 균이 감염된 상태이므로 항생제가 필요한 폐렴이라고 생각하는 것이 치료에 도움이 된다.

대부분의 바이러스성 기관지염은 항생제가 필요없지만, 임상에서 폐렴과의 감별은 언제나 어렵다. 본 항에서는 항생제 적정 사용이라는 점에서도 중요한 폐렴과 기관지염의 감별에 관해 생각해 보고자 한다.

폐렴구균성 기관지염이라는 병명을 붙여도 좋은 사람과 그렇지 않은 사람

폐렴과 기관지염을 정확하게 구분하는 것은 굉장히 어려운 일이다. 실제 **기관지염을 확진하는 가장 좋은 방법은 기관지 생검을 통해 기관지의 염증 유무를 증명하는 것**이다. 그러나 현장에서는 생검이 보편적으로 실행되지 않는다.

폐렴과 기관지염을 명확하게 구분하는 것은 어렵지만, 가능한 단순하게 생각하기 위해 먼저 세균성 미생물인 폐렴구균, 인플루엔자균, 모락셀라·카타랄리스(moraxella·catarrhalis) 등의 감염 여부를 먼저 고려하면 이해하기 쉽다. 여기서는 마이코플라즈마(mycoplasma) 등의 비정형 미생물에 대해서는 일단 논의를 제외한다.

미국 내과의사학회(American College of Physicians)에서는 아래와 같은 지침을 발표하였다.[1]

> **ACP의 지침**
>
> 폐에 기저질환이 없으면, 「폐렴구균, 인플루엔자균, 모락셀라·카타랄리스(Moraxella catarrhalis)가 급성 기관지염을 일으킨다는 증거는 없다」

이 지침은 국내의 일반적인 개념과는 약간 다를지도 모르지만, 임상현장에서는 매우 흥미롭게 적용될 수 있고, 「폐렴 vs 기관지염」을 단순하게 생각하는 데 매우 유용하다. 이 지침에서는 **폐에 기저질환이 없는 기관지염 환자에게 폐렴구균, 인플루엔자 간균**(haemophilus influenzae), **모락셀라·카타랄리스를 억제하는 항생제 처방을 원칙적으로 하지 말라는 것**이다. 따라서, 특별한 기저질환이 없는 폐렴구균싱 기관지염 환자에게 항생제를 처방하는 일은 없어야 한다.

그러나, **고령자나 만성폐쇄성폐질환**(chronic obstructive pulmonary disease: COPD) **등 폐에 기저질환이 있는 환자의 경우, 기관지염에서도 인플루엔자균, 모락셀라·카타랄리스 등이 발병하는 경우가 있기때문에 치료를 하기 위하여 항생제를 처방하는 것은 가능**하다고 볼 수 있다.

그러면, 기관지염과 폐렴의 구별은 어떻게 하는 것이 좋을까?

임상적으로 무슨 기준으로 기관지염과 폐렴으로 나누는 것일까? 또는 기관지염과 폐렴의 차이는 무엇일까?

기관지염인가? 폐렴인가? 임상에서의 구분 규칙

기침 + 흉부 X선 사진에 그림자(침윤 음영)가 없다 = 기관지염

기침 + 흉부 X선 사진에 그림자(침윤 음영)가 있다 = 폐렴

앞서 언급한 바와 같이 직접 기관지나 폐의 생검으로 조직을 떼어내서 검사하면 폐렴인지 기관지염인지 확실히 할 수 있지만 임상적으로 전혀 현실적이지 않기 때문에 흉부 X선 사진을 이용하고 있으며 이것이 판단 기준이 되고 있다는 것을 재확인하는 것이 중요하다. 그러나 흉부 X선 사진에 침윤이 있는지 없는지에 대한 확인이 때때로 어렵고, 이 때문에 환자에 대한 항생제 사용의 시기를 놓쳐 버리는 경우도 있다.

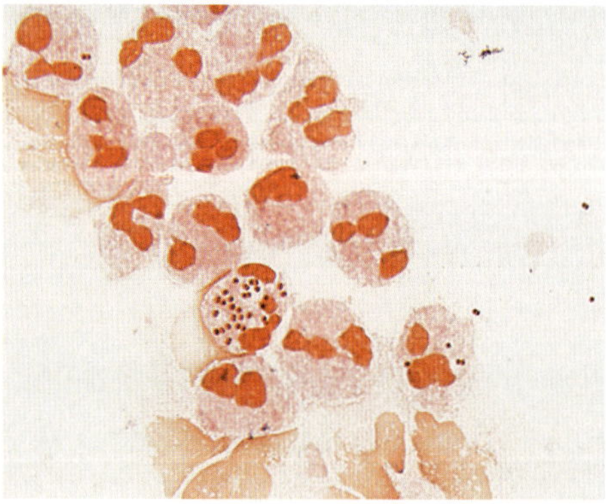

그림 1. 가래의 그람염색 소견. 백혈구와 함께 콩팥모양의 그람 음성쌍구균이 보이며, 탐식상도 볼 수 있다(흉부 X선 사진에 침윤 음영은 없음).

흉부 X선에서 침윤 음영의 여부 논란

흉부 X선 사진을 이용한 이 분류는 어느 정도 확실한 것일까? 실제로 일상진료에서 흉부 X선 사진의 침윤영으로만 판단한다면 항생제의 투여 시기를 놓칠 우려가 있다고 말하는 사람도 많다. 흉부 X선 사진에서는 침윤 음영이 없어 기관지염으로 진단하였는데, 그날 밤 혹은 며칠 후 폐렴으로 내원한 환자를 진료한 경험이 있을 것이다.

그러면 어떻게 판단해야 할까? 흉부 X선 사진에서는 확실하게 침윤영이 없더라도 임상적으로 강하게 폐렴으로 의심하는 진행 경과와 임상소견을 나타내고, 가래의 그람염색에서 확실한 우세균(우위균) + 탐식상을 보는 경우가 종종 있다.(그림 1)

그렇다면 세균성을 의심하는 가래의 소견이 있음에도, 왜 흉부 X선 사진에서 폐렴의 침윤 음영이 나타나지 않았을까? 이것을 고려하면 항생제 사용에 대한 판단 기준을 세우는 데 도움을 받을 수 있을 것이다.

흉부 X선 사진에서 침윤 음영이 확실하지 않은 이유

- 폐렴의 흉부 X선 사진의 감도는 100%가 아니다.
- 아무리 주의 깊게 관찰한다고 하여도 침윤 음영을 놓칠 수 있다.
- 모든 폐렴의 10%는 초기에는 폐렴상이 확실하지 않기때문이다.[2,3]

흉부 X선 사진의 한계를 아는 것만으로도 임상의 폭이 넓어진다. 실제로 탈수가 심한 환자의 경우 혈액의 액체 비율이 감소하여 침윤 음영이 잘 나타나지 않는 것으로 알려져있다. 탈수 상태에서는 가래가 잘 나오지 않지만 입원해서 링거를 맞자 가래가 나오기 시작하는 것을 자주 경험한다. 고령자는 수액 보충을 너무 많이 하면 가래가 많아지는 경우도 있으니 주의해야한다. 또한 침윤 음영이 너무 작아서 흉부 X선 사진 판독에서 놓치는 일도 있다. 실제 X선에서 침윤 음영이 보이는 것은 전체 폐의 70% 정도이기 때문이다. 그러면, CT를 찍으면 된다고 생각할수도 있지만, 개원가에서 CT 촬영은 현실적이지 않다.

즉, 임상적으로 강하게 폐렴을 의심할 수 있는 병력 및 임상소견이 있음에도 불구하고 흉부 X선 사진에 명확한 침윤 음영이 없고, 가래의 그람염색을 하면 확실하게 우세균 + 탐식상이 나타나는 경우, 즉 폐렴구균, 인플루엔자균, 모락셀라·카타랄리스에 의한 감염으로 판단되어 항생제가 필요함에도, 흉부 X선 사진에서 침윤 음영이 확실하지 않은 이유는 다음과 같다.

① 폐렴이지만, 흉부 X선 사진 상에서 침윤 음영 판독이 어려운 경우가 많다.

② 기관지염이지만, 폐에 기저질환이 있기 때문에 기관지에 폐렴구균, 인플루엔자균, 모락셀라·카타랄리스(Moraxella catarrhalis)가 감염을 일으키기 쉬운 경우

둘 다 항생제 치료가 필요하지만, 지금까지의 흉부 X선 사진을 원칙대로 사용했다면, 양쪽 다 항생제가 필요없는 기관지염으로 판단해버릴 가능성이 있다. 그렇다고 해서 항생제를 처방하면, 과잉진료(over treatment)가 될 수도 있다. 이런 것을 놓치지 않기 위해서는 어떻게 하면 좋을까?

여기에는 중요한 두 가지 포인트가 있는데, 그 중 한 가지가 "가래의 그람염색"이다. 무엇보다 그람염색을 고려하는 것이 중요하지만, 외래진료에서 그람염색을 하기가 쉽지 않아 접근이 떨어지는 것이 맹점이다. 또 하나의 중요한 포인트는 "임상적으로 분명하게 폐렴이 의심되는 병력"을 놓치지 않는 것이다.

임상적으로 폐렴 진단을 확실하게 할 수 있는 병력 1

폐에 기저질환이 없는 성인의 기관지염에서 고열(38℃ 이상)과 오한떨림이 없는 경우 폐렴이 아닐 가능성이 높다.

① 즉, **오한 전율을 동반**한 38℃ 이상의 발열과 기침이 있는 경우, 혹은

② **쌍봉형**(bimodality) 증상으로, 분명히 선행된 상기도 증상이 가벼워지는 과정에서 나타나는 오한을 동반한 38℃ 이상의 발열이있는 경우.(그림 2→p21)

위 두가지 증상은 흉부 X선 사진을 찍지 않더라도 충분히 폐렴을 의심할 수 있는 증상이다.

임상적으로 폐렴 진단을 확실하게 할 수 있는 병력 2

38℃ 이하의 미열이 있는 경우, 고령자나 폐에 기저질환이 있는 환자의 호흡기 증상과 함께 **식은땀 (흠뻑 젖음: 잠옷을 갈아입어야 할 정도)**이 있으면, 폐렴을 의심한다.

※ 인플루엔자균, 모락셀라 • 카타랄리스(Moraxella • catarrhalis) 등의 폐렴일 수 있다.

※ 만성적인 경과라면 결핵도 생각해 볼 수 있다.

위의 1, 2에 해당하는 경우, 항생제 처방을 최종적으로 확인하기 위해서 가능하면 가래의 그람염색을 하는 것이 좋다. 그람염색에서 유의미한 백혈구, 세균, 탐식상(食貪像)을 볼 수 있을 것이다.(그림 1)

위와 같이 병력 확인 가능한 경우, 환자에게 흉부 X선 사진을 찍으러 가기 전부터「폐렴입니다. 일단 X선 사진은 찍어 보겠지만, 침윤 음영이 확실하지 않아도 폐렴으로 항생제가 필요할지도 모르겠네요」라고 말할 수 있을 정도이다. 흉부 X선 사진을 통해 항생제가 필요한 폐렴이나 기관지염(중증으로 진행되는)을 진단할 수 있다.

위의 병력에 대해 조금 더 관찰하면, 병력 1의 ①에 있는 오한 전율(떨림이 멈추지 않는 오한)이 있는 경우는 균혈증(bacteremia)의 특이도가 높다고 여겨진다[4). 「5-A. 국소장기의 증상 불명확·고열만의 형태」의 항(p. 75)도 참고하기 바란다. 병력 1의 ②의 쌍봉형(bimodality) 병력이 세균성을 시사하는 것에 관해서는 「2. 코 증상 메인형」의 항(p. 17)을 참고하기 바란다.

표 1. 기침을 하는 성인에 대해 폐렴을 의심하는 Diehr 진단규칙

증상	점수
콧물	−2
인두통(목 통증)	−1
근육통	+1
식은땀	+1
하루 중 보이는 가래	+1
호흡수 > 25회/분	+2
체온 >= 37.8℃	+2

합계 포인트	폐렴의 가능성(%)*
−3	0.0
−2	0.7
−1	1.6
+0	2.2
+1	8.8
+2	10.3
+3	25.0
>=4	29.4

* 환자 전체에 있어서 가능성은 3%

인두통·콧물이 있으면 폐렴이 아니고, 식은땀이 나면 폐렴일까?

폐렴에도 인후염의 진단기준인 Centor(p32)가 있으면 유용하다고 생각하는 사람이 종종 있다. 비록 오래된 것이지만 폐렴을 의심할 수 있는 Diehr 진단규칙(표 1)을 소개한다[5]. Centor의 진단기준에서도 마찬가지였지만 증상의 점수로만 폐렴을 진단하고자 사용하자는 의미는 아니다. 데이터상 실제로 이 점수가 4점 이상 일지라도 폐렴의 가능성은 30% 이내이다. 그러나 이 진단 방법은 매우 중요한 메시지를 전달하고 있다.

Diehr 진단규칙에서 중요한 것은 **인두통과 콧물과 같이 여러 영역에 걸친 증상은 마이너스 점수로 폐렴이 아님을 의미하는 소견**을 나타낸다. 이것은 지금까지 수없이 반복되어 온 「세균 감염은 원칙적으로, 단일장기에 1종류의 균이 감염」이라는 원칙에 들어맞는다. 또한 콧물이 줄줄 흘러내리는 증상을 폐렴이라고 진단하는 것은 잘못된 판단이다. 콧물이 −2점인데 인두통은 −1점 이라는 점이 흥미롭다. 삼킴 시 통증이 있는 인두통이라면 −2점이면 적절하지만, 인두통 속에 폐렴이 있을 가능성을 의심했기 때문에 −1점으로 정한 것으로 보인다. 또한, 식은땀이 폐렴을 의심할 수 있는 플러스 소견이라는 점에도 주목한다. Diehr 진

단규칙을 통해 폐렴을 의심하는 증상의 상태를 알게 될 것이다. Diehr 진단규칙이 오래된 방법이지만, 시사하는 바가 크다(현재와 같이 각종 장비나 검사를 통한 진단기준이 아니라 장비나 검사에 의존하지 않는 병력을 중요하게 여기고 있기 때문이다)

"삼킬때 통증보다 기침을 하면 더 아프다."라고 호소하는 경우에는 인두염이 아니라 기침이 심하다는 의미일 수 있다. 이 경우 폐렴이 있을 가능성도 있다. 반면, 삼킬 때 아프다면 −2점으로 평가해도 괜찮다.

인플루엔자(influenza)에 주의해야 한다.

이러한 폐렴을 의심하는 기준을 적용하는 경우에 주의해야 할 바이러스 질환으로 「인플루엔자」가 있다. 인플루엔자의 경우 폐렴이 아니더라도 오한, 고열, 빈맥(빠른맥박)을 일으킬 수 있으므로 주의가 주의가 필요하다. 단, 인플루엔자도 폐렴과 함께 나타나지 않는 한 호흡 수는 증가하지 않는다고 알려졌다.

인플루엔자가 유행하는 시기에는 감염성 질환의 오진도 많아지는데, **오한 떨림이 있는 경우 「인플루엔자 + 폐렴」을 의심하여 흉부 X선 촬영**이 필요하다.

1~2주 정도 계속되는 기침과 미열로 앞에서의 조건을 만족하지 못한 경우에는 마이코플라즈마와 클라미디아를 의심해 볼 수 있지만, 의심만으로 치료하는 것은 주의해야 한다. 왜냐하면 이들 역시 기관지염이라면 대부분 자연적으로 호전될 수 있기 때문이다. 중증도의 발적성 기침으로 구토나 수면장애가 있을 때는 백일해를 의심해 볼 수 있지만, 증상 발현 후 2주 이내가 아니면 항생제 투여로 증상 완화를 기대할 수 없다고 알려져 있다. 하지만, 백일해는 성인에게 만성기침을 일으킬 수 있는 질환으로, 2주 이내에 백일해를 진단하는 것은 상당히 어렵다(오진의 가능성이 있다.).

단, **백일해는 증상 발현 4주 이내에 항생제를 처방하면 가족에게 감염 예방 효과는 있다**고 알려져 있다. 그러나 진단을 받았을 때는 이미 4주를 넘긴 경우가 많기 때문에 이를 이유로 조기에 마크로라이드(Macrolide) [클래리스로마이신

(Clarithromycin), 아지스로마이신(Azithromycin), 록시트로마이신(Roxithromycin)]를 처방하는 것도 항생제 적정사용의 관점에서는 고민이 필요한 문제이다.

만성 기침의 진단 요령

기침형천식(cough variant asthma), 후비루(상기도 기침증후군; upper airway cough syndrome이라고 함), 위식도 역류증(GERD)는 만성 기침 (3주 이상 계속되는 기침)의 3대 원인이다. 역학(epidemiology)을 고려하면, 현실적으로는 다음의 리스트와 같이 기억해 두는 것이 임상에 도움이 된다.

만성 기침의 감별진단 리스트

① 기관지염 후 기침 증후군*
② 후비루 (상기도 기침 증후군; upper airway cough syndrome)
③ 결핵
④ 기침형 천식
⑤ 위식도 역류증 (gastroesophageal reflux disease, GERD)
⑥ 백일해 (pertussis)
⑦ ACE 저해제
⑧ 폐암

※ 기관지염은 기도점막의 염증이나 부종이 4주간 정도 계속되는 상태를 말한다. 그러한 이유로 기침이 오래 지속되는 경우가 많아 기관지염 후 기침증후군이라고도 한다.

대체로 감기 증상이(인두통, 콧물, 발열) 선행하는 경우가 많고, 특히 기관지염 후 기침 증후군이나 후비루가 많이 관찰된다. 하지만, **아직 결핵이 많다는 것을 항상 염두에 두고 명확하게 선행하는 감기증상이 있는 3주 이상 계속되는 기침 환자를 진료하는 경우에는 적극적으로 흉부 X선 검사를 고려하는 것이 바람직하다.** 또한, GERD가 만성 기침의 3대 원인이지만, 서양보다 병적 비만이 많지 않기 때문에 PPI(프로톤 펌프 억제제)는 신중하게 처방한다.

구체적 증례와 처방의 예

증례: 특별한 기저질환이 없는 42세 여성(간호사)

현재 병력

환자는 5일 전부터 인두통, 기침, 콧물, 미열을 호소. 인두통은 처음에는 삼킬 때 통증이 있었으나, 다음 날에는 호전되었고 기침과 콧물은 계속되었다. 당일 야근 중에 오한을 느껴 열을 재보니 39℃라서 진찰을 받음. 콧물은 여전히 나오는 상태이며, 목은 삼킬 때 아프지 않지만 기침을 하면 아프다. 열이 날 때 관절 마디가 아픔.

신체소견

환자가 전반적으로 기운이 없어 보이고, 체온 39.0℃, 맥박 108회/분, 호흡수 24회/분, 인후의 경미한 발적(+)이 있고, 폐음은 깨끗함.

구체적인 증례의 해설과 처방 예:

이 환자는 기침, 코, 목 모두에서 증상을 호소하고 있어 다영역 증상으로 생각된다. 이러한 증상은 바이러스 감염을 의심해 볼 수 있다. 특히 관절 통증을 호소하므로 인플루엔자의 가능성도 고려해 볼 수 있다. 인플루엔자 유행 시기에는 인플루엔자 검사를 해보는 것이 좋을 것 같다. 그러나 관절 통증이 열이 날 때만 느껴진다고 하여 큰 의미를 두지는 않았다. 하지만 목 통증은 삼킬 때가 아닌 기침할 때 아프다고 하였고, 오한도 동반하고 있었다. 이 환자는 무엇보다 선행하는 상기도 증상이 가벼워진 후 다시 오한을 동반하는 38℃ 이상의 발열이 나타나는 쌍봉형 병력을 보였다. 이런 점들을 종합적으로 고려해 볼 때, 폐렴을 의심할 수 있다. 따라서 가래의 가래의 그람염색(그림 1) 검사와 흉부 X선 검사(그림 2)를 시행하여 아래의 결과를 도출하였다.

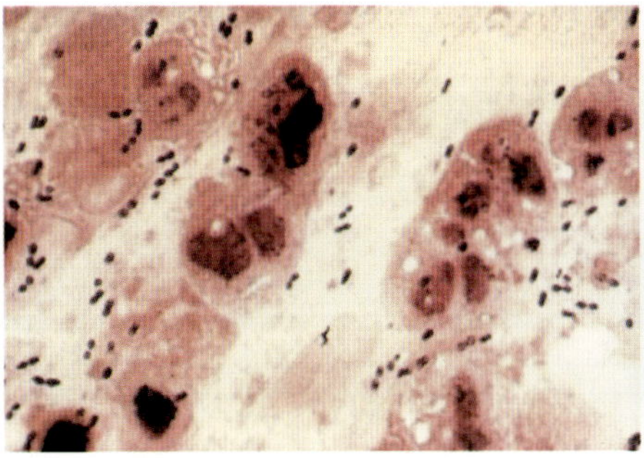

그림 2. 가래의 그람염색.
백혈구 다수, 그람양성 쌍구균다수

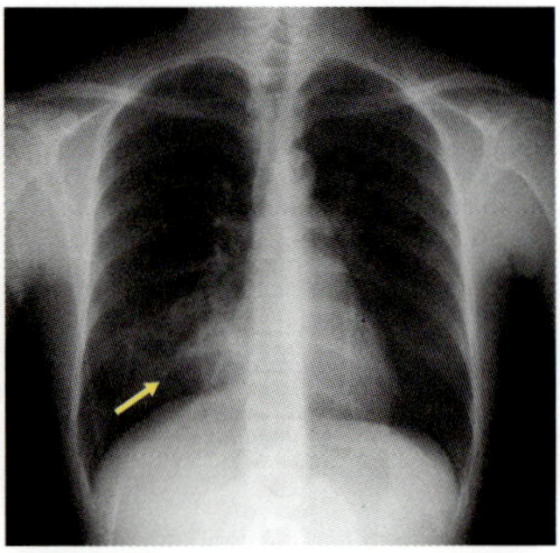

그림 3. 흉부 X선 사진.
우측하단 폐구역에 침윤 음영있음

진단

폐렴구균성 폐렴

처방 예

- 아목시실린(성분명 : Amoxicillin ; 250mg) 1회 2캡슐을 1일 3~4회(해열 후 3일까지)
- 타이레놀(성분명 : Acetaminophen ; 200mg) 1회 2정을 발열 시 복용
- 덱스트로메토르판(Dextromethorphan , 15mg) 1회 1정을 1일 3회 복용

폐렴구균의 MIC[minimal inhibitory concentration : 최소억제농도(해당 세균에 대해 특정 항균제가 성장을 억제하는 최소 농도)] 구분점(breakpoint)은 폐렴과 수막염으로 나누는 기준이 다르다(폐렴의 기준이 더 느슨함). "폐렴구균성 폐렴은 원칙적으로 페니실린내성이 없다!"라고 기억하자.

마이코플라즈마 폐렴(Mycoplasma pneumoniae)의 진단

앞장에서 폐렴과 기관지염에서 폐렴구균·인플루엔자균, 모락셀라·카타랄리스에 관해 정리해 보았다. 그렇다면, 폐렴을 일으키는 비정형 미생물(마이코플라즈마, 클라미디아, 레지오넬라)에 대해서는 생각해 보자? 레지오넬라균(Regiornella)은 그람음성(Gram-negative) 균류 중 하나로 그람염색이 어려운 경우가 많지만, 요항원 검사가 간편하고 민감도와 특이도가 높아 진단의 한계가 있지만, 비교적 신뢰성 있는 검사로 여겨진다. 하지만, 마이코플라즈마(mycoplasma)나 클라미디아(Chlamydophila)는 그 판단이 매우 어렵다. 결론부터 말하자면, 마이코플라즈마와 클라미디아를 명확하게 초진 시에 판단하는 방법은 없다. 바로 결과가 나오는 마이코플라즈마 검사(후두의 항원 검사 등)가 있지만, 민감도와 특이도 모두 불불명하다. DNA 등온증폭(LAMP, Loop-mediated isothermal amplification)법에 의한 마이코플리즈마 핵산검출이 특이도가 높지만 즉시 검사 할 수 있는 기관은 많지 않다. 검사가 가능하다면 조기 진단을 하는 편이 좋다.[6] 앞으로, 실시간 PCR 검사 등 보다 효과적(빠르고 저렴하게)인 검사 방법이 많아질 것으로 예측된다.

정확한 진단과 검사가 반드시 최종목적이 아니다. -불확실한 병명에도 대응할 수 있는 접근방법-

그러나 여기서 중요한 것은 "정확한 검사"가 반드시 최종 목표가 아니라는 생각을 할 수 있는 것이 매우 중요하다. 그렇다면 "어떻게 하면 좋을까?"

일단 마이코플라즈마에 대해 자세히 알아보자. 마이코플라즈마는 폐의 기저 질환 유무와 상관없이 기관지염을 일으킬 수 있는 미생물이다. 하지만, 기관지염일 경우 **마이코플라즈마도 기본적으로는 자연치유(self limited)** 하므로 놓치더라도 큰 문제가 되지는 않는다.

마이코플라즈마는 PA test로 확인 (항체의 양이1,260배 증가하거나, 혹은 2~4주에서 페어혈청(pair serum)이 4배 이상 상승한 경우)하는 것이 유일하게 진단적 가치가 높지만, 단 한번의 검사에서 우세한 상승을 확인하는 경우는 드물고, 페어혈청으로 진단할 즈음에는 환자는 이미 좋아졌을 수도 있다.

앞서 언급했듯이 마이코플라즈마 핵산증폭검사 외에는 현재로서는 민감도, 특이도 모두 불충분하다고 보는 것이 타당하며, 결국 임상적으로 모호한 병명으로 판단할 수 밖에 없는데, 그렇다면 치료는 어떻게 해야 할까?

기관지염의 경우, 기본적으로는 자연치유 질환이므로 기침에 대한 관리만 잘하면 치료가 반드시 필요한 것은 아니다. 문제는 마이코플라즈마가 폐렴을 일으켰을 경우인데 그러나 그것을 명쾌하게 판단하는 방법은 없다.

일본 호흡기학회의 지침(표 2)이 도움이 되겠지만, 임상현장에서는 한 가지 더 결정적인 진료 포인트가 필요하다. 그람염색 등으로 세균성 미생물이 보이는(가래에서 폐렴구균 등이 보이는 경우) 경우가 아니면 이론적으로는 치료 대상이 되지 않지만, 그람염색에 대한 접근이 쉽지 않은 경우도 있기 때문에 다음과 같은 고민이 필요하다.

마이코플라즈마는 미생물학적으로는 세균이지만, 비정형적이기 때문에 임상

마이코플라즈마 폐렴의 진단 요령

우선 폐렴 증상이 있음에도 불구하고 콧물이나 인두통 같은 다양한 증상을 동반하거나, 다영역의 증상과 함께 38℃ 이상의 열이 3일 이상 지속되는 젊은 성인 환자가 있을 경우, 또는 폐렴이 유행할 때는 흉부 X선 사진을 체크하는 것이 좋다. 또한, 마이코플라즈마 폐렴의 경우 초기에는 기침이 가벼우면서 발열이 주증상이 되는 경우가 많다. 환자의 어머니가 "열이 떨어지지 않는다"며 걱정하시는 경우도 있다. 젊은 성인으로 38℃이상의 발열이 3일 이상 지속된다면 기침이 약하더라도 적극적으로 흉부 X선 검사를 시행해야 한다.
이때 X선 사진에서 침윤 음영이 발견된다면, 마이코플라즈마 폐렴일 가능성이 크다고 볼 수 있다.

표 2. 마이코플라즈마(mycoplasma) 폐렴의 감별진단기준

감별에 사용되는 항목	
1. 60세 미만	
2. 기저질환이 없거나 혹은 경미	
3. 고질적인 가래가 있음	
4. 흉부 청진에서 특별한 소견이 부족한 경우	
5. 가래가 없음, 혹은 신속 진단법으로 원인균이 증명되지 않음	
6. 말초혈액의 백혈구 수가 10,000/uL 미만	
감별기준	
위의 6항목을 사용한 경우	
• 6항목 중 4항목 이상 일치하는 경우	비정형 폐렴 의심
• 6항목 중 3항목 이하의 일치	세균성 폐렴 의심
이 경우 비정형 폐렴의 감도는 77.9%, 특이도는 93.0%	
위의 1~5의 5항목을 사용한 경우	
• 5항목 중 3항목 이상 일치한 경우	비정형 폐렴 의심
• 5항목 중 2항목 이하의 일치	세균성 폐렴 의심
이 경우 비정형 폐렴의 감도는 83.9%, 특이도는 87.0%	

(일본 호흡기학회: 폐렴진료 가이드라인 2007에서)

적으로는 세균과 바이러스의 중간 정도에 위치하며, 두 가지 요소를 모두 가지고 있다. 즉, 마이코플라즈마 폐렴은 지금까지 보여 왔던 바이러스와 세균의 임상적 특징을 모두 가지고 있다.

또한, 비정형 폐렴의 원인 미생물은 폐 이외의 증상을 동반하는 일이 있으므로 피부 발진(특히 다형 삼출성 홍반이지만, 어떤 것이든 상관없음)이나 관절 부종, 때로는 간 기능 이상을 동반하는 경우는 마이코플라즈마나 클라미디아를 떠올려도 좋다. 전신상태가 양호하면(마이코플라즈마는 고열이 나는 경우에도 전신상태가 좋을 때가 많음), 마이코플라즈마만을 대상으로 치료해도 무방하다. 이렇게 기본적인 개념을 알고나면 다음과 같이 말할 수 있다.

젊은 사람이 열이 안 떨어지고, 여러 증상이 있으면서 3일 이상 계속되면 폐렴일 수 있기 때문에 X선 사진을 찍어보는 게 좋다. 만약 폐 이외에도 다른 증상이 있으면 오히려 진단에 도움이 될 수 있다. 무엇보다 중요한 건, 지금 어떤 병이 유행하고 있는지를 아는 것이다.

Pearl!

포인트

마이코플라즈마는 미생물학적 특성으로 볼 때 바이러스와 세균의 임상적 요소를 모두 가지고 있어, 그 변형을 통해 확인할 수 있다.

참고문헌

1) Gonzales R, et al：Principles of appropriate antibiotic use for treatment of acute respiratory tract infections in adults：background, specific aims, and methods. Ann Intern Med 134(6)：479-486, 2001.
2) Basi SK, et al：Patients admitted to hospital with suspected pneumonia and normal chest radiographs：epidemiology, microbiology, and outcomes. Am J Med 117(5)：305-311, 2004.
3) Upchurch CP, et al：Community-Acquired Pneumonia Visualized on CT Scans but Not Chest Radiographs: Pathogens, Severity, and Clinical Outcomes. Chest 153(3)：601-610, 2018
4) Tokuda Y, et al：The degree of chills for risk of bacteremia in acute febrile illness. Am J Med 118(12)：1417, 2005.
5) Diehr P, et al：Prediction of pneumonia in outpatients with acute cough—a statistical approach. J Chronic Dis 37(3)：215-225, 1984.
6) Aizawa Y, et al：Clinical utility of loop-mediated isothermal amplification for rapid diagnosis of Mycoplasma pneumoniae in children. J Med Microbiol 63(Pt 2)：248-251. 2014.

Section 5
감기와 아리스토텔레스: 환자 설명의 요령

감기를 진단할 때 실패를 반복하지 않기 위해서

감기에 대해 공부할수록 감기, 즉 바이러스성 상기도 감염에는 항균제가 효과가 없다는 사실을 더욱 확실히 알게된다. 또한 대증요법으로 사용하는 약물의 효과가 그리 크지 않다는 사실을 인식하게 되면, **이러한 선입견으로 인해 감기로 내원한 환자에게 냉소적인 태도를 취할 가능성이 높아진다**. 저도 "감기에 걸리면 왜 굳이 병원을 찾아야 할까?"라는 생각을 해본 적이 있다. 특히 외래 진료가 바쁘거나 당직 후 피로한 상태에서는 특히 그런 생각이 들기 쉽다. 이런 기분으로 진료를 하다 보면, 감기 환자의 한 마디 한 마디에 쉽게 짜증이 날 때가 있다. 감기 환자에게는 병원에서 특별히 할 수 있는 일이 많지 않기 때문이다.

감기라고 생각되는 환자에게 "검사를 통해 항균제를 처방하는 것이 더 간편하다고 느끼지 않도록 하기 위해서"

환자에게 감정적으로 대응하지 않기 위해서는 이 단계를 빨리 넘어가는 것이 감기를 진단에 매우 중요하다. 왜냐하면, **이 단계를 극복하지 못하면 환자와의 소통에서 어려움을 느끼게 되고, 결국 감기 진료가 힘들어지면서 항균제를 처방하는 것이 더 편하다고 여길 수 있다. 또한, 항균제 뿐만 아니라 감기 진단도 불필요한 검사라고 생각하면서도 그 불필요성을 설명하기보다는 전자차트에서 검사 항목을 클릭하고 "괜찮았어요"라는 결과지를 인쇄해 주는 것이 더 간편하다고 느끼는 경우도 많다**. 필자 자신도 매일 진료하면서 환자에게 어떠한 대응을 하는 것이 좋을지 여전히 고민하고 있다. 대신, "이렇게 하면 좋은 결과가 많았다!"는 경험을 바탕으로 현재 느끼고 있는 것들을 공유하고 설명하겠다.

감기 증상을 보이는 환자에게 설명

증례: 특별한 기저질환이 없는 32세 여성.

현재 병력

어제 아침부터 경미한 인두통이 있었다. 저녁부터 37℃ 후반의 미열이 발생함. 오늘 아침부터 인두통은 다소 호전되는 경향을 보였으나, 미열과 콧물, 기침이 있어 내원.

신체 소견

진찰에서 인후두의 경미한 발적(+), 심폐 이상음 없음, 인두 후벽 림프 여포(+), 경부 림프절은 촉지되지 않음.

QUESTION

병명이나 약 등은 어떻게 설명할까?

좋은 의사-환자 관계를 만들기 위한 효과적인 대화 방법은 무엇일까?

설명의 예

1) 기침, 코, 목과 복수의 감기 증상이 있네요.
'감기 3증상 체크! 라고 말해도 좋을 것 같습니다. 여기서 셀프 케어의 판단 방법도 지도해 주세요!

2) 걱정되는 것은 폐렴이나 목의 세균 감염인데...
'세균'이라는 의학 용어는 없으며, 이 표현은 의학적으로 옳지 않지만, 세균을 의미합니다. 그 의미를 이해해 주시면 좋겠습니다.

3) 목도 심하게 부어있지않고 하얀 농양도 없네요. 가슴 소리도 매우 깔끔하고 산소포화도 측정치도 괜찮아요!
"이상이 없다"고 계속 말합니다. 산소포화도 검사기를 사용하여 거의 정상 범위에 있다는 것을 보여주며 다소 과장되게 칭찬해 주는 것도 나쁘지 않습니다.

4) 폐렴이나 걱정할 만한 병은 아닙니다. 현재로서는 감기라고 생각해도 좋을 것 같습니다.
걱정할 만한 것이 없음을 확인했다는 것을 (환자가 묻기 전에) 미리 알려주자. 바이러스를 확인할 수 있는 검사가 없기 때문에 '괜찮아 보인다'는 표현이 된다. 만약 이 말에 불신감을 가지고 있다면, "'괜찮아 보인다'는 말을 하는 것은 사실 감기를 유발하는 바이러스는 200가지가 넘는데, 의료기관에서는 거의 식별할 수 수 없습니다 ......"라고 보충 설명을 덧붙여도 좋을 것입니다.

5) 사실 ...... 감기에 효과가 있는 약은 없어요...
효과가 있는 약이 없다는 말은 '겸손하게' 그리고 '미안하게' 말합시다.

6) 감기는 바이러스에 의한 것이고, 바이러스에는 항균제가 효과가 없습니다.
"감기약을 만들면 노벨상"이라는 표현도 상황에 따라 효과적일 수 있다. 특히 노벨상 발표 시기에는 효과적입니다. 또한 여기서 "정확히 말하면 세균 감염 예방 효과는 0은 아니지만, 4,000명 중 1명입니다 .... 그러면 부작용이 더 걱정입니다......"라고 말할 수 있다.

7) 많은 약이 있는 것처럼 보이지만, 증상을 조금 완화시키는 정도로, 약을 먹는다고 "빨리 낫는다"던가 "더 이상 악화되지 않는다."라는 것은 아닙니다.
많은 환자들이 약을 먹으면 '빨리 낫거나 악화되지 않을 것'이라고 생각하기 때문에 미리 설명해 주어야 한다.

8) 모든 증상에 약을 먹으면 너무 많아지니까, 상위 2개 정도만 먹으면 되지 않을까요?
'악화될까봐 걱정하는 것'에 대한 충분한 배려를 보여줘야 한다. 진찰 시 간단하고 명확하게 전달하는 것이 효과적입니다.

현재로서는 감기라고 해도 괜찮을 것 같지만, 앞으로 호흡이 힘들어지거나 다시 38℃의 열이 난다면 주저하지 말고 진찰을 받도록 하세요.

아리스토텔레스의 변증법이란?

고대 그리스의 철학자인 아리스토텔레스는 인간을 마음을 움직이게 하기(설득하기)위해서 중요한 요소 세 가지가 있다고 말했다.

"에토스(Ethos; 신뢰)", "파토스(Pathos; 공감)", "로고스(Logos; 논리)"

에토스란 윤리의 근원이 되는 말로 신뢰를 나타낸다. 신뢰를 얻기 위해서는 세 가지 인품이 필요하다. ① 깊은 지성(pronesis), ② 덕목·미덕(arete), ③ 듣는 사람의 호감(eunoia) 이다. ① 지성에 관해서는 말하는 내용도 중요하지만, 의사라는 직업 때문에 깊은 지성이 있다고 쉽게 생각할 수 있다. 물론 의사라는 것이 약간 유리할 수도 있지만, "감기는 자가진단"의 시대를 맞이하고 있기 때문에 앞으로는 간호사, 약사 등 의료인이라는 것만으로도 유리할 것은 분명하다. ② 덕

목이나 미덕은 어느 정도 시간을 두고 판단해야 하므로, 감기 진료 같은 경우에는 겉으로 드러내기가 쉽지 않을 것이다. ③ 청중의 호감도는 역시 청결감 같은 것이 중요하게 작용한다. 잘생겼으면 얼마나 좋았을까 …… 생각한 적도 있지만, '없는 소매를 걷어붙일 수 없다'고 스스로에게 다짐한다.

'파토스'는 열정으로 듣는 사람의 감정을 잘 이끌어내는 뜨거운 마음과 공감을 의미한다. 단순 감기에 걸렸지만 환자는 힘들어하고, 악화되지 않을까, 나쁜 병이 아닐까 걱정한다. 그래서 먼저 환자에게 다가가는 것이 중요하다.

마지막으로 '로고스'인데, 이것은 LOGIC, 즉 논리적인 설명을 의미한다. 여러분은 논리에 있어 완벽할 수 있지만, 복잡하게 설명하는 것은 효과적이지 않다. 이 부분의 핵심은 "간단한 것이 가장 좋다"는 것이 포인트이다.

중요한 것은 로고스(논리)와 비로고스(비논리)의 비율! 3:7이 황금비

여기서 주목해야 할 것은 세 가지 요소의 비율이다. 의료인은 공부를 많이 하면 할수록 논리에 관해서는 완벽해지지만, 논리적으로 설명한다고 해서 사람들이 항상 납득하는 것은 아니다. 사실, **논리적 정확성만으로는 사람을 움직일 수 없고, 오히려 논리적인 부분은 적당히 곁들이는 것이 좋다**. 옳은 말을 할 때는 상대가 상처받지 않도록 이야기해야 한다. 논리는 30% 정도로 두고, 나머지 70%는 환자의 불안감을 어떻게 없앨 수 있을지가 관건이다. 제가 앞서 제시한 1~9의 설명에서 로고스(논리)는 5, 6, 7 정도이고 나머지는 비로고스이다.

또 한 가지 중요한 포인트는 좋은 의사결정을 지원하기 위해 행동경제학의 사고방식을 활용하는 것이다.

행동 경제학의 방법을 활용하라! 선택권 있는 의사결정을 유도한다.

감기 진료에서도 행동경제학의 사고방식이 유용하게 적용될 수 있다. 예를 들어, 감기 치료에서 항균제를 사용하지 않는다는 전제로 설명 예시 8에서 그 방법을 설명했다. 증상에 대해 상위 2가지만 약을 처방하면서도, 환자가 어떤 약을 선택할 수 있도록 하는 것이다. 이렇게 하면 **환자가 선택할 수 있는 자유를 보장하면서도 금전적 인센티브 없이 행동 변화를 유도할 수 있다**. 행동 경제학의 접근 방식은 다양한 상황에서 활용될 수 있습니다. 예를 들어, 의사들에게 인플루엔자 백신 접종을 권장할 때, 접종 여부를 검사용지에 적으라고 하면 접종률이 높아지지 않는다. 하지만 "인플루엔자 백신을 맞지 않은 사람만 이유를 적어서 제출하세요"라고 하면 접종률이 현저히 상승한다. 이는 행동경제학의 기본적인 방법을 보여주는 사례이다.

즉, 백신 접종을 할 것인가 하지 않을 것인가를 선택하는 것이 아니라, 인플루엔자 백신을 맞는 것을 기본값으로 설정하고, 맞지 않는 것을 선택지로 제공하는 방식이다. 이렇게 하면 사람들은 기본값을 따르는 경향이 있기 때문에, 자연스럽게 접종률이 증가한다.

마지막에 무심코 던진 한 마디가 환자의 의사결정을 돕는다.

위와같이 설명하면 매우 효과적이지만, 마지막에 한 마디를 더하는 것이 더 큰 효과를 가져오기 때문에 소개하고자 한다. 위의 설명을 한 후 환자가 조금 고민하는 것 같을 때 이렇게 말해보자.

"참고로 저라면 약은 먹지 않겠습니다(^-^)"

살짝 웃으면서 말하는 것이 포인트이다. 이렇게 하면 5명 중 1명 정도는 "그럼, 약은 필요없어요."라고 말한다. 화를 내며 돌아가는 경우는 거의 없다. 오히려 이 한 마디에 '그렇군요'라고 말하면서 환자분들도 살짝 미소를 짓는 경우가 많다. 이것도 행동 경제학의 방법론에서 나오는 의사결정 지원 중 하나이다.

제 2 장

감기 이외의
증상을 진단하는 노하우

Section 1A
불명확한 국소성 증상 • 고열만있는 유형

열 + α, α ≒ 0?

시작하며

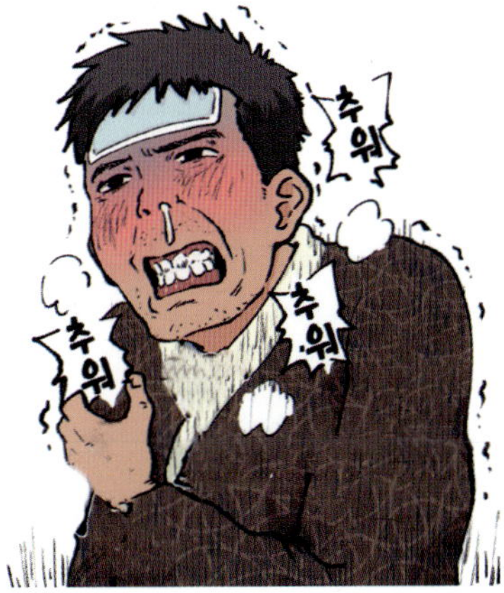

제1장에서는 주 증상인 기침, 콧물, 인두통 중 기침(기침과 가래 등)에 대해 다루었으며, 폐렴과 기관지염의 감별진단 방법, 흉부 단순 X선 사진을 이용한 진단의 현실과 문제점, 그리고 폐렴 진단에 X선 검사가 불필요하다는 임상 요령을 설명하였다.

제1장에서는 "감기(바이러스성 상기도감염)를 알자."라는 개념으로 서술하였지만, 제2장에서는 "감기에 섞여 있을 가능성이 있는 감기가 아닌 질병의 패턴을 안다", 즉 명확하게 감기라고 할 수 없는 증상에 관하여 언급한다.

그동안의 논의에서 감기의 정의가 명확해질수록 '감기'라고 확진하기가 더 어려웠다. 특히 오진의 가능성이 가능성을 가장 많이 내포하고 있는 형태가 확실한 증상 없이 고열만 나타나는 증상이었다. 즉, 열만 있는 경우 많은 의사와 환자는 이를 일단 감기라고 간주하는 경향이 있다. 그러나 바이러스 감염의 초기 증상으로 열만 있을 수도 있다는 점을 잊어서는 안된다. 특히 소아의 경우에는 그럴 가능성이 더욱 크다.

진료 현장에서 "감기는 아니고 사실은… "이라고 말하는 경우 중 가장 흔하고 심각한 사례는 패혈증 이다. 감기로 진단했는데, 신우신염으로 인한 패혈증성

쇼크가 발생할 수도 있다.

이런 일이 발생하는 주된 이유는, 병의 초기에는 **증상이 명확하지 않기 때문에 열의 원인을 정확하게 모르거나 찾을 수 없기 때문이다**. 즉, 잘 모르기 때문에 감기라고 판단해 버리는 것이다. 진찰 시 열의 원인을 명확히 알지 못하지만 환자에게 병명을 알려줘야 한다는 이유로 "감기입니다."라고 단정짓는 경우가 있다. 우리나라의 의료 접근성은 세계적으로 매우 우수하여, 증상이 뚜렷하지 않은 질병의 초기 단계에서 진료가 이루어지는 경향이 있다. 이 경우, 열의 원인을 명확히 알 수 없기 때문에 조급하게 감기로 진단해버리는 상황이 발생한다. 즉, 병력과 신체 소견을 조사하더라도 뚜렷한 증상이 나타나지 않기 때문에 성급하게 감기라고 결론짓는 것이다.

그러나 진단 과정에서 치명적인 질병인 "패혈증"의 초기 증상이 나타나는 경우가 많으므로, 매우 신중해야 한다. 그렇다면 어떻게 진료를 진행해야 할까?

국소성 증상이 불명확하고 열만 나타나는 증상에 대한 정의

이 항목은 갑작스러운 발열을 주 호소로 내원한 대상으로 한다.

국소성 증상이 불명확하고 열만 나타나는 증상에 대한 정의

① 갑작스러운 발열을 주 증상으로 내원한 환자.

② 감염의 징후를 나타내는 국소성 증상, 즉 기침, 콧물, 인두통, 복통, 설사 등이 뚜렷하게 나타나지 않는 경우.

③ 불쾌감, 구토, 근육통, 관절통, 가벼운 두통은 국소성 증상으로 간주하지 않고, 발열에 따른 증상으로 간주한다.

이 환자에게서 기침, 콧물, 인두통, 복통, 설사 등 감염의 징후를 나타내는 국소성 증상을 확인할 수 없는 경우를 전제로한다.

이런 상황에서는 국소성 증상과의 감별이 어렵지만, 고열 때문에 우울, 구역질, 근육통, 관절통, 가벼운 두통 등이 동반되는 경우가 많다. 이때 이런 증상들은 일단 국소성 증상으로 생각하지 않는 것이 중요하다. 만약 이러한 증상이 강하지 않지만 열만 동반되어 나타나는 병력이 확인된다면, 국소성 증상이 아닌 고열에 따른 증상으로 판단해야 한다.

놓쳐서는 절대 안 되는 패혈증성 고열

이 경우 감별에서 중요한 것은 일반 세균에 의한 패혈증이다. 물론 리케차(rickettsia)와 같은 특수한 감염이나 바이러스 감염에서도 고열이 발생할 수 있고, 알레르기나 자가면역질환 등 비감염성 원인에 의해서도 고열이 발생할 수 있다는 것을 점을 잊지 말아야 한다. 하지만 가장 흔하고 치료 가능한 질환인 일반 세균에 의한 패혈증 진단을 놓치지 않는 것이 중요하다.

여기서 특히 주의해야 할 점은 패혈증 중에서도 특히 균혈증으로까지 진행한 경우이다. 이 경우 상태가 급속히 악화되어 치명적일 수 있기 때문에 반드시 짚고 넘어가야 할 병태라고 할 수 있다. 그렇다면 그것을 찾아내기 위한 포인트는 무엇일까?

균혈증을 동반한 패혈증 발견 포인트는? -오한과 떨림의 병력을 놓치지 말 것-

오한 떨림은 패혈증을 의심할 수 있는 중요한 병력 중 하나이다. 열이 날 때 생기는 추위에도 정도가 있으며, 이 추위의 정도를 아래와 같이 3단계로 구분하

열이 날 때 느끼는 추위의 3단계

1. 오한 떨림(Shaking chill): 몸이 떨리고 멈추지 않음 (멈추려고 해도 멈추지 않는다)
2. 오한(Chill): 담요를 몇 장 덮고 싶어진다(멈추도록 하면 멈춰짐)
3. 한기(Chilly sensation): 스웨터를 입고 싶어진다.

여 진단에 활용하는 습관을 갖는 것이 매우 중요하다. 특히 오한 떨림인지 아닌지를 구분하는 것은 대단히 중요하다.

오한 떨림 (shaking chill)을 구분하는 요령 중 하나는 치아가 서로 부딪치는지를 확인하는 것이다. 하지만 젊은 남성의 경우, 약간의 한기에도 이빨이 부딪칠 수 있어 특이도가 떨어질 수 있다. 이럴 때는 환자에게 "멈추려고 해도 멈춰지지 않을 정도인가요?"라고 묻는 것도 좋은 방법이다. 이렇게 멈추려고 해도 멈추지 않는 정도의 오한 떨림이 확인된다면, 심각하게 고려해야 한다. 왜냐하면, 열을 동반하는 추위를 위 항목의 1~3번으로 분류한 경우, 각각의 균혈증(혈액배양이 양성인 경우)의 민감도와 특이도가 다르기 때문이다. 1번의 경우 민감도 45.0%와 특이도 90.3%, 2번은 민감도 75.0%와 특이도 72.2%, 3번은 민감도 87.5%와 특이도 51.6%이니.[1]

즉, 1번의 병력이 있는 경우 균혈증 상태에 있을 가능성이 매우 높다. "**환자가 떨고 있으면 먼저 주치의도 떨어라**"라는 말도 있다. 따라서, 1번의 병력이 있는 경우, 국소성 증상이 명확하지 않다고 해서 감기로 진단하고 혈액배양도 하지 않은 채 항균제를 처방하는 것은 절대 해서는 안 된다. 정말 진지하게 생각하며 감염을 시사하는 소견이 없는지 병력과 신체소견을 다시 한번 살펴볼 필요가 있다.

그럼 실제 증례를 바탕으로 흔히 놓치기 쉬운 사례에 대해 생각해 본다. 다음은 전형적인 실제 증례이다.

잘못된 진단과 잘못된 처방 예

증례: 특별한 기저질환이 없는 48세 여성.

현재 병력

2월 어느 날, 오전까지지는 평소와 다르지 않았음. 오후부터 오한이 있음. 침대가 덜컹덜컹 흔들릴 정도의 오한이 멈추지 않음. 그후, 39℃의 발열이 계속되었으나 호흡기 증상은 없음. 소화기 증상은 경미한 구토만 있었다.

신체 소견

체온 38.8℃. 눈꺼풀 결막: 빈혈이나 황달 없음. 두경부: 인두 발적(+)? 부종 없음, 경부 림프절 촉지 없음. 심음: 잡음 없음. 폐음: 잡음 없음. 인플루엔자 검사: (−).

진단 및 치료 방침

독감 의심.
환자는 진료 당일부터 발열이 있었고, 독감 검사를 실시했지만 위음성(거짓)음성으로 판단함. 인두 발적도 확인되었기 때문에 독감일 가능성도 있었지만, 기저질환이 없는 상황이었기에 치료는 아세트아미노펜(타이레놀)만 처방하기로 했다. 그렇게 타이레놀을 처방한 후, 환자는 귀가했다.

이 환자는 다음날 패혈증성 쇼크로 응급이송 되었다. 감염 부위를 확인하기 위해 한 걸음 더 나아갔어야 했던 교육적인 사례라고 생각한다.

본 증례의 반성할 점

- 환자는 발열 외에 특별한 소견이 부족했지만, "침대가 흔들리고 멈추지 않는다"는 오한 떨림 병력의 심각성을 놓치고 있다.
- 인두통을 호소하지 않았지만, 겉으로 보이는 인두발적을 양성소견으로 진단하여 열원의 원인을 인두성으로 생각했다(1장 ③, 1장 ④).

실제로 이렇게 뚜렷한 오한 떨림의 병력을 확보할 수 없는 경우도 많다. 특히 인플루엔자 유행시기에는 증상이 패혈증인지, 그렇지 않으면 인플루엔자인지 고민되는 증례도 많을 것이다. 하지만, 인플루엔자 유행기에는 위의 사례와 같은 **감염증의 가능성이 증가한다는 점을 항상 염두에 두어야한다**. 특히 오한 떨림의 병력을 확인한 경우에는 항상 주의 깊게 대처한다는 자세만으로도 이러한 증례를 찾아낼 수 있는 가능성이 훨씬 커진다.

감염된 부위를 특정하기 어려운 소견을 확실히 안다.

위의 사례에서 어떻게 대응했으면 좋았을까요? 나중에 신우신염으로 진단할 수 있었다고 해도, 그것은 "사후약방문"일 수 있다. 하지만 의사로서 할 수 있는 모든 것을 하는 것이 중요하다.

오한과 전율을 동반한 고열만 있는 환자를 진료할 때 중요한 것은 증상만으로 감염 부위를 특정하기 어려운 국소부위의 감염증을 아는 것이다. 장기 소견이 확실하지 않은 발열을 진찰할 때에는 아래의 표에서 언급한 병력 중 하나가 반드시 있을 것이라고 생각하고 다시 진찰하는 것이 좋다. 이렇게 의심의 눈으로 진찰하는 것만으로도 병력과 신체 소견의 민감도를 높일 수 있기 때문이다.

국소 장기 소견이 명확하지 않을 수 있는 감염 질환으로는 다음과 같은 것이 있다.

초기에 국소 장기 소견이 명확하지 않은 세균 감염증

① 급성 신우신염
② 급성 전립선염
③ 간농양
④ 화농성 담관염
⑤ 감염성 심내막염
⑥ 카테터 관련 혈류 감염(catheter-related blood stream infection : CRBSI)
⑦ 봉와직염
⑧ 캄필로박터(Campylobacter) 장염 초기
⑨ 치수염
⑩ 항문주위 농양
⑪ 기타 : 수막염균패혈증, 살모넬라(salmonella), 렙토스피라(Leptospira), 레기오넬라(Legionella), 브루셀라(Brucella)

포인트

- 발열 부위가 명확하지 않은 발열을 진료하고 있다는 생각은 후퇴가 아니라 전진이다.
- 이 범주 중 하나에 해당할 것이라는 의심의 눈으로 병력과 신체소견을 다시 한 번 재확인하면 발열의 원인을 찾을 수 있다.
- 즉, 의심의 눈으로 진찰함으로써 병력과 신체 소견의 민감도를 높일 수 있다.

열이 있는 환자를 진료할 때는 항상 신중하고 주의 깊은 태도를 유지해야 한다. 그러나 혼잡한 외래에서 항상 이런 자세를 유지하는 것이 어려운 것도 사실이다. 다음에서는 이러한 질환을 진단하기 위한 구체적인 임상적 요령에 대해 더 자세히 설명하고자 한다.

참고문헌

1) Tokuda Y, et al: The degree of chills for risk of bacteremia in acute febrile illness. Am J Med 118(12): 1417, 2005.

Section 1B
불명확한 국소성 증상 • 고열만있는 유형

열 + α, α ≒ 0?

시작하며

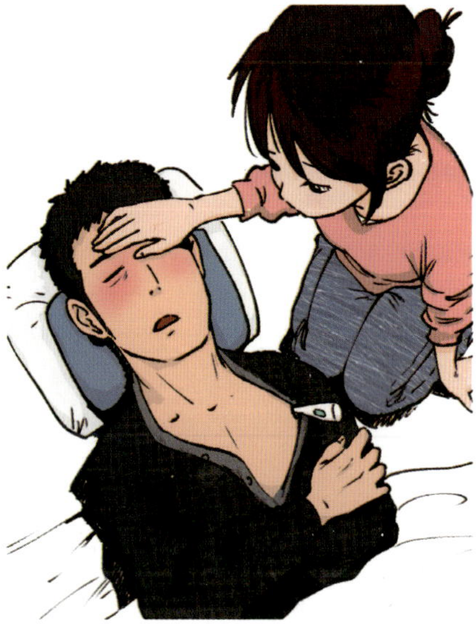

전 항에서는 "확실한 국소장기 증상 없이 고열만 나타내는 형태"에 대해 다루었다. 즉, 급격한 발열은 있으나 감염의 징후를 나타내는 국소성 증상 (즉, 기침, 콧물, 인두통•복통•설사 등)을 뚜렷하게 나타나지 않는 경우에 대해 알아보았다. 이 경우 감별 진단에서 가장 중요한 것은 일반 세균에 의한 패혈증, 특히 균혈증까지 발생한 경우이다. 이러한 환자를 선별하는 방법으로 "멈추려고 해도 멈추지 않을 정도의 오한 떨림"의 병력[1]이 중요하다는 것을 확인하였다.

의료 접근성이 세계 최고 수준인 우리나라에서는 심각한 감염 질환에 걸리더라도 국소 장기 증상이 뚜렷해지기 전에 진료를 받을 확률이 높아 증상을 확인하기 어려운 경우가 많다. 그러나 이러한 질환은 특정하게 정해져 있기 때문에, 다시 한 번 해당 질환을 의심하고 진찰하는 것이 중요하다는 점을 알게 되었다.

그렇다면 구체적으로 이러한 질환을 진단하기 위해서는 어떠한 진찰을 해야 좋을까? 국소장기 증상을 확인하기 어려운 감염증 각각에 대해, 그 질환들을 진단하는 임상의 요령에 대하여 알아보자.

원인불명의 열을 생각해 보자.

원인불명의 열로 내원한 환자를 진찰할 때는 어떻게 접근해야 할까? 결론부터 말하면, **머리끝에서 발끝까지 전신을 살펴보는 것이 중요**하다. 하지만, **더 중요한 것은 "의심의 눈"으로 진찰하는 것**이다.

항상 의심의 눈을 진찰하는 것이 바람직하겠지만, 바쁜 외래에서 더구나 대부분 감기 환자들이 많은 상황에서 항상 긴장된 자세로 환자를 대하는 것은 어려운 일이다. 그러나 증상이 심각한 경우의 진찰이라도 의심스러운 상태는 몇 가지로 정해져 있으므로 익숙해지면 5분도 걸리지 않는 시간에 진찰을 마칠 수 있다.

예를 들어, 표 1을 참고하면 결막을 검사할 때 감염성 심내막염의 가능성을 고려하여 점상출혈을 확인하는 것만으로도 감염성 심내막염을 발견할 확률을 높일 수 있다. 심잡음에 대해서도 마찬가지이다. 심내막염일 수 있다는 인식을 가지고 청진을 진행하는 것만으로도, 저자는 최소 10% 정도의 민감도 차이를 경험했다고 언급하고 있다.

황달의 경우에도 담관염일 가능성을 생각하고 진찰하는 것만으로도 황달의 유무를 찾는 데 차이가 있다고 보고되었다. 실제로 신체 소견상 황달을 분명히 확인하기 위해서는 총 빌리루빈(bilirubin)수치가 3.0mg/dL 이상이어야 한다고 알려져 있지만, 약 70% 정도 의사만이 이 수준의 황달을 검출할 수 있다. 총 빌리루빈이 10mg/dL을 넘으면 83%, 15mg/dL을 넘으면 96%라고 민감도를 보이지만, 동양인의 경우 민감도는 더 낮을 것으로 생각한다[2].

따라서 **두피의 머리카락이 나는 부분을 관찰하면 황달을 찾아내기 쉽다**고 한다(두피부위가 하얗기 때문). 혈액검사를 바로 할 수 없는 환경이 여전히 많기 때문에 이러한 지식도 중요하다고 생각된다.

상기 진찰에 더해 아래와 같은 요령을 알아 두면 감염된 부위를 찾아내기 쉬워지므로 소개한다.

표 1. 열의 원인을 알지 못하는 환자에게 점검해야 할 부위와 포인트

결막	결막염(인두결막염 등), 황달(담도 감염), 점상출혈(감염성 심내막염 등), 충혈[렙토스피라(leptospira) 등]
상악 압통의 유무	부비강염에서는 압통이 아닌 좌우 차 정도의 경우도 많음
구강 • 인두 • 볼점막 • 연구개 • 편도	발적, 삼출액, 발진, 후비루, 종대 등을 체크, **잇몸통**: 이빨이나 잇몸의 진찰과 치아의 타진(치수염), **귀통증**: 이경(중이염), **두통**: 두피(봉와직염, 대상포진), 이경, 경추 굴곡검사 검사나 Jolt의 두통 항진 검사
경부림프절	후경부 림프절의 종창 ➡ 전신성 질환
갑상선	압통(아급성 갑상선염 등)
호흡음	성인으로 인두통 (삼킴 통증)이 있으면 생략 가능. 가래가 없어도 확인. 양측 폐 하부 청진에 집중할 것 (폐렴의 호발부위). 강제 날숨에서의 청진이 wheeze 유무의 체크에는 유용
심잡음	변화에 주의, 발열만 있는 경우에서는 주의 깊게 (감염성 심내막염)
복부 시진 • 청진 • 타진 • 촉진	복부증상이 있을 때. 늑골아래(제 11~12 늑연골이 있는 부위)의 타진통의 좌우 차를 듣는다(간 • 담도계).
허리의 타진	"발열 만" 있을 때는 필수. CVA 타진은 좌우 차를 듣는다(신우신염), 척주의 타진(골수염, 경막외농양 등)
발진의 여부	환자가 알아차리지 못하는 때가 많다 (특히 봉와직염). 증상이 없다고 해서 배제 하지 않는다. Peripheral sign의 유무 (감염성 심내막염)
관절	부종의 유무 (화농성 관절염, 가성통풍 등)
촉진 • 타진	자발통(spontaneous pain)이 있는 부위 [직장 진찰] 전립선염, 항문 주위 농양 등. "발열만" 있을 때 검토

급성 신우신염이 의심될 때의 요령

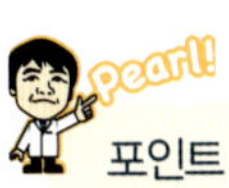

포인트

- CVA(늑골척추각) 두드리는 통증 ➡ 좌우를 두드린 후, "오른쪽과 왼쪽에 차이는 없습니까?"라고 묻는다.
- 요통 ➡ "허리가 무겁거나, 불편함은 없습니까?"라고 물어본다.

등 부위의 통증을 환자에게 물어볼 때는 "통증"보다도 "불편함"를 묻는 것이 더 효과적이다. "아픕니까?"라고 묻기보다는 "허리가 무겁거나, 불편함은 없나요?"라고 묻는 것이 좋다. 또한 늑골척주각(costovertebral angle-CVA) 타진은

좌우 차를 비교하는 것이 감도가 높다. 좌우를 두드린 후, 왼쪽과 오른쪽의 차이를 확인하도록 한다.

포인트

- 양손 진찰로 신장의 압통을 확인한다.
- 신우신염은 방광염이 선행되고 나서 오는 경우가 보통이다. 그러나 선행하는 방광염 증상이 없었다고 신우신염이 아니라고 판단해서는 안된다.
- 신우신염의 경우(38℃ 이상의 발열이 있을 때)는 방광염 증상은 없는 경우가 많다.
- 요관결석으로 인한 요로감염의 유무와 신장농양(renal abscess)의 유무 등을 초음파나 CT 등을 통해 조기에 확인하는 것이 좋다.
- 고름뇨(pyuria)가 명확하지 않은 신우신염도 있다(요관의 완전폐색, 신장농양 등).
- 고름뇨가 없는 경우(소변검사: 백혈구<10/HPF), 몇 시간 후 재검사에서 고름뇨가 나올 수 있다.

CVA 타진이 정말로 신장(콩팥)에서 기인한 통증인가를 확인하는 것이 매우 중요하다. 이를 위해서는 신장의 양쪽 진찰이 필요하다. 만약 방광염 증상이 없더라도 처음부터 '허리가 너무 아프다'고 호소하는 경우에는 '신우신염 치고는 좀 이상할 수도 있다'고 생각해야 한다.

위와 같이 신우신염은 CVA 타진으로도 명확하지 않은 경우가 많다. 그래서 초음파나 CT를 활용하게 되는데, CT에서 신장 주변의 지방조직 상승(dirty fat sign)은 민감도 72%, 특이도 71%, 양성확률비 2.5로 알려져 있다[3]. 실제로 이 소견에 때문에 위양성의로 판단하는 경우도 많다.

발열과 허리 통증이 같이 나타날 때 신우신염의 가능성이 가장 높지만, 소변검사는 무증상 세균뇨일 수도 있다. 다음은 신우신염으로 의심되는 세가지의 심각한 감염 질환이다.

발열과 요통이 동반될 경우 신우신염을 의심할 수 있지만, 그 이면에 숨어 있을 수 있는 심각한 감염 질환 세 가지를 주의해야 한다.

① 골수염 ② 장요근 농양 ③ 경막외 농양

급성 전립선염이 의심될 때의 요령

Pearl!

포인트

- 환자의 병력에서 배뇨장애가 확실하지 않더라도 급성전립선염을 의심하는 데에는 문제가 없다고 일단 간주한다.
- 직장 진찰할 때에는 항문 주위의 발적이나 압통(항문 주위 농양)의 유무도 함께 확인한다.
  ☞ 항문 주위에 농양이 발생했을 때 환자가 자신의 증상을 명확하게 설명하지 못할 수 있다. 의료진은 이러한 상황을 염두에 두고 신중하게 검진해야 한다.

남성에서 열원이 명확하지 않은 발열을 호소하는 환자를 진료할 때는 적극적으로, 그러나 부드럽게 직장 진찰을 실시한다.

간농양이나 화농성 담관염이 의심될 때의 요령

Pearl!

포인트

- 갈비뼈 아래(계륵부) 타진 시 통증의 좌우 차를 확인하는 것이 중요.
- Charcot's triad의 세 가지 전형적인 증상(복통, 발열 그리고 황달)가 모두 나타나지 않는 경우가 많다. 세 가지 증상이 모두 양성인 경우는 약 50% 정도에 불과하다.
- 동양인의 경우 황달을 확인하기가 어려운 경우가 많다.

진찰할 때에는 갈비뼈를 두드리며 "좌우 차이가 없습니까?"라고 물어보는 것이 좋다. Charcot의 세가지 증상이 양성인 경우는 약 50% 정도이며, 특히 초기 황달 · 우측 갈비뼈 통증은 명확하지 않은 경우가 많다.

감염성 심내막염이 의심될 때의 요령

Pearl!

포인트

- 말초색전증(Peripheral sign)이 없는 경우가 많다(민감도는 10%정도, 특이도는 90%).
- 심잡음 또한 잘 들리지 않는 경우가 많으며, 이때의 민감도는 약 50% 정도이다. 따라서 의심이 가는 경우에는 청진하는 것이 중요하다.

- 열에 대한 감도는 100%에 가깝다. 다른 증상들은 민감도가 낮다고 볼 수 있다.
- 비특이적인 근골격계 증상은 50% 정도에서 발견되는 것으로 알려져 있다 (표 2).
- 감염증이 원인이 아닌 심부전 환자의 체온은 35.8℃로 나타나며, 이는 말초 순환부전이나 식은땀으로 인해 낮게 나오는 경우가 많다.
- 심부전 환자의 미열(37℃ 전후)은 감염이 동반된 것으로 간주하는 것이 좋으며, 대개 폐렴이 원인인 경우가 많다.

심내막염의 소견을 얻을 수 있는 심잡음의 민감도는 7~16% 정도이다. 발열만으로는 민감도가 100%에 가깝기 때문에, 다른 국소 장기의 소견이 명확하지 않은 발열과 심부전이 함께 나타난다면 감염성 심내막염을 의심한다.

기타(카테터 관련 혈류감염, 봉와직염, 항문주위 농양, 캄필로박터 장염, 치수염)

Pearl!

포인트: 카테터 관련 혈류감염(CRBSI)

- CRBSI는 외래에서도 발생할 수 있다. 예를들어, 적극적인 외래 화학요법 등에서 나타날 수 있다.
- 자입부에 이상 소견이 없어도 CRBSI를 배제해서는 안 된다. 자입부에서 염증이 생기는 경우는 매우 드물기 때문이다. 만약 오한이 동반된다면 혈액 배양을 실시해야 한다.
- 바쁜 외래에서는 타 병원에서 화학요법을 받는 환자의 포트의 존재를 놓치는 경우가 많다.

포인트: 봉와직염–항문주위 농양

- 봉와직염은 종종 환자가 피부발적에 관해 말해주지 않을 때가 많다는 것을 기억한다.

포인트: 캄필로박터 장염

- 캄필로박터(Campylobacter) 장염은 초기에는 위장염 증상이 아닌 고열만으로 진료를 받는 경우가 많다. 병력에서 "어젯밤에 오한 떨림이 있고, 아침부터 설사(혹은 가벼운 복통)"가 있었다면 캄필로박터를 의심해볼 필요가 있다.

포인트: 치수염

- 잇몸의 통증이 명확하지 않은 경우가 많다. 통증 대신 불편감이나 묵직한 느낌이 있을 수 있으며, 이럴 때 오한이나 떨림이 나타날 수도 있다.

표 2. 2,781명의 감염성 심내막염환자의 임상 소견 및 검사 소견

소견	환자 수(%)	소견	환자 수(%)
발열 > 38℃	2,322/2,428 (96)	비종(splenomegaly)	284/2,662 (11)
손톱 밑 점상출혈	213/2,655 (8)	신규 심잡음	1,068/2,232 (48)
오슬러 결절	77/2,648 (3)	진구성 심잡음	359/1,787 (20)
소결절성 홍반점	123/2,650 (5)	높은 적혈구 침강속도	1,611/2,645 (61)
로트반점(Roth spots)	50/2,649 (2)	높은 CRP	1,632/2,650 (62)
혈관성 색전	456/2,665 (17)	높은 류마티스 인자(RA)	138/2,549 (5) (5)
결막출혈	122/2,655 (5)	혈뇨(Hematuria)	666/2,587 (26)

Murdoch DR, et al: Clinical presentation, etiology, and outcome of infective cardiomyocarditis in the 21st century: the International Collaboration on Endocarditis-Prospective Cohort Study. Arch Intern Med 169(5): 463-473, 2009.

저자 자신도 수련 시절 불명확한 열의 원인을 무엇으로 판단할지는 본인이 하기 나름이라고 지도 받았던 적이 있었다.

바이러스 감염에 의한 고열(3일 이상)

고열만 있는 환자는 감기(자가회복 바이러스 감염증)로 진단 내리기가 쉽다. 하지만, 성인에서는 감기의 원인이 되는 바이러스 감염(라이노바이러스)으로 인해 38℃ 후반 이상의 고열이 발생하는 경우는 실제로 생각보다 많지 않다. 첫째 날에 한 번 고열이 나는 경우는 있을 수 있지만, 3일 이상 계속되는 경우는 매우 적다. 감기를 유발하는 바이러스는 24시간 내에 바이러스 양이 정점을 찍는 것으로 알려져 있다.

반면, 소아의 경우 바이러스 감염 시 보통 39℃ 이상의 열을 동반하며, 3일 이상 지속되는 경우도 많다. **성인에서 3일 이상 고열이 계속된다면 바이러스 감염을 고려하여 치료하는 것이 좋다**. 즉, 고열만으로 내원한 성인 환자가 3일 이상 38℃ 이상의 고열이 지속될 경우, 이는 바이러스 감염일 가능성이 높다는 기준을 세우면 오진의 가능성을 줄일 수 있다.

Pearl!

포인트

성인에서 3일 이상 지속되는 38℃ 이상의 열이 나는 경우, 바이러스 감염인 경우가 많다.

다음은 실제로 성인에서 고열을 일으키는 바이러스 감염이다.

성인에서 고열을 유발하는 바이러스

1. 인플루엔자
2. 아데노바이러스(adenovirus)
3. 헤르페스바이러스(herpesvirus) (성인 수두의 초기 등)
4. 홍역 바이러스
5. 파보바이러스

진찰할 때 작은 수포(성인 수두의 초기)가 발견될 때는 위에서 언급한 5가지의 바이러스의 감염을 의심해 보고, 아이와의 접촉력에 대한 병력도 놓치면 안된다. 만약 명백한 기침, 콧물, 인두통이 급성으로 나타나고, 열이 38℃이며, 상기의 5가지 바이러스 소견이 없으면, 감기의 원인이 되는 바이러스 감염이라고 해도 큰 문제는 없다 ["1. 전형적 감기형" 참조].

성인의 경우 미열로 진찰할 때, 열원의 원인이 확실치 않더라도 내원시점에서 감기라고 진단하기에는 증상이 부족할 수 있다. 따라서 새로운 증상이 나타나지 않는지 주의 깊게 경과를 지켜보라고 환자에게 안내한 후, 새로운 증상이 발생했을 때는 즉시 내원하여 진찰을 받도록 하는 것이 좋다.

전신 상태가 좋지 않은 고열만 있는 환자의 진단

국소 소견이 명확하지 않은 고열 환자라도 오한이나 떨림의 병력이 없고 전신

표 3. 무증상 세균뇨의 빈도

대상	빈도(%)
건강한 젊은 여성	1.0~5.0
임산부	1.9~9.5
당뇨병 환자	여성: 10.8~16, 남성: 0.7~11
고령자	여성: 25~50, 남성: 15~40
혈뇨(Hematuria)	666/2,587 (26)

상태가 양호한 경우에는, 며칠 동안 국소 장기 증상이 나타나는지 주의 깊게 관찰하는 것이 중요하다.

- 다소 몸이 축 처져 있는 경우
- 내원시 이미 고열이 며칠 이상 지속
- 고령자 등 기저질환이 있는 경우

위와 같은 증상으로 내원한 환자에서 확실하게 병력조사를 하고 진찰하였는데도 불구하고, 분명한 감염지를 찾을 수 없는 경우에는 뚜렷한 호흡기 증상이나 요로 증상이 없더라도 가장 빈도가 높은 폐렴과 요로감염을 고려해야 한다. 이때 흉부단순 X선 사진(2방향)과 소변검사(WBC≧10/HPF에서 농뇨)를 검사한다.

고령자 요로감염증 진료 시 유의사항

① 노인은 무증상 세균뇨, 고름뇨의 빈도도 높기 때문에 고름뇨, 세균뇨를 쉽게 신우신염으로 판단하지 않도록 한다(무증상 세균뇨의 80%에서 고름뇨를 동반한다).

② 노인에서는 이 무증상 세균뇨인지 감염인지 판단하기 어렵기 때문에 신우신염의 진단뿐만 아니라 심각한 다른 질환을 찾아내기 위해서도 혈액배양은 중요하다.

노인의 경우 2~4명 중 1명은 치료가 필요 없는 무증상 세균뇨를 가지고 있다. 따라서 노인의 요로 감염은 배제 진단으로 간주해야 한다(표 3).

사례 + 구체적 처방 사례

증례: 특별한 기저질환이 없는 53세 남성.

현재 병력

환자는 내원 전날 저녁부터 오한과 함께 발열이 있었으며, 오한과 떨림은 멈추려고 해도 멈추지 않았다. 경미한 구토가 있었지만 뚜렷한 호흡기 증상은 없었다. 다음날 아침에도 38℃의 발열이 있어 내원했고 복통이나 설사 없음. 발열 시 두통이 있으나 해열 후 가라앉는다. 열이 날 때 관절이 아프다는 증상이 있었고, 빈뇨는 원래부터 있었으며, 밤마다 두 번씩 화장실에 가지만 악화되지는 않았다. 전신 상태는 그리 나쁘지 않은 것 같다.

신체 소견

체온 39.0℃, 혈압 125/75mmHg, 맥박 102회/분, 호흡수 22회/분. 인두에 경미한 발적이 있었고 폐음은 깨끗했다. 복부 소견은 이상이 없었으며, 요로 증상은 없음.

증례 설명과 구체적인 처방 예시

구토, 관절통, 두통이 있으나 그 외에는 뚜렷한 증상이 없는 것으로 보인다. 빈뇨는 원래부터 밤에 한두 번 정도는 깨는 정도였고, 어젯밤에도 변함이 없었던 것 같다. 특히 두통과 관절통에 대해서는 열이 있을 때만 나타나는 것으로 보아 크게 유의미한 소견이라고 생각하지 않는 것이 좋다. 유행기라면 독감일 가능성도 있지만, '멈추려고 해도 멈추지 않는 오한과 떨림'의 병력이 있기 때문에 앞서 언급한 국소장기 소견이 명확하지 않은 감염성 질환 중 하나일 수 있다고 생각하고, 병력 및 신체 소견을 재확인하는 것이 좋을 것 같다. CVA 타진에서 좌우 차이는 있었으나 뚜렷한 소견은 없었다.

요로 증상의 악화는 없었지만, 전립선 압통 검사에서 의외로 통증이 있었다. 소변 검사에서 다수의 백혈구, 그람염색에서 그람 음성 막대균이 다수 발견되었다. 오한과 떨림의 병력이 있었기 때문에 전립선염으로 혈액배양과 소변배양을 하기로 했다. 그러나 전신 상태는 나쁘지 않았기 때문에 항균제를 처방하고 비뇨기과 외래 진료를 받기로 했다.

진단: 급성 전립선염

처방

- 시프록스(성분명: ciprofloxacin) (200mg) 1회 400mg 1일 2회(2~4주)
- 타이레놀(성분명: acetaminophen) (200mg) 1회 2정 발열 시 복용

(전립선염에서는 이행성이 좋은 항균제로 퀴놀론(Quinolones)이나 ST복합제를 선택)

경과

다음 날, 혈액배양검사에서 그람음성균(+)이 나왔지만, 전화로 확인해보니 미열 정도로 전신상태는 양호하였고 비뇨기과 진료에서도 급성전립선염 진단을 받았다. 최종적으로는 혈액배양과 소변배양검사에서 대장균이 검출되었으나, 항균제 복용으로 호전되었다.

참고문헌

1) Tokuda Y, et al : The degree of chills for risk of bacteremia in acute febrile illness. Am J Med 118(12) : 1417, 2005.
2) McGee SR : Evidence-Based Physical Diagnosis. WB Saunders, 2007.
3) Fukami H, et al : Perirenal fat stranding is not a powerful diagnostic tool for acute pyelonephritis. Int J Gen Med 10:137-144, 2017.
4) Nicolle LE, et al : Infectious Diseases Society of America guidelines for the diagnosis and treatment of asymptomatic bacteriuria in adults. Clin Infect Dis 40(5) : 643-654, 2005.

Section 2
미열 + 권태감 형

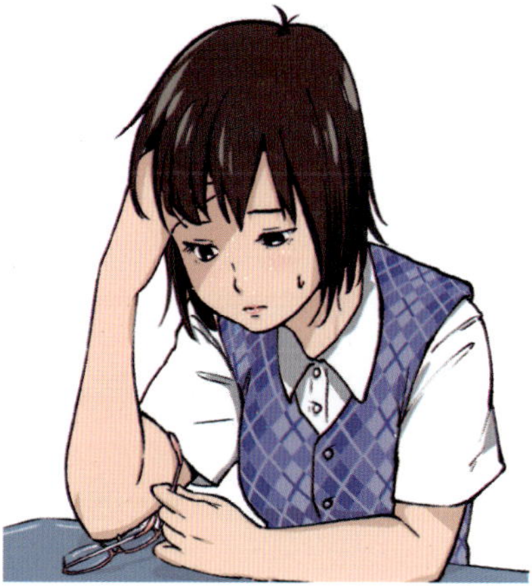

시작하며

앞장에서는 열 이외에 다른 국소 증상이 없는 경우에 대해 설명하였다.

이번 장에서는 "미열 + 권태감"에 대해 다룬다. 기도증상이 확실하게 선행하면 대부분은 감염에 따른 피로일 경우가 많지만, 여기에는 몇 가지 주의해야 할 함정이 있다. 바이러스 감염에 따른 피로라고 하는 표현은 오진 가능성을 높일 수 있기 때문에 주의하도록 한다.

지금까지 감기의 정의가 명확해질수록 감기라고 확진하기가 더 어려워진다는 결론을 내렸다. 특히 감기라고 오진하기 쉬운 증상의 하나가 미열과 권태감이다. 즉, 기침, 콧물, 인두통의 호소가 없고, 주된 증상이 권태감과 미열인 환자를 진찰할 때 특정 증상으로 진단하기에는 애매하고 확인하기 어렵기 때문에 무심결에 일단 "감기"라고 간주해 버리는 경우가 많다.

여기서는 감기와의 감별을 위해 만성적인 권태감이 아닌 급성의 권태감 (4주간 이내)에 대하여 증례를 들어서 설명한다.

증례 1: 19세 남성.

주요 증상:

발열, 권태감

현재 병력:

특별히 기초질환이 없는 19세 남성으로 10일 전부터 권태감이 있음. 37℃ 후반의 발열이 보여서 근처 병원에서 진료를 받았고, 감기라고 하며 감기약 처방을 받고 귀가했다. 귀가 후에도 38℃ 전후의 발열이 나고, 권태감이 심해서 다시 진료를 받았다. 인두통 등의 기도 증상은 없고, 소화기 증상은 구역질 정도 나타남. 음식냄새가 신경 쓰여 식욕이 떨어짐. 열이 있으면 두통이 나고 오한 떨림은 없음.

신체소견:

환자는 기운이 없는 것은 아니며, 체온 37.3℃, 혈압 130/70mmHg, 맥박 78회/분, 호흡수 16회/분. 두경부를 살펴보면 빈혈이나 황달은 없고, 인두 발적도 없다. 경부 림프절은 촉진되지 않았다. 심음은 일정하고 잡음은 없으며, 폐음은 깨끗하다. 복부는 장 요동음이 정상이고, 압통도 없다.

증례 1의 어떤 증상이, 감기로 진단하기에 부족한가

증례 1은 37℃ 후반의 미열 이외에는 확실한 소견이 없다. 주호소는 권태감이며, 구역과 열이 있을 때의 두통 정도이다. 이러한 증상들이 감염의 국소증상을 나타내는 명확한 증상으로 하기에는 무리가 있다. 이 증례에서 첫째 **기침, 콧물, 인두통의 증상이 없으므로 감기라고 해서는 안 되며**, 둘째 **위와 같은 미열을 동반한 권태감으로 진료를 받을 수 있는 중요한 질환의 종류를 알아야 한다**.

환자는 "음식냄새가 신경 쓰이고, 식욕이 없다"는 호소를 하였기 때문에, 혈액검사를 시행한 결과, AST 339U/L, ALT 1,070U/L, LDH 253U/L, ALP 396U/L, γ-GTP 127U/L, 빌리루빈은 정상으로 나왔다. 이를 바탕으로 급성 간염으로 진단하였다. A, B, C형 (경우에 따라서 E형)과 더불어 EBV와 CMV(경우에 따라서는 HIV)를 조사했지만, 모두 음성이었다.

보통 이런 증례에서는 이미 감기약이 처방되어 있는 경우가 많아 약제성 간염을 부정할 수 없지만, 외래에서는 이와 같이 진단되지 않은 바이러스성 간염을 종종 접한다. 특히, 거대세포바이러스 단핵구증(CMV mononucleosis) 진단이 의외로 많은 상황이다.

증례 2: 26세 여성

주요 증상:

발열, 권태감

현재 병력:

특별한 기초질환이 없는 26세 여성. 1주일 전에는 콧물과 인두통이 있었으나, 며칠 지나자 증상이 좋아졌다. 그러나 3일 전부터 37℃ 후반의 발열이 있어 근처 병원에서 진료를 받았고, 감기라고 하며 감기약을 처방받고 귀가했다. 귀가 후에도 권태감에 더해서 구역질이 생겨 식사도 제대로 하지 못했다. 개선되지 않아서 어제는 링거를 맞으러 다시 근처 병원에 갔고, 링거를 맞은 후 귀가했다. 오늘도 상태가 나아지지 않아 근처 병원에서 링거를 맞았지만, 권태감이 더욱 심해져 가족과 함께 걸어서 응급 외래에서 진료를 받게 되었다. 현재 인두통 등의 기도 증상은 없고, 소화기 증상으로는 구토가 있으며 어지러움도 느끼고 있다. 오한이나 떨림은 없다. 여하튼 권태감이 매우 강하며, "지금까지 이렇게 강한 권태감은 처음"이라고 호소하고 있다.

증례 2의 어떤 증상이, 감기로 진단하기에 부족한가

증례 2는 선행하는 기도증상이 있었기 때문에 감기 후 피로라고 진단 내리기가 쉽다. 더욱이 링거를 맞으러 근처 병원을 자주 방문하는 환자들 중에는 링거에 과도한 기대를 하는 경우가 많다. 링거가 정말로 필요하지 않는 경우도 많지만, 의사도 무심코 그렇게 생각하기 쉽다. 하지만 이 증례에서 무엇이 이상한 걸까?

겉보기에도 환자가 상당히 기운이 없어 보였고, **이렇게 몸이 축 처진 감기는 처음**이라는 환자의 호소에 주의를 기울일 필요가 있다. 먼저 바이탈을 체크해 보니 체온 36.4℃, 혈압 56/33 mmHg, 심박수 49회/분으로 나타났다. 이는 바이탈 쇼크 상태였다. 서맥도 확인되었기 때문에 심전도 검사에서 방실차단을 확인하였다(그림 1). 혈액 검사에서는 CPK, CK-MB의 상승도 확인되어 급성 심근염으로 진단하였다. 경피적 심폐보조장치(PCPS) 관리를 위해 중환자실(ICU)에 입원하였다.

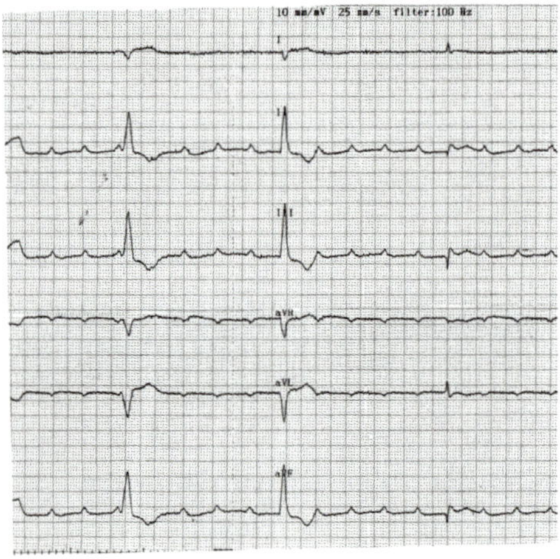

그림 1. 증례 2의 심전도

미열+권태감형의 2대 중요 질환(급성 간염과 급성 심근염)

위의 두 증례에서 설명한 것처럼, 급성으로 내원하는 미열을 동반한 권태감의 경우, 선행하는 기도증상이 있으면 바이러스 감염증의 가벼운 증례나 감기 후 피로일 가능성이 높다. 하지만, 국소증상이 없고, 심한 권태감이나 음식 냄새를 맡기 힘들 정도로 식욕부진을 호소하는 경우에는 급성 간염과 급성 심근염의 가능성에 염두에 두어야 한다.

미열 + 권태감형의 두 가지 주요 질환

급성 간염과 급성 심근염

급성 간염 + 급성 심근염에서 주목해야 할 병력

- 음식 냄새를 맡기 어려울 정도의 식욕부진, 구역질
- 지금까지 경험한 적 없는 심한 권태감

1. 급성 간염: 감기라고 하기에는 38℃에 가까운 발열이 3일 이상 계속되고, 국소 증상이 없으며 설사도 없는데 구역질이 계속되고 식욕이 없는 경우에는 간 기능을 점검해야 한다.
2. 급성 심근염: "감기치고는 굉장히 나른하고 피로하다"는 증상은 심근염에서 심박출량의 저하(low cardiac output)에 의한 것일 수 있다. 방실차단이나 심낭압전(cardiac tamponade; 심외막 심근염)의 유무를 확인하기 위해, 흉부 X선, 심전도, 심근효소의 검사, 심장 초음파 검사를 시행한다.

미열+권태감 형태에서 그 외의 중요 질환 ① 비감염성 질환

무통성 갑상선염

비슷하게 "미열+권태감"을 호소하는 질환 중 하나로 아급성(일과성) 갑상선염이 있다. 갑상선 호르몬의 이상으로 의한 권태감이나 미열이 발생할 수 있으며, 이러한 증상은 감기와 진단이 유사하기 때문에 닥터 쇼핑을 하는 환자를 종종 만나게된다. 인두통이 선행하면 아급성 갑상선염("3. 목 증상 메인형" 참조) 부분을 참조하고, 출산 후라면 산후 일과성 갑상선염도 고려해 볼 수 있다. 하시모토병(갑상선기능저하증)의 항체 양성인 경우는 위험할 수 있다(TPO 항체양성, 갑상선 기능검사 항체양성). 혈액 검사를 시행할 때는 갑상선자극호르몬(TSH) 검사만으로도 충분하다. TSH가 정상이라면 다른 질환을 제외할 수 있다.

Pearl!

포인트

확실하지않은 권태감이 있을 경우에는 반드시 갑상선체크(선별검사는 혈액검사로 TSH만 체크), 가벼운 권태감은 급성 권태감으로 나타날 수도 있다는 점을 염두에 두어야 한다.

류머티스성 다발성 근육통, 거대세포동맥염

고령자의 불명확한 열, 권태감, 체중감소에 대한 감별이 중요하다. 류머티스성 다발성 근육통(PMR; polymyalgia rheumatic)은 생각보다 급성으로 진행하며, 발병 날짜를 정확히 말할 수 있는 것이 특징이다. 또한, 고령자에서는 뚜렷한 어깨 관절통이나 목의 명확한 통증을 호소하지 않는 경우도 있다. 관절 통증을 호소하는 환자에서 적혈구 침강속도가 최고치(CRP 한 자릿수, 적침≧100mm/시)라면 PMR을 의심할 수 있다. 반면, CRP(C-Reactive Portein) 수치가 두 자릿수 후반의 경우는 가성통풍(pseudogout)일 수 있다. 우선 나프록센(naproxen) 으로 경과를 살펴보는 것이 좋으며, PMR일 경우 스테로이드를 장기간 사용해야 하며, 스테로이드의 부작용(혈당 악화)도 우려된다. **증상이 심하지 않거나 초고령자는 PMR이라도 처음에 프레드니솔론(성분명: Prednisolone)을 15mg/**

부터 시작하기보다는 7.5~10mg/일 로 처방하는것이 좋다.

거대세포동맥염(GCA; giant cell arteritis)도 두통이나 시력 장애 없이 "열 + 권태감"으로 나타날 수 있는 질환이다. 턱 파행(Jaw claudication; 경부의 통증성 운동장애)은 특이도는 높지만, 감도가 낮은 신체소견이다. 의심스러운 경우에는 안과 진료를 포함하여 측두동맥 생검을 고려해야 하지만 10~20mg/일의 프레드니솔론 투여로 1주일간의 예후를 살피며 PMR로 판단하기도 한다.

Pearl!

포인트

- 노인의 미열, 권태감, 체중감소 감별에 중요.
- PMR은 생각보다 더 급성이다.
- 60세 이하의 PMR 진단은 상당한 용기가 필요하다(원칙적으로 60세 이상).
- CRP 상승에 비해 적혈구 침강이 CRP 1자리, 적혈구 침강 ≥100mm/시간, CRP 2자리 후반의 경우 가성통풍을 의심한다.

악성종양

급성(4주 이내)의 경과로 악성종양을 바로 생각하는 경우는 많지 않다. 그러나 아급성에서 만성의 미열+권태감에 더해 식은땀이나 체중감소가 동반될 때는 적극적으로 고려한다. 악성 종양 중에서도 악성 림프종이나 신장암이 대표적이지만, 고형암에서 종양열을 일으키는 것은 원칙적으로 진행성 암이다. **증상이 명확하지 않은 고령자에서는 대장암이 원인**일 수도 있어 주의가 필요하다. 하지만 어디까지 검사를 진행할 것인지에 대한 논의가 우선 중요하다. 고령자에서는 **증식성 유방암의 뼈 전이에 의한 요통, 종양열**도 알아 두면 좋다.

Pearl!

포인트

- 급성 미열이 4주 이내에 발생할 경우, 과도한 악성종양 검사를 하지 않는다. 대부분의 경우, 종양열을 유발하는 악성종양은 진행성 암으로, 이러한 암들은 특정한 국소 증상을 동반한다.
- 악성 림프종이 의심되는 경우에는 표재성 림프절을 철저히 검사해야 한다(후경부, 전경부, 쇄골상, 겨드랑이, 활차상, 대동맥, 사타구니, 슬와부 등).

미열+권태감 형태에서 그 외의 중요 질환 ② 감염증

결핵

기침을 명확하게 호소하지 않는 환자도 많기 때문에 주의해야 한다(기침이 없는 폐결핵). 선행하는 인두통 등의 기도증상이 있더라도, 3주 이상의 기침이 계속되는 경우에는 결핵일 가능성이 높으므로 적극적으로 흉부 X선 사진을 찍어야 한다.

Pearl!

포인트

- 기침이 없는 폐결핵이 있고, 3주 이상의 기침이 계속되면 흉부 X선 사진을 확인한다. 침윤영이 있으면 3회의 결핵검사(8시간 이상 간격을 두고 가래로 도말, 배양(액체배지), PCR을 검출하는 PCR은 1개만 제출)을 제출한다.
- 결핵 노출력(동남아시아 등 여행력, 부모 · 형제 등의 늑막 · 폐침윤 · 종창(원인 불명의 림프절염의 기왕력) 등의 병력)을 청취한다.

감염성 심내막염

감염성 심내막염은 결코 흔한 질환은 아니지만, 연쇄상구균 등의 아급성 경과로 진료받는 경우도 이 범주에 포함된다. 또한, 소위 배양 음성 심내막염(culture negative IE)도 여기에 포함되며, HACEK 미생물(Haemophilus aphrophilus, Haemophilus paraphilus, Aggregatibacter actinomycetemcomitans, Cardiobacterium hominis, Eikenella corrodens, Kingella kingae)도 고려하여 장기 배양을 검사실에 의뢰한다. 혈액배양 검사와 더불어 의심되는 경우 진찰이 중요하다.

Pearl!

포인트

- 연쇄상구균이나 장구균에 의한 아급성 심내막염이 '미열+권태형'으로 나타날 수 있다.
- 배양 음성 심내막염도 고려해야 하며, 혈액 배양 검사는 최대 2주간 실시할 수 있다.

원인불명 열의 1인자! 거대세포 바이러스 단핵구증의 특징

증례 ①의 해설에서도 소개한 거대세포바이러스 단핵구증(CMV mononucleosis)에 대한 추가 설명이다.

거대세포 바이러스 단핵구증은 92%에서 아미노기 전이효소(transaminase)의 상승이 나타나지만, 이 상승은 가벼운 경우도 있어 원인 불명열을 나타내는 흔한 질환이다. 평균 발열 기간은 19일(9~35일)로 다양하다. 또한, 거대세포바이러스 단핵구증은 EBV(Epstein－Rarr virus)에 의한 전염성 단핵구증과 몇 가지 점에서 다르므로 주의가 필요하다[1]. CMV－IgM(Cytomegalo virus) 혈액검사를 통해 진단이 가능하다.

EBV에 의한 전염성 단핵구증과의 차이점은 다음과 같다.

① 발병 연령이 높다: CMV의 평균 발병 연령은 29세(18~66세)이다.

② CMV의 인두 소견이 경미하다: 삼출성 편도선염이 잘 생기지 않는다.

③ 림프절 부종은 눈에 띄지 않는다: CMV에서는 13~17%에서 림프절 부종이 나타나며, EBV에서는 80% 이상에서 관찰된다.

④ CMV에서는 트랜스아미나제 상승도 경미하다: 일반적으로 기준 상한의 5배 이내로 본다.

⑤ CMV에서 비장비대는 적다.

임상적으로 의미 있는 열은?

임상적으로 의미 있는 발열은 교과서적으로 "오전 중에 37.3℃ 이상, 오후에 37.8℃ 이상"으로 되어 있다. 하지만 이 기준에 부합하지 않더라도 실제로 질병이 있는 유의미한 발열이 있을 수 있으므로 주의가 필요하다. 특히 고령자에게는 이 정의가 적용되지 않을 수 있다.

"평소에는 35℃ 정도이며, 36℃ 정도도 잘 오르지 않는다"라는 말은 언뜻 보면 부정확한 호소로 들릴 수 있지만, 세심하게 분석하는 것이 중요하다. 그러면, 그 차이를 어떻게 파악하는 것이 좋을까? 특히 이러한 환자에게 **유의미한 열이**

"식은땀"을 동반한다면, 분명 뭔가 문제가 있을 가능성이 높으므로 원인을 찾아 보는 것이 좋다. 노인의 유의미한 발열에 대해서는 또 다른 관점이 중요한데, 이는 제3장 "노인의 감기 진료에서 탄생하는 새로운 시대의! 감염 진료에서 자세히 설명한다.

참고문헌

1) Dejaco C, et al : 2015 Recommendations for the management of polymyalgia rheumatica : a European League Against Rheumatism/American College of Rheumatology collaborative initiative. Ann Rheum Dis 74(10) : 1799–1807, 2015.

2) Taylor GH : Cytomegalovirus. Am Fam Physician 67(3) : 519–524, 2003.

Section 3
발열 + 두통형

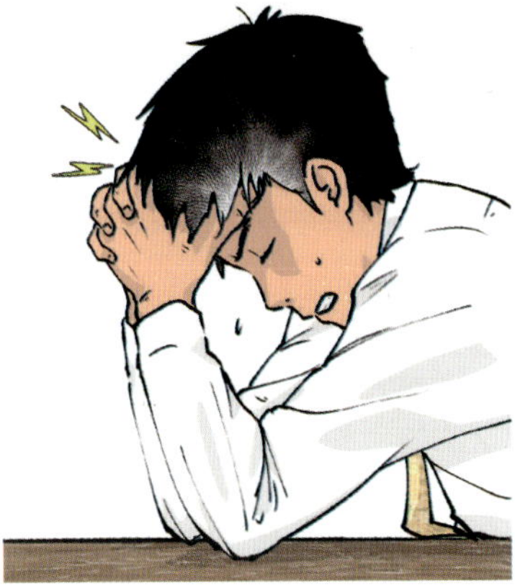

전 항에서는 "미열+권태감"의 조합에 대해 설명하였으며, 발열 외에도 권태감이 두드러진 경우에 대한 내용을 다루었다. 이러한 증상들은 급성 질환으로 진료를 받는 경우가 많다. 권태감은 겉으로 보기에는 명확하지 않지만, 실제로는 중요한 질환의 징후일 수 있다. 특히 급성 간염과 급성 심근염은 권태감의 배경에 숨어 있을 수 있는 주요 질환이므로, 이를 진단할 수 있는 방법에 대해 알아보았다.

그 외에도 감염증으로는 연쇄상구균에 의한 심내막염이나 결핵 같은 질환에 주의해야 하며, 비감염성질환으로는 아급성 갑상선염이나 무통성 갑상선염, 산후 갑상선염 등의 일과성 갑상선 기능이상으로 인한 것도 진단되기 어려운 일반적인 질환(common disease)이다. 따라서 **권태감을 호소하는 환자는 TSH 검사를 시행하는 것이 필요**하다.

이번 장에서는 "발열+두통형"에 대해서 생각해 보기로 하자. 기도증상이 명확히 있는 경우, 대부분은 발열과 함께 나타나거나 심해지는 두통이므로 이 카테고리에 포함할 필요는 없다.

수막염은 놓쳐서는 안 되는 일반적인 질환으로, 환자가 직접 외래로 걸어와 진료를 받을 수 있는 질환 중 절반이 무균성 수막염이며, 이는 대부분이 장바이러스(Enterovirus) 감염으로 발생한다. 그러나 수액검사에서 무균성 수막염이 강하게 의심되는 경우에도 그 뒤에 더 복잡한 질환이 숨겨져 있을 가능성을 염두에 두는 것이 중요하다.

수막염의 진단(Neck flexion test와 jolt accentuation of headache)

발열과 함께 지금까지 경험해본 적 없는 두통을 호소하는 경우에는 항상 수막염을 염두에 둔다. 하지만, "발열+두통"으로 진료를 받는 환자의 대부분은 발열이 있을 때만 동반되는 두통을 경험하므로, 이 경우 요추천자의 필요성은 없으며, 그 진단의 정확성이 중요해진다. 수막염이 의심될 때 요추천자를 할 필요가 있는 상황은 아래와 같다.

환자가 피로감을 호소 하거나 구토를 동반하는 경우 또는 의식장애가 있으면 더욱 적극적으로 수막염을 생각할 필요가 있다. 수막염의 신체소견으로는 목의 경직, Kernig 징후가 대표적이다. 그러나 이 두 가지 징후는 특이도는 높지만 감도가 매우 낮아(10% 이하) 스크리닝(screening)검사로는 유용하지 않다. 대신 외래에서 유용하게 사용할 수 있는 것으로, 경추 굴곡검사(neck flexion)와 Jolt의 두통 항진 검사(jolt accentuation of headache)[1]가 있다.

Neck flexion test

환자를 의자에 똑바로 앉게 하고, 턱을 가슴에 붙이도록 한다. 이때 통증을 느끼지 못할 경우는 양성으로 판단한다. 감도 84%, 특이도 48%

Jolt accentuation of headache

환자에게 머리를 수평으로 1초간 2~3회 흔들도록 지시한다. 이때 두통이 심해지는 경우 양성으로 판단한다. 감도 97%, 특이도 60%

이상 두 가지의 검사는 환자를 눕히지 않고도 수행할 수 있으며, Kernig 징후나 목덜미 경직보다 감도가 굉장히 좋으므로 수막염을 제외하는 데 유용하다. 하지만 특이도가 상당히 낮아 뇌수막염을 예측하는 데 한계가 있다. 개인적으로

> **수막염 스크리닝의 방법**
>
> Jolt의 두통 항진 검사를 수행할 때, 환자에게 머리를 흔들게 하지 않고, "걸을 때 두통이 더 심해지나요?"라고 물어보면, 환자가 '예'라고 대답할 경우 "Jolt의 두통항진검사 양성"으로 판단할 수 있다. 원래 이 검사는 걸어서 진료를 받는 환자들이 걷는 동안 두통이 심해진다고 호소하는 것을 바탕으로 한 신체소견이다.

는, 환자에게 굳이 머리를 흔들게 하지 않고 "걷는 움직임으로도 두통이 심해집니까?"라는 질문에 환자가 맞다고 대답하면 Jolt의 두통 항진 검사 양성이라고 판단해도 좋다.

또한, 조금이라도 의식장애 (치매 포함)가 있다고 생각되는 환자에게는 사용하지 말아야 하며, 이는 심해진 두통을 제대로 평가하지 못할 수 있기 때문이다. 여러 문헌에서도 의식장애가 있는 경우에는 제외기준이다.

Jolt의 두통 항진 검사는 세균성을 포함한 모든 수막염에 의심스러운 상황에 사용하는 것이 아니고, 기본적으로는 걸어서 진료를 받을 수 있는 무균성 수막염이 의심되는 환자에게 유용하다. 특히 가벼운 경우라도 치매가 있는 고령자는 거짓양성(false positive) 결과가 나올 수 있어 주의가 필요하다.

그래서 추천하고 싶은 것이 경추 굴곡검사(neck flexion test)이다. 개인적으로, 검사 방법의 사용에 따라 특이도가 높은 검사에서 위양성이 발생할 수 있다고 생각한다. 특히, **목이 긴 사람의 경우 수막염이 아닐지라도 턱이 가슴에 닿지 않는 경우가 많다.** 그래서 환자에게 평소보다 고개를 숙이기 어려운지를 질문하고, 평소와 차이가 있다는 답변을 한다면 양성으로 간주하는 것이 좋다.

경추 굴곡검사와 Jolt의 두통 항진검사가 양성인 경우, 수막염을 확진하기 위해 특이도가 높은 목덜미 경직과 Kering 징후를 확인해야 한다. 이 두 징후가 양성이면 요추천자를 주저할 필요가 없지만, 이러한 징후가 없다고 해서 수막염을 부정할 수는 없다. 즉, 징후가 없더라도 수막염 가능성을 완전히 배제할 수는 없다.

또한, 환자를 진찰할 때 목덜미의 경직 유무는 판단하기 어려운 부분이며, 의사마다 경험에 따라 다르게 판단할 수 있다. 경부 척수증(Cervical spondylosis)이 있는 고령 환자는 목이 뻣뻣해질 수 있어, 단순히 고개를 좌우로 움직였다고 해서 수막염으로 확진할 수는 없다.

요추천자의 이상과 현실

결론적으로, 감도와 특이도를 고려한 진단 접근이 중요하지만, 신체소견이 양성이면서 환자가 가장 힘든 증상으로 "두통"을 호소하는 경우에는 목덜미 경직과 Kernig 징후의 유무와 관계없이 "요추천자를 통해 수막염을 확진해야 한다"고 말하는 것이 바람직하다[2].

수막염에 대한 감도와 특이도가 높은 검사는 요추천자 외에는 없다. 따라서 사실은 **수막염을 놓치지 않는 가장 좋은 방법은 요추천자**를 하는 것이다.

Jolt 검사에서 "발열+두통"이 있는 모든 경우 요추천자를 해야하는가?

경추 굴곡검사와 Jolt의 두통 항진검사 결과가 양성인 "발열+두통" 환자의 모든 경우에서 요추천자를 한다는 것은 임상에서는 현실적이지 않다. 개인적으로는, 경추 굴곡검사가 임상적으로 특이도가 약간 높다고 생각하기 때문에 검사결과가 양성이라면 요추천자를 적극적으로 권장해야 한다고 본다. 또한 "발열+두통"만 있는 경우에도 적극적으로 요추천자를 해도 좋다고 생각한다. 하지만 수막염에서 가장 많은 엔테로바이러스군(enterovirus group)에 속하는 바이러스는 종종 맹장염 증상이나 상기도염 증상이 선행하거나 동반하는 경우가 많다. 일반적으로 **수막염은 다양한 증상과 함께 나타날 수 있지만, 실제 임상에서는 발열과 두통만으로도 수막염을 확진하는 사례가 많다**.

엔테로바이러스군에 의한 수막염의 가장 좋은 치료는 요추천자로 압력을 줄이는 것이다. 진단의 의미뿐 아니라 치료라는 의미에서도 요추천자의 역치를 낮추는 것은 중요하다. 요추천자가 환자에게 불쾌감을 주는 문제는 있지만, 합병증인 신경손상 등의 리스크가 0.3% 미만으로 낮고[3], 척추 마취 후 두통(post spinal headache) 이외의 합병증은 별로 없다 (요추처치에 동반하는 연쇄상구균에 의한 수막염 예방을 위해 마스크의 착용은 확실히 해야 한다[4]).

그리고 무엇보다 무균성 수막염의 감별을 생각한다면, 명백하게 수막염이 유행하고 있는 경우는 다르지만 (여름에 엔테로바이러스군의 수막염은 유행한다), 적절한 진단을 하기 위해서도 요추천자의 역치를 낮춰서 수막염으로 진단해 두는 것은 중요하다. 하지만 그 대부분은 self-limited한 (치료하지 않아도 언젠가는 치료됨) 바이러스성 수막염일 때가 많고, 요추천자가 환자에게 주는 불쾌감도 고려한다면 수막염이 특별히 유행하는 시기에는 현시점에서의 가능성을 자세히 설명하고 요추천자를 할 것인가, 그렇지 않으면 주의 깊게 경과를 볼 것인가를 환자와 함께 결정하는 것이 대단히 중요하다.

Pearl!

포인트: 요추천자의 역치는 낮춰도 괜찮다!(요추천자는 등에서 채혈)

- 수막염 진단에서 병력과 신체소견의 한계를 안다. 요추천자만이 수막염의 유무를 확실하게 확인하는 방법이다.
  ☞ 요추천자의 합병증은 의외로 적다.
- 엔테로바이러스군의 바이러스성 수막염은 요추천자를 하는 것만으로도 증상이 호전되는 경우가 많다.
  ☞ 요추천자로 압력을 낮추는 것이 치료의 하나로 알려졌다.
- 무균성 수막염의 감별은 복잡하고 다양하다.
  ☞ 수막염으로 진단해두는 것은 이후 경과를 관찰하는 데 중요할 때가 많다.

환자에게 요추천자 실시여부에 대한 설명을 어떻게 할까?

요추천자는 간편하긴 하지만, 경추 굴곡검사와 Jolt의 두통 항진 검사가 양성인 "발열+두통"의 환자 모두에게 시행하는 것은 현실적이지 않다. 특히 전신 상태가 좋지 않거나 수막염 유행 시기에는 더욱 그렇다. 이런 경우에는 먼저 모든 환자에게 수막염의 가능성을 설명하는 것이 필요가 있다. 요추천자를 시행할지 고민이 되겠지만, 사실 그대로 솔직하게 설명하는 것이 경험상 가장 바람직하였다.

수막염이 의심되는 정도와 긴급하게 요추천자를 실시해야 할 필요성을 종합적으로 고려하여, 환자에게 요추천자 방법에 대해 설명하고 결정을 내리는 것이 바람직하다. **하루 이틀 동안 경과를 관찰하며 증상의 호전이나 악화를 확인하고, 추가적인 소견이 나타날 경우 환자와 상담하여 요추천자 실시 여부를 결정하는 것**이 현실적인 접근이다.

환자가 "요추천자를 꼭 시행해 주었으면 좋겠다"며 수막염 여부를 확인하기 위해 요추천자의 필요성을 강조한다면, 요추천자를 시행하는 것이 바람직하다. 반면, 수막염 가능성이 존재하더라도 경과를 지켜보며 요추천자 실시 여부를 결정하고 싶다고 한다면, 그에 따른 위험성을 설명하고 면밀한 경과 관찰을 진행하면 된다.

실제 종합병원에서는 담당 의사가 수막염이 의심되거나 "Jolt의 두통 항진 검사"가 양성인 경우, 발열과 두통이 동반된다면 요추천자를 먼저 시행할 것을 환자에게 설명한다. 그러나 "상담 후 결정합시다"라고 말할 경우, 경과 관찰을 원하는 환자가 더 많다.

사실 이러한 설명 이전에 요추천자를 외래에서 쉽게 할 수 있는 환경이 조성되어야 한다고 느끼고 있다.

수액의 분석 결과만으로 무균성 수막염을 확진할 수 있을까?

요추천자 결과로 무균성 수막염이 진단되었을 때, 일부 의사들은 "엔테로바이러스군 감염은 자연적으로 회복되므로 입원할 필요가 없다"는 판단을 내리며 세균성 수막염과 비교해 안심하는 경우가 있다. 엔테로바이러스군에 의한 수막염이 자주 발생하는 것은 사실이지만, 수액 분석 결과만으로 무균성 수막염이라고 확신하기 위해서는 세균성 수막염과의 구분이 필수적이다. 예를 들어, 병원에 도착했을 때 무균성 수막염으로 판단하더라도, 표 1과 같이 감별해야 할 질환이 많다는 점을 잊지 말아야 한다.

표 1. 무균성 수막염의 감별질환

	Common	Uncommon	Rare
바이러스	• 에코바이러스(echovirus) • 콕사키 A, B • 단순 헤르페스 2형 • HIV • 림프구성 맥락수막염 바이러스 • 아르보 바이러스(arbovirus) • 볼거리 (mumps) • 폴리오 바이러스(polio virus)	• 사이토메갈로 바이러스 (cytomegalo virus) • EB 바이러스(EB virus) • 수두대상포진 바이러스 • 아데노 바이러스 • 단순 헤르페스 1형 • 홍역 • 풍진	• 로터바이러스(rotavirus) • 뇌심근염 바이러스 • 백시니어 바이러스 • 인플루엔자 A, B • 파라인플루엔자
세균	• 뇌척수막 감염증 (경막외, 경막하농양) • 일부 치료된 세균성 수막염 • 렙토스피라증 (leptospirosis) • 라임병 • 결핵 • 세균 감염성 심장내막증	• 매독 • 미코플라즈마(Mycoplasma) • 리케차(rickettsia) • 에르리히증(ehrlichiosis) • 브루셀라병(brucellosis) • 클라미디아	• 회귀열보렐리아 (Borrelia recurrentis) • 서교증(Rat bite disease) • 리스테리아(Listeria) • 마이코플라즈마 호미니스 • 노카르디아(Nocardia) • 액티노마이세스(actinomyces)
진균		• 크립토코코스(cryptococcus) • 콕시디오이데스 이미티스 (coccidioides immitis) • 히스토플라스마 캡슐라툼 (Histoplasma Capsulatum)	• 칸디다 • 아스페르길루스 • 블라스토마이세스 (blastomycosis) • 스포로트릭스 시엔키 (Sporotrix schenckii)
기생충		• 광동주혈선충증 (angiostrongliasis) • 톡소플라스마(toxoplasma)	• 유구촌충 • 선모충
약세싱	• 이부프로펜	• Sulfamethoxazole–trimethoprim 복합제 • 다른 NSAIDs • 필리듐(pilidium) • 항-CD3 모노크로날 항체 • 아자티오프린(azathioprine)	
악성종양	• 악성 림프종 • 백혈병 • 전이성종양, 테라토마 (teratocarcinoma, 기형암종)		
자기 면역성 질환		• 사르코이도증(sarcoidosis) • 베체트병 • SLE(Lupus)	• 보그트–고야나기–하라다 (Vogt–Koyanagi–Harada)병
기타		• 유상피종(epidermoid cyst) • 백신 접종 후	

청색문자로 표시된 질환은 필자가 특히 감별에 주의해야 한다고 생각하는 질환이다.

수액 소견을 통해 세균성 수막염을 감별하기 위해서는 특정 기준을 고려해야 한다. 일반적으로 수액의 포도당이 45mg/dL 미만, 단백질이 500mg/dL 이상, 백혈구가 1000/uL 이상일 경우 세균성을 강하게 의심할 수 있다. 그러나 세균성 수막염의 경우, 실제로는 50%에서 포도당이 40mg/dL 이상, 44%에서 단백질이 200mg/dL이상, 백혈구가 100/uL 미만이라는 보고도 있기 때문에 수액소견의 해석에는 주의가 필요하다[5].

그렇다면 어떻게 하는 것이 좋을까요? **의식장애나 국소신경 소견이 조금이라도 있다면, 배양 및 PCR 검사 결과를 보기 전까지는 치료가 가능한 세균성 수막염(헤르페스 포함)으로 판단하고 대응하는 것이 현실적인 접근**이다.

무균성 수막염의 감별은 몇 가지나 할 수 있을까요?

수액 소견으로 무균성 수막염이 의심되는 경우, 그 원인을 감별하는 것이 쉽지 않다(표 1). 사실 감염성 심내막염 같은 세균성 원인이나 결핵일 가능성도 있으므로 이러한 질환들을 감별하는 것이 중요하다. 또한, 베체트병이나 약제성 반응 등 다양한 원인들이 있기 때문에 무균성 수막염을 적절하게 감별할 수 있는지는 임상 경험이 중요하다.

무균성 수막염을 진찰할 때의 주요 포인트를 다음 표에 정리하였다.

Pearl!

포인트

◈ 포인트 1: 바이러스 감염을 처음부터 고려하기보다는, 다른 비감염성 질환이나 비바이러스성 원인을 우선적으로 검토한다.

❖ 먼저 비감염성 질환이 의심되는 소견을 찾는다.

- SLE(홍반성낭창)의 병력: 일광과민, 탈모, 부종, 발진, 빈혈, 단백뇨, 가슴막염(흉막염)
- 베체트병: 반복되는 구내염, 눈의 외관상태, 모낭염의 유무, 설사·복통
- 사르코이도증: 림프절, BHL(양측폐문 림프절 종창), 흉부 이상 음영
- 반복되는 수막염: NSAIDs, 유상피종, HSV(단순 헤르페스 바이러스), Mollaret 수막염, 신경 사르코이도증

❖ 감염성 질환이 의심되는 경우, 반드시 세균성 감염의 가능성을 염두에 두어야 한다.

- Parameningeal infection(경막외 농양? : 요통, 경부통)
- 세균성 수막염의 partially treated가 아닌가? 선행하는 항균제 사용.
- 감염성 내막염: 심잡음, peripheral sign

❖ 결핵은 다른 감염성 질환과는 별도로 독립적으로 검토해야 한다(수액 분석에서 당 수치가 낮은 경우).

- 결핵 노출력, 치료력
- 결핵을 생각했다면 (특히 크립토코쿠스)도 같이 의심

◈ 포인트 2: 마지막 단계에서 바이러스 감염을 생각한다.

❖ 이하선이 붓지 않아도 볼거리(mumps)는 있음 (반정도는 이하선이 붓지 않음)

❖ 음부궤양이 있으면 HSV(HSV - 2)지만 없어도 상관 없음

❖ 전염성 단핵구증은 일반적으로 인두염, 림프절 종창, 말초혈에서 단구의 증가, 간장 및 비장 비대, 간기능 장애 등의 증상을 동반 한다. 전염성 단핵구증의 임상상이 나타나면서 동시에 무균성 수막염이 발생한다면, 이는 HIV 감염의 가능성을 강하게 시사한다.

◈ 포인트 3: HIV 수막염에 관한 개인적 견해

❖ 처음에는 의식장애가 없는 수막염이 나타났다가 며칠 후에 의식장애(수막뇌염으로 이행)가 발생하는 경우는 드물다. 이러한 경과가 관찰되면 HIV를 의심(HIV에서 의식장애가 출현하는 것은 70%라는 데이터도 있음)

❖ 간 기능 장애가 초기부터 동반된다면, 이는 HIV 감염을 의심

❖ 전신성 림프절이 부풀어 있는 수막염이 나타나는 경우도 HIV 감염을 의심

❖ 무균성 수막염이라고 해서 단순하게 생각하지 말고, 특히 HIV와 결핵 감염을 의심

◈ 응용 4: 무균성 수막염이 유행하고 있을 때는 반드시 바이러스 이외의 질환을 의심 (유행하는 질병이 있을 때일수록 함정을 알아차리기 어렵고, 오진이 많아진다)

구체적인 증례

증례: 19세 남성.

현재 병력:

내원 3일 전부터 박동성 두통을 호소하고 있으며, 같은 시기에 37℃의 발열이 있었다. 2일 전, 근처 병원에서 진찰을 받은 결과 감기라고 진단받고 록소린(성분명: Loxoprofen Sodium)을 처방받았으나, 약을 복용해도 두통이 나아졌다가 몇 시간 후에 다시 증상이 재발했다. 어제부터는 38℃의 열이 나고 두통이 심해져서 진료를 받으러 왔다. 기도 증상이나 소화기 증상은 없었고, 발진도 없었다. 전신에 관절통이 있었지만 종창은 없었다.

신체소견:

바이탈: 체온 37.8℃, 혈압 100/65mmHg, 심박수 84회/분, 호흡수 12회/분
전신상태: 약간 기운이 없음
두경부: 빈혈 및 황달 없음, 부비강 압통 없음, 인두 발적 없음, 구내염 1회 관찰
심장 · 폐: 이상음 없음
복부: 장요동음 정상, 압통 없음, 계륵부 타진통 없음
등 부위: 척주 압통 없음, 늑골 척추각(CVA) 압통 없음
피부: 발진 없음
신경: Jolt의 두통 항진 검사 양성, 경추 굴곡검사 및 목덜미 경직은 없음

증례의 해설

경추 굴곡검사나 목덜미 경직은 없었지만, 환자가 약간 기운이 없었기 때문에 수액 검사를 시행했다. 검사 결과 백혈구 수치가 58 (단핵구 91%), 단백질 66mg/dL, 당 61mg/dL (혈당 92mg/dL)로 나타나 무균성 수막염으로 진단되었다. 외래에서 경과를 지켜보는 것을 권했지만, 건강 상태가 좋지 않아 입원하여 치료를 결정했다.

입원 후에도 38℃의 발열과 두통이 지속되었고, 이틀째에는 양쪽 종아리에 결절성 홍반 형태의 발진이 확인되었다. 생검 결과 지방층염(panniculitis)의 소견이 나타났다. 병력을 다시 살펴보니 구내염은 유아기부터 반복적으로 있었고, 비문증(vitreous floaters)도 자각하고 있었기에 안과 검진을 실시한 결과 포도막염이 확인되었다(입원 5일째). 재진찰 시에는 앞머리 부위의 머리카락 가장자리에서 모낭염이 발견되었다. 입원 6일째에는 의식이 저하되어 수액 검사를 시행하였고, 백혈구 수치가 1,260/uL (단핵구 92%), 단백질 106mg/dL, 당 40mg/dL (혈당 87mg/dL)로 나타나 베체트병으로 인한 무균성 수막염으로 진단되었습니다. 스테로이드를 처방하였고 증세는 호전되었다.

무균성 수막염의 감별은 다양한 원인에 걸쳐 있다. 본 증례처럼 무균성 수막염 이외의 증상이 점차 나타나면서 진단되는 경우도 있으므로, 환자를 입원시켜 호전 경과를 면밀히 검토하는 것이 좋은 방법이다.

참고문헌

1) Uchihara T, et al : Jolt accentuation of headache : the most sensitive sign of CSF pleocytosis. Headache 31(3) : 167-171, 1991.
2) Attia J, et al : The rational clinical examination. Does this adult patient have acute meningitis? JAMA 282(2) : 175-181, 1999.
3) Evans RW : Complications of lumbar puncture. Neurol Clin 16(1) : 83-105, 1998.
4) Siegel JD, et al ; Health Care Infection Control Practices Advisory Committee : 2007 Guideline for Isolation Precautions : Preventing Transmission of Infectious Agents in Health Care Settings. Am J Infect Control 35(10 Suppl 2) : S65-164, 2007.
5) Durand ML, et al : Acute bacterial meningitis in adults. A review of 493 episodes. N Engl J Med 328(1) : 21-28, 1993.

Section 4
발열 + 소화기 증상형

시작하며

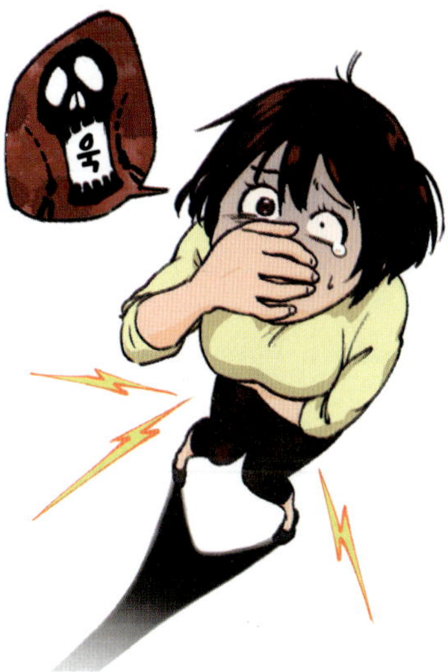

전 항에서는 "발열+두통형"으로 발열 이외에 두통이 주호소인 경우에 관해 설명하였다. 대부분은 감기에 의한 발열을 동반하는 두통이지만, 놓쳐서는 안 되는 질환인 수막염과, 수막염의 신체소견 이상과 실제 증상 그리고 유일하게 그 유무를 확정할 수 있는 검사인 "요추천자"를 해야 할지, 말아야 할지에 대한 문제에 대해 언급하였다. 또한 "발열 + 두통형"의 감염증으로는 부비강염이나 대상포진이 있으며, 비감염증으로는 류머티스성 다발성근육통이나 측두동맥염 등도 주의해야 한다.

본 항에서는 "발열 + 소화기 증상형"에 대해서 설명한다. 이 유형은 발열과 함께 구역질, 구토, 복통, 설사 등의 소화기 증상이 포함된다. 이러한 증상은 주로 노로바이러스(생굴로 인한 발생)와 같은 바이러스성 장염이 원인일 때가 많으며, 가족 내에서 유행성이 강하고 통상적인 병력만으로도 진단이 가능하다.

세균성 장염과의 감별이 중요한데, 설사에서 변 배양의 양성률은 1.5~5.6%로 알려져 있으며, 대개 바이러스에 의해 발생하는 소위 장의 감기이다. **세균성 장염이라 하더라도 항균제 치료는 대개 필요하지 않다**. 그러나 이 카테고리에는 중증 질환이 포함될 수 있어 상당한 주의가 필요하다.

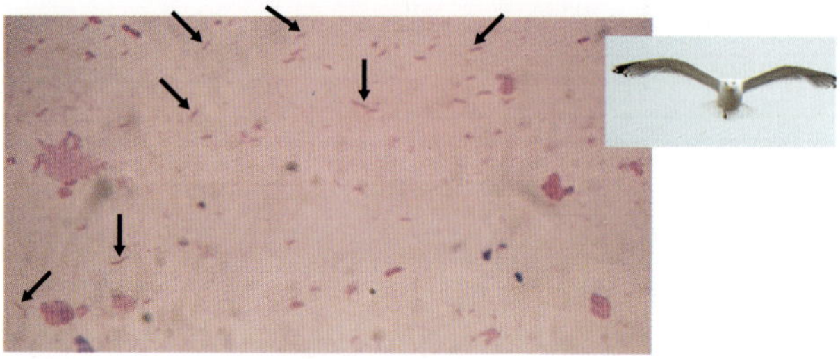

그림 1. 캄필로박터(Campylobacter)의 특징적인 gull wing(화살표)

위장염 - 초진 시 세균성인가, 바이러스성인지 감별하기가 어렵다.

이 카테고리에서 가장 중요한 것은 위장염이 세균성인지 바이러스성인지 판단하는 것이다. **세균성 위장염이라고 해도 모든 경우에 항균제를 사용해야 하는 것은 아니며, 대부분은 치료하지 않아도 자연적으로 회복**된다. 따라서 항균제 투여가 늦어지는 것이 큰 문제는 아니다. 그러나 적절하게 항균제를 투여하면 증상 개선에 도움이 될 수 있다.

반면, 바이러스성 위장염의 경우 항균제가 전혀 필요하지 않기 때문에, 항균제 사용에 대한 판단은 적정 사용 관점에서도 중요한 문제이다. 결론적으로, 초진 시 세균성인지 바이러스성인지 확실히 판단하기는 애매하다. 세균성 위장염이라 하더라도 모든 경우에 항균제가 필요한 것은 아니지만, **증상의 강도와 위험이 높은 기초질환의 유무가 중요**하다. 증상 정도를 판단하는 기준으로는 첫째, 38°C 이상의 발열, 둘째, 6회 이상의 설사, 셋째, 강한 복통이 있다. 하지만 무엇보다도 환자의 탈수 정도, 전체적인 몸의 기운, 그리고 증상이 심해져 경구섭취가 가능한지 여부가 중요하다.

세균성 진단에서 비교적 특이도가 높은 검사는 그람염색을 통한 변 중 백혈구 유무(감도 73%, 특이도 84%)입니다. 또한, 캄필로박터(Campylobacter)가 원인균인 경우 그람염색에서 특징적인 갈매기 날개 모양(그림 1)이 보이는 것이 하나의 예가 될 수 있다. 그러나 외래에서 변비 환자의 그람염색을 매번 시행해야 하는지에 대해서는 고민이 필요하다.

그렇다면 항균제가 필요한 세균성 장염은 어떤 경우일까요? 여기서 항균제가 필요한 환자의 유형을 알 수 있다(표 1).

표 1. 항균제가 필요한 장염

장티푸스(Enteric faver)	장티푸스(Salmonella typhi)	모든 경우 필요
대장균형(large intestine)	이질균(Shigella)	모든 경우 필요
	Salmonella non-typhi (S. enteriditis 등)	중증례, 특정 환자군(면역부전자, 유아, 고령자, 인공판막 • 인공관절 수술자)
	캄필로박터(Campylobacter)	중증례, 특정 환자군(면역부전자, 유아, 고령자)

변의 염색에 관해서

변속의 백혈구 해석: 침습성 설사(invasive diarrhea)에 있어서 자주 눈에 띄며 상당히 진단적인 가치가 높다.

백혈구(+)	이질균(Shigella), 살모넬라(Salmonella), 캄필로박터(Campylobacter), 비브리오(Vibrio), 여시니아(Yersinia) • 장티푸스균(Salmonella Typhi)에서는 단구가 보임. • 이질균에서는 탈락한 것 같은 다핵 백혈구의 덩어리를 볼 수가 있음
	염증성 장염: 궤양성 대장염, Crohn병
	위막성장염: 클로스트리듐 디피실리균(Clostridium difficile)
백혈구(-)	바이러스성 위장염
	기생충: 편모충(Giardia), 아메바(Entamoeba)
	세균성 설사(enterotoxigenic bacteria) 장관독소원성 대장균(enterotoxigenic E. coli), 비브리오 콜레라(Vibrio Cholera), 바실러스 세레우스(Bacillus cereus), 식중독성 황색포도상구균(Enterotoxigenic Staphylococcus aureus), 살모넬라 보균상태(Salmonella carrier state)

항균제를 처방할 때의 이상적인 기준과 실제 임상 상황

결론부터 말하면, 항균제 처방에서 중요한 것은 **중증도와 환자의 상태**이다. 즉, 탈수 평가나 전해질 이상 등의 정확한 중증도 판단이 중요하다. 또한, 인공물이 들어있는 환자는 **살모넬라와 같은 혈관친화성이 높은 미생물에 의한 감염 위험이 크기 때문에 항균제 투여를 고려**해야한다. 세균성이 의심되는 경우에는 항균제 투여가 필요하다. 대동맥류가 있는 환자도 진균성 동맥류(mycotic aneurysm)의 위험이 있기 때문에 항균제 투여를 고려하기도 한다.

하지만, 환자가 전반적으로 기운이 없더라도, 명확하게 위장염을 앓고 있는 아이와의 접촉이나 아이가 있는 가족에서 가족 전체에서 감염이 발생한 경우에는 항균제 처방이 필요하지 않을 수도 있다.

캄필로박터 장염에 관한 재미있는 병력

세균성 장염의 가장 흔한 원인 중 하나는 캄필로박터(Campylobacter)이다. 캄필로박터 장염은 병력이 진단에 있어 중요한 정보를 제공하므로, 진단이라는 의미에서 알아 두는 것이 중요하다.

그림 2에 나와 있듯이, 사실 캄필로박터 장염 초기에는 소화기 증상을 동반하지 않는 고열(급성 고열과 동반한 관절통, 근육통, 두통 등의 인플루엔자로 불리는)만을 동반하는 경우가 있다. 고열만 있는 초기 단계에서 확진을 내리기 어려운 경우가 있지만, 위장염이 의심되는 환자의 병력을 자세히 살펴보면 처음에는 소화기 증상이 아닌 열이 선행하는 경우가 많다. 이런 경우에는 캄필로박터 장염을 강하게 의심하고, 적극적으로 변의 그람염색 검사를 시행하는 것이 좋다. 일반적으로 캄필로박터 장염 환자 중 약 1/3에서 고열이 먼저 나타나는 것으로 알려져 있다. 그러나, 본인의 임상 경험이나 관찰에 의하면 실제로는 고열이 먼저 나타나는 경우가 절반 정도였다.

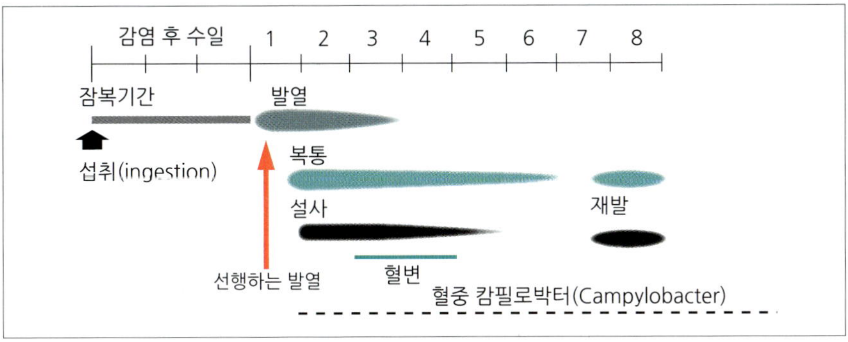

그림 2. 캄필로박터(Campylobacter) 장염의 전형적인 증상 추이

급성 위장염에 내재된 중증질환을 발견하는 요령

급성 위장염은 종종 오진이 발생하는 질환 중 하나이다. 그 이유는 주증상인 '복통'이 관련된 장기가 가장 많은 통증으로 여겨지기 때문이며, 복통으로 응급실을 찾는 환자 중 5명 중 1명은 명확한 진단이 내려지지 않는 어려운 주증상으로 알려져 있다. 게다가 위장염의 주증상인 **구역질과 구토는 많은 질환의 초기 증상**으로 나타날 수 있다. 이로 인해 급성 위장염 외에도 소화기 증상을 초래하는 다른 질환과 혼동될 수 있다는 점을 항상 염두에 두어야 한다.

하지만 현실적으로 바이러스성 위장염(초기)이 많은 것이 사실이며, 이를 판별하는 안목이 필요하다는 것도 사실이다. 중증 질환을 놓치지 않기 위해서는 바이러스성 위장염의 자연 경과(natural course)를 이해하는 것이 중요하다(그림 3).

바이러스성 위장염의 자연 경과

초기는 통증이 명치부위로 구역질과 구토가 중심이다. 하지만, 통상적으로 구토는 24시간 정도로 피크에 도달하고, 그 후 물설사를 자주 한다.

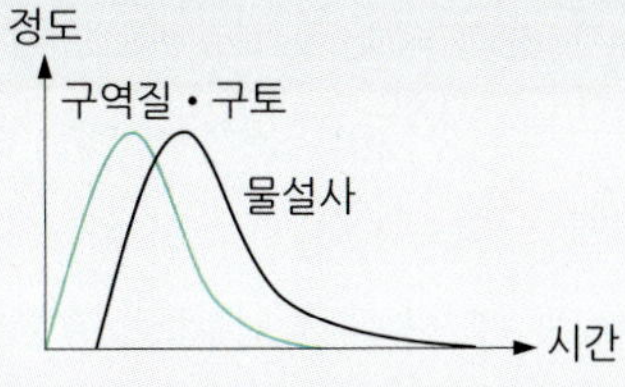

그림 3. 바이러스성 위장염의 자연 경과

그리고 그 경과와 조금이라도 맞지 않는 경우에는 항상 "바이러스성 위장염이 아닐 수도 있다. 다른 질환의 가능성을 고려하자"는 마음가짐을 가지는 것이 매우 중요하다.

복통 감기 3 증상 체크!

급성 위장염 증상은 이른바 감기(바이러스성 상기도 감염)와 비슷한 점이 많다. "구역질과 구토", "복통", "설사"라는 세 가지 증상이 급성기 동안 동시에 나타날 경우 "복부 감기(바이러스성 위장염)"라고 할 수 있다.

복부 감기(바이러스성 위장염)의 세 가지 증상

- 며칠이 지나면 낫는다
- 구역질과 구토 → 복통 → 설사
- 최소 2개 이상의 증상
- 설사를 호소하는 것이 중요하다.

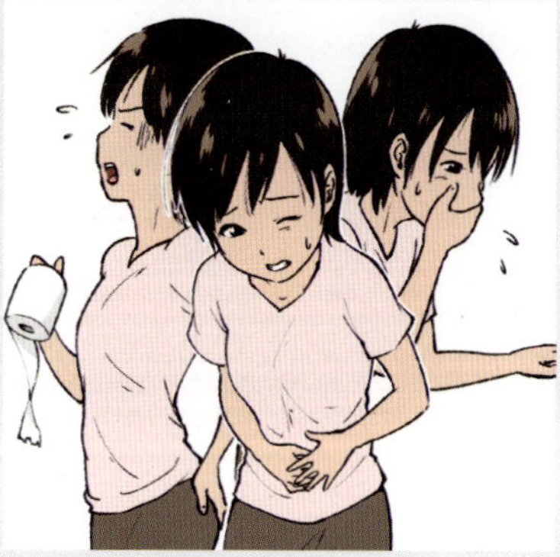

그러나 이 세 가지 증상이 처음부터 깔끔하게 나타나면 좋겠지만, 그림 3에서 알 수 있듯이 실제로는 '구역질-구토→복통→설사'의 순서로 며칠 동안 진행되는 경우가 많기 때문에 몇 가지 판단 요령이 있다. 우선 감기와 마찬가지로 최소 2가지 이상의 증상이 있어야 한다. 또한 세 가지 증상 중 특히 위장염 진단에서 중요한 것은 설사이다(감기의 경우 콧물). 그러나 설사라는 표현은 때로는 오해를 불러일으킬 수 있다. 왜냐하면, 설사라는 표현은 개인차가 상당히 크기 때문이다. 그래서 위장염이라면 바로 "엉덩이에서 오줌이 나오는 느낌인가요?"라고 물어보는 것이 좋다. 만약 그렇다면, 거의 틀림없이 위장염으로 인한 설사라고 생각해도 무방하다.

위장염치고는 이상하다고 생각되는 병력을 놓치지 마세요.

'그림 3과 같은 경과가 아니다=바이러스성 위장염이 아니다'라는 것은 아니다. 바이러스성 위장염의 전형적인 경과에 맞지 않는 경우가 있더라도, 반드시 다른 질환도 고려해야 한다. 이를 통해 급성 위장염 이외의 질환을 놓치는 경우를 줄일 수 있다. 또한, 무엇보다 환자에게 "현재로서는 '배 감기(위장염)라고 생각하지만, 앞으로의 경과를 지켜보자"는 설명을 자연스럽게 할수 있다.

Pearl!

포인트

변수는 있겠지만, 위장염의 전형적인 자연경과(natural course)를 안다.

- 구토는 24시간 정도에 피크에 도달한다. 그 이후, 설사가 나타난다.
- 24시간 이상 지속되는 구역질 • 구토만 나타난다면 다른 질환을 의심해 본다.
- 설사가 없는 위장염도 의심해 본다.
- 자주 하지 않는 물설사도 의심해 본다.
- 복통이 없는 위장염도 의심해 본다.

반대로 급성 경과로 식중독을 앓고 있는 환자의 경우, "처음에는 메스꺼움이 있었고, 지금은 괜찮아졌지만, 이번에는 화장실에 갈 때마다 오줌이 나오는 듯한 설사를 여러 번 한다"는 명확하게 나타나는 상황에서는 자신 있게 급성 위장염으로 진단할 수 있다. 이 경우엔 다른 심각한 질환으로 발전할 가능성이 낮다.

위장염으로 진단되기 쉬운 질환패턴을 안다.

의심할 만한 증상이 있다면 증상에 부합하는 어떤 질병을 떠올리는 것이 중요하다. 위장염으로 오인하기 쉬운 질환의 감별을 위한 몇 가지 요령을 정리해 보았다.

위장염으로 보이는 증상 뒤에 숨겨진 다른 질환들을 식별하기 위한 방법

- 맹장염은 흔히 발생하는 소화기 질환으로, 놓쳐서는 안 되는 대표 질환으로 위장염과 증상이 유사하다. 항상 충수염의 가능성을 설명하고, 우측 하복부에 통증이 있으면 진료를 받도록 설명한다.
- 심근경색의 경우 명치 부위 통증(심와부통)은 전형적인 증상이다. 하지만 구역질・구토가 강하면 심와부통을 등한시할 수도 있다. 이는 심근경색이 구역질과 구토를 동반하는 경우가 많기 때문이다(Bezold–Jarish reflex라고 함).
- 위장염 유행할 때 DKA[당뇨병 케토애시도시스(ketoacidosis)]를 놓치지 않도록 주의한다. 여러 차례의 구토, 빠른 호흡, 구강 내 건조가 심한 경우는, 요당/케톤(ketone)을 체크한다. 원래 당뇨병이 기초질환에 없어도, 젊은층에서는 DKA로 발병하는 당뇨병도 있어서 주의해야 하는 경우가 있다[아시도시스(acidosis)의 판단은 VBG(정맥혈가스)에서 충분히 가능].
- 설사를 주 호소로 내원했지만, 실제로는 소화관 출혈일 수 있다. 설사가 있는 경우는, 반드시 흑색 변이 있는지 확인하고, 환자가 변을 확인하지 못할 경우 추가적인 검사를 통해 소화 궤양의 위험요소와 빈혈 유무 등을 점검하고, 경우에 따라서는 직장검사로 체크하는 것이 좋다.
- 고령자에서 갑자기 발생하는 구토(설사 없음)를 단순히 위장염으로 판단해서는 안 되며, 뇌혈관 장애(특히 소뇌)와 같은 심각한 질환을 의심해야 한다

구체적 증례

증례: 고혈압, 당뇨병, 천식이 있는 70세 여성

현재 병력:

2일 전 먹은 것을 토했으며, 체온은 약 36.6℃로 근처 병원에서 진료를 받았고, 급성 위장염 진단을 받아 감기약을 처방받았지만, 상태는 여전히 나쁘고 가슴이 불편하다고 호소하고 있다. 심장에 대한 걱정이 있다.
기도증상 없음. 아무것도 신경 쓰고 싶지 않음.
두통 없음. 복통•설사 없음.
경구제: 고혈압약(상세불명), PL과립(근처 병원의 의사에게 처방).

과거 병력

고혈압, 당뇨병 천식

신체소견

바이탈 사인: 체온: 37.1℃, 혈압: 122/62 mmHg, 심박수: 112회/분, 호흡수: 12회/분
Sp02: 96% (RA)
전신 상태: 쇼크는 없음.
두경부: 빈혈 및 황달 없음. 부비강 압통 없음. 인두 발적 없음. 경부 림프절 촉진 안 됨.
심장음: 흉골 좌연 제2늑간에서 수축기 박출성 잡음 (+), 확산 없음.
폐음: 깨끗함.
복부: 장요동음 정상. 압통 없음. 계륵부 타진통 없음.
피부: 발진 없음.

구토만 지속되는 위장염은 일반적으로 존재하지 않지만, 이 경우 비전형적일 수 있다고 생각해야 한다. 특히, 고령자에게는 더욱 주의가 필요하다. 재 문진을 하여 아래와 같은 병력을 확인했다.

추가 병력

3일 전까지는 세탁을 하거나 자전거를 탈 수 있을 정도로 건강했다. 2일 전 아침에도 평소와 다름없었다. 우체국에 자전거를 타고 가던 중 눈이 내려서 친구 집에서 잠시 쉬었다. 친구 집에 도착해 차를 한 잔 마신 후 갑자기 상태가 안 좋아져 구토를 했다. 구토물은 흑색이었지만 혈성은 없었다. 아들이 마중 나왔지만 몸 상태가 좋지 않아 근처 병원에서 진료를 받았다. 링거를 맞고 귀가한 후에도 감기약을 먹어도 비틀거리며 걷지 못하고, 열이 있는 것 같고 식욕이 없어 해당 병원에서 다시 진료를 받았다.

구체적 예의 해설

70세 여성 환자가 자전거를 탈 정도로 건강했으나, 갑자기 구토를 하게 되었다. 이후 시간이 지나도 설사나 복통은 없고, 권태감과 비틀거림만 남아 있는 상태이다. 이런 경우에는 심혈관계 질환을 고려해야 한다. 특히 소뇌와 같은 뇌혈관 장애를 의심할 필요가 있다. 실제로 이 환자는 소뇌경색으로 진단되었다.

참고문헌

1) Guerrant RL, et al (Infectious Diseases Society of America): Practice guidelines for the management of infectious diarrhea. Clin Infect Dis 32(3) : 331-351, 2001.

2) Gilbert DN, et al: The Sanford Guide to Antimicrobial Therapy 2018. Antimicrobial Therapy, 2018.

3) Thielman NM, et al: Clinical practice. Acute infectious diarrhea. N Engl J Med 350(1): 38-47, 2004.

Section 5
발열 + 관절통형

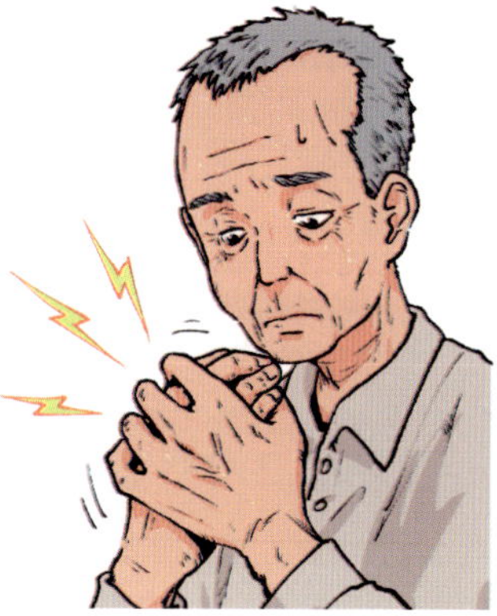

앞 장에서는 "발열 + 소화기 증상형"에 대해 공부했다. 발열 외에 구역질, 구토, 복통, 설사 등의 소화기 증상이 동반되는 경우를 살펴보았다. 대부분의 경우, 바이러스성 위장염이 원인이지만, 세균성 위장염과의 감별을 위해 선택적으로 항균제를 사용하는 것이 중요하다. 이와 관련하여 이상적인 상황과 현실적인 상황을 고려하고, 위장염 진단 시 혼동될 수 있는 다른 중증 질환들을 구분하는 방법에 대해 살펴보았다.

본 장에서는 발열과 관절의 통증이 같이 나타나는 "발열 + 관절통형"에 관해서 알아 본다. 발열과 함께 관절증상이 심하게 나타나는 경우가 이 유형에 해당한다. 가장 흔한 경우는 "전형적 감기형"에 동반하는 것으로, 대개 "열에 동반되는 관절통(관절마디의 통증)"이다. 따라서, 기침, 콧물, 인두통과 같은 명확한 호흡기 증상이 동반되는 경우에는 발열과 관절통이 함께 나타나더라도 "발열 + 관절통형" 카테고리에 포함할 필요가 없다. 특히 **관절통이 있을 때 그 원인이 단순한 통증이 아닐 수 있으며, 관절염과 같은 중증 질환으로 이어질 가능성을 고려**해야한다. 이러한 중증 질환군에 대해서는 조기 진단과 적절한 치료가 필요하므로, 증상이 나타날 경우 주의 깊게 관찰하고 필요시 전문가의 진료를 받는 것이 중요하다.

본 장에서는 감기 증상과 유사한 질환에 대한 감별을 다루므로, 변형성 관절증과 같은 만성질환이 아닌 급성으로 나타나는 관절통에 대해 공부한다.

표 1. 심한 관절통~관절염까지 초래할 수 있는 바이러스

가장 흔한 바이러스	흔치 않은 바이러스
• 파보바이러스(parvovirus) • 풍진과 그 백신 • B, C형 간염 바이러스 • 알파바이러스(alpha – virus) • EB바이러스 • 뎅기열 바이러스(dengue virus)	• HIV • 볼거리(mumps) • A형 간염 바이러스 • 콕사키 바이러스(coxackie virus) • 에코바이러스(echovirus) • 아데노바이러스(Adeno – virus) • 수두 – 대상포진 바이러스 • 단순 헤르페스바이러스(herpesvirus) • 거대세포바이러스(Cytomegalovirus, CMV)

관절통에 그치지 않고 관절염으로 발전하는 바이러스 감염증

이 카테고리에서 가장 중요한 점은 관절통 자체인지, 아니면 바이러스 감염이 관절염으로 이어지는지 여부이다. 특히 발열이 있을 때 관절통이 나타나고, 기침, 콧물, 인두통과 같은 다양한 기도 증상이 동반된다면 바이러스성 상기도염(감기)으로 생각해도 무방하다. 인플루엔자 바이러스는 강한 관절통과 근육통을 유발할 수 있지만, 관절염(즉, 통증뿐만 아니라 종창, 발적, 가동 범위 제한)을 초래하는 경우는 드물다.

많은 바이러스 감염증이 다양한 증상을 유발하며, 그 중 일부는 **관절통을 일으키기도 한다. 하지만 관절염까지 초래하는 경우는 상대적으로 드물며, 교과서적으로는 표 1에 나열된 특정 바이러스 감염증**들이 그 예로 들 수 있다.[1]

가능성이 있는 바이러스의 예를 들자면 한이 없지만, 실제로 현장에서 자주 관찰되는 것으로는 "파보바이러스(parvovirus)와 풍진"이 있다. 특히 성인에게는, 파보바이러스의 전형적인 증상인 뺨에 나타나는 나비 날개모양의 홍반과 팔다리의 그물 모양 또는 레이스형 홍반이 뚜렷하지 않고, 관절 증상만이 두드러지게 나타나는 경우가 많다. 따라서 젊은 성인, 특히 여성의 급성 다발성 관절염에 대해서는 항상 신중하게 접근해야 한다.

풍진의 경우, 주의 깊게 진찰하면 발진(홍반성 반점상 구진; maculopapular rash)이나 귓바퀴 앞 림프절 비대가 있는[2] 경우가 많지만, 백신 접종으로 인한 경우에는 발진과 림프절 비대가 뚜렷하지 않다고 알려져 있다.

젊은 성인에서 흔히 발생하는 바이러스성 다발성 관절염
1. 파보바이러스(parvovirus)
2. 풍진
※ Sick contact, 유행하는 질병, 백신 접종 유무를 확인할 것.

관절염인지 아닌지를 파악하는 요령

관절 증상이 있을 때, 단순한 관절통인지 관절염으로 진행되고 있는지를 판단하는 것은 생각보다 어려울 수 있다. 통증과 함께 발적, 열감, 종창, 가동역 제한 등이 나타나면 관절염으로 볼 수 있으며, 이 경우 세심한 진찰이 중요하다.

몇 가지 요령을 소개하자면, 겉으로 보기에는 확실하지 않더라도 "가동역 제한"이 동반되는 경우는 관절염으로 생각해도 좋다. 예를 들어, 윤활낭염은 겉으로 발적이나 비대가 있을 수 있지만 가동역 제한은 동반하지 않는다. 또한, **진찰 결과가 확실하지 않더라도 환자가 관절통 외에 "부풀어 있다"고 호소하는 경우에는 관절염으로 접근하는 것이 중요**하다. 환자에게 "부풀어 있는 것처럼 느끼시나요?"라고 물어보고 "예"라고 대답하면, 관절염으로 감별하고 병력 조사를 계속 진행하면 된다.

Jolt의 두통 항진 검사에서도 언급했듯이, 환자와의 접촉(신체 소견) 전에 상당 부분을 병력 조사로 파악할 수 있다. 신체 소견이 중요하긴 하지만, 의사의 기량에 크게 좌우된다는 점을 항상 고려한다. 신체 소견에 지나치게 의존하기보다는, 병력 조사로 얻은 내용을 재확인하는 자세가 현실적일 수 있다.

표 2. 단발성 관절염, 다발성 관절염을 초래하는 중요질환

단발성 관절염(1곳)	다발성 관절염(2곳 이상)
• 결정성 관절염(통풍, 위통풍) • 화농성 관절염 [기타] • 외상 • 뼈 괴사 • 관절혈종 • 전신성 류머티스성 질환 (단관절형)	• 젊은층의 바이러스성(특히 파보와 풍진) • 전신성 류머티스성 질환(관절 류머티스, SLE, Still병 등) • 반응성 관절염 (요도염, 염증성 장질환) • 부종양증후군(paraneoplastic syndrome, 특히 폐암) **중요** • 고령자의 결정성 관절염(atypical gout/pseudogout) • 고령자의 화농성 관절염의 일부 • 임균성관절염 (이동성 다발성 관절염)

관절염을 판별하는 요령

관절염인지 아닌지는 본인에게 물어보자!

환자가 '붓는다'고 호소하면 관절염.

단발성 관절염인가, 다발성 관절염인가? 역시 많은 것은 결정성 관절염(단)과 바이러스성(다)

관절염을 이해할 때, 그것이 "단발성"인지 "다발성"인지에 따라 접근이 달라지기 때문에 구분이 중요해진다(표 2). 단발성 관절염은 한 곳의 관절에만 영향을 미치는 반면, 다발성 관절염은 두 곳 이상의 관절에 영향을 미친다. 이러한 구분은 진단과 치료 접근 방식에 큰 차이를 가져온다. 단발성 관절염의 경우, 가장 흔한 원인은 결정성 관절염, 즉 통풍이나 가성 통풍이다. 이들은 주로 한 개의 관절에서 급성 통증과 염증을 유발한다. 반면, 다발성 관절염은 주로 젊은 층에서 발생하는 바이러스성 관절염이 많다.

특히 놓쳐서는 안 되는 질환은 단발성 관절염인 "화농성 관절염"이다(약 90%). 이는 세균 감염으로 인해 발생하며, 즉각적인 치료가 필요하다. **단발성**

관절염의 경우는 관절천자가 필요할 수 있지만, 다발성 관절염에서는 기본적으로는 관절천자는 필수가 아니다. 그러나 다발성 관절염에서도 감별해야 할 질환들이 많기 때문에 주의가 필요하다. 다음과 같이 주의해야 할 질환이 있다

놓쳐서는 안 되는 "화농성 관절염"의 진단 한계를 안다.

놓쳐서는 안 되는 질환 중 하나가 바로 "화농성 관절염"이다. 하지만 이 질환은일반적인 방법으로 진단하기가 쉽지 않다. 초기 판단의 중요한 기준 중 하나는 관절 천자액의 세포 수이다. 일반적으로 세포 수가 50,000/uL 이상일 경우 화농성 관절염을 강하게 의심하게 되는데, 이를 "화농성에서는 백혈구가 5만이 있다"고 기억하면 좋다. 그러나 세포 수가 그 이하일지라도 화농성 관절염을 부정할 수는 없다. 예를 들어, 25,000/uL 이상에서는 +LR(양성 우도비)가 2.9, 50,000/uL 이상에서는 7.7, 100,000/uL 이상에서는 28로 여겨진다[3]. 인공관절 감염의 경우, 세포 수가 1,100/uL 이상일 때 감염이 발생할 수 있으며, 이 경우 감도는 91%, 특이도는 88%로 알려져 있다. 이는 인공관절 감염이 상대적으로 적은 세포 수에서도 발생할 수 있음을 의미한다.

또한, 관절천자의 그람염색 감도는 약 50% 정도로 알려져 있지만, 그람염색이 음성이라고 해서 화농성 관절염이 아니라고 단정할 수는 없다. 그람염색은 탈색되기 쉬우므로, 그람염색에서 보이지 않을 때는 탈색 여부를 주의 깊게 살펴봐야 한다. 따라서 의심스러운 경우, 특히 오한이나 떨림을 동반하며 전신 상태가 나쁜 경우에는 배양 결과가 나올 때까지 기다리지 말고 치료를 시작한다. 관절액의 세포 수가 50,000/uL 이상이라면 치료를 시작하는 것이 중요하지만, 항균제를 복용 중일 경우에는 중단 시기를 고려해야 한다. 환자의 상태가 안정적일 경우 장기 경구 치료로 정주 항균제인 세파졸린(cefazolin)만으로 치료를 시작하는 것이 항균제의 적정 사용으로 이어질 수 있다.

마지막으로, 혈액 배양의 양성률은 약 60% 전후이며, 관절액 배양의 양성률은 약 80% 정도로 알려져 있다.

편광현미경으로 결정을 관찰하면, 화농성 질환의 가능성이 배제되는가

결정성 관절염의 진단에서는 피로인산칼륨과 같은 결정을 편광현미경으로 발견하는 것이 중요하지만, 결정이 존재한다고해서 결정성 관절염이라는 공식은 성립하지 않는다. 결정성 관절염이 발생하기 쉬운 부위에서는 화농성 관절염도 발생할 수 있으며, 관절 내 약물 주입이 빈번하게 이루어지고 있다. 따라서 세포 수나 전신 상태에서 의심스러운 경우에는 화농성으로 치료를 시작하는 것이 불가피할 수 있다.

성적으로 활동적인 환자의 다발성 관절염의 경우는 임균성인가? 반응성인가?

성적으로 활동적인 환자에서는 항상 임균 감염 여부를 생각할 필요가 있다. 급성의 단발성 관절염에서는 즉시 천자를 시행해야 하지만, 임균성 관절염은 황색 포도구균과 같은 화농성 관절염과는 다르게, 이동성의 다발성 관절염에서 반응성 관절염으로 분류할 수 있는지에 대한 논의가 필요하다. 즉, 임균성 관절염이 이동성의 다발성 관절염에서 반응성 관절염으로 간주될 수 있는지에 대한 판단이 쉽지 않다는 뜻이다.

임균성 관절염을 더욱 강하게 의심할 수 있는 포인트는 **매우 심한 통증을 동반한 이동성 다관절염과 피부 발진**이 함께 있는 경우이다. 물론, 파트너를 포함한 다른 성 감염증(클라미디아, 매독, 임균, HIV, HBV, HCV) 검사도 잊지 말아야 한다.

고령자의 "움직일 수 없다(다발성 관절염)"에 강해지자!

고령자가 "움직이지 못한다"는 주호소로 구급차로 내원하는 경우가 있다. 이런 상황에서 진료를 하다 보면 발열이 동반된 다발성 관절염 환자를 자주 만난다. 고령자의 다발성 관절염을 이해하는 데 있어 다음의 세 가지가 중요하다.

고령자의 다발성 관절염 감별

1. Atypical gout/Pseudogout (비전형 결정성 관절염)
2. Streptococcal arthritis(특히 G군)
3. Paraneoplastic arthritis(특히 폐암)

① Atypical gout/pseudo gout

고령자에게 매우 빈번하게 나타나는 "비정형 결정성 관절염(atypical gout/pseudo-gout)" 은 외래에서 가장 많이 접하는 질환이다. 일반적으로 결정성 관절염은 단발성으로 발생하지만, 고령자는 다발성 관절염으로 내원하는 경우가 많다는 점을 미리 알아두는 것이 중요하다. 비정형적인 특성을 지니고 있기 때문에, 진단을 지원할 수 있는 병력을 확실히 파악하는 것이 필요가 있다(표 3)[4].

이러한 환자는, 단발성 관절염으로 통풍·가성통풍을 반복하는 경향이 있으며, 탈수가 방아쇠 역할을 할 수 있다. 따라서 이러한 경과를 병력에서 잘 확인해야 한다.

내원 시 전혀 움직이지 못하는 상태였던 환자가 NSAIDs와 탈수 보정 치료만으로도 다음 날에는 많이 호전되는 경우가 많다는 점이 특징이다. 또한, 고령자의 결정성 관절염의 특수형으로 급성항부통/두통(crowned dens syndrome)도 요즘에는 그렇게 드물지 않게 관찰되기 때문에 알아 둘 필요가 있다.

표 3. 정형성 통풍 비정형 통풍의 임상적 특징

Classic gout(전형성 통풍)	Atypical gout(비정형 통풍)
전 연령에서 발생할 수 있다.	고령자에게 자주 나타남
기본적으로 남성에게 흔함	남성과 여성 모두에게 발생할 수 있음
단관절염	다관절염
비대칭성	대칭성 및 비대칭성 모두 가능
기본적으로 하체에 발생함	모든 관절에 발생할 수 있음
통풍 결절은 드물음	남성에서는 통풍 결절을 동반하는 경우가 많음 (없어도 됨)이전에 발작을 반복한 병력이 있는 경우가 많음
급성 경과	만성 타입도 있지만, 급성 발작이 있음
봉와직염이나 다른 감염증과 오진하기 쉽다.	만성 타입에서는 관절염이나 변형성 관절증으로 오진되기 쉽고, 급성의 경우에는 피하조직염이나 다른 감염증으로 오진되기 쉬움

② 고령자의 세균성 급성 다발성관절염

고령자에게는 세균성 급성 다발성 관절염도 발생할 수 있다. 빈도는 높지 않지만, 최근 주목받고 있는 미생물인 G군 용혈성 연쇄상구균에 의해 발생하는 경우도 있다. 일반적으로 A군 용혈성 연쇄상구균이 관절염의 주요 원인으로 여겨지지만, 고령자에서는 G군과 B군(특히 G군)이 더 많이 발견되는 경우가 많다. 그러나 다발성 관절염이라고 해도 보통 몇 개의 관절에 국한되는 경우가 많다.

감염성 심내막염을 배제하는 것이 중요하지만, 실제로 확실히 진단되지 않는 경우가 많다. 비정형 결정성 관절염과의 명확한 구분도 쉽지 않다. **결정성의 가능성이 높다고 판단되더라도, 관절염이 동반된 경우에는 혈액 배양이 진단에 매우 중요**하다.

③ 병원 검진력이 없는 고령자의 다발성 관절염에서 부종양 관절염.

빈도는 높지 않지만, 고령자의 다발성 관절염 감별로는 알아 두는 것이 중요하다. 특히 폐암(특히 샘암)과 관련된 경우가 많다고 보고되고 있다[6].

구체적인 증례

증례: 65세 남성. 발열, 관절통

기왕력

23세에 충수 절제술

현재 병력

1년 반 전 혈뇨를 계기로 방광암 진단을 받았다. 방광 전체 적출과 회장 신방광조성술을 시행했으며, 수술 후 화학요법을 받을 예정이었지만 본인이 원하지 않아 외래에서 경과를 관찰하고 있었다. 5일 전부터 오른손에 통증이 있었고, 3일 전부터는 오한과 떨림은 없었지만 38℃의 발열이 있었다. 시판 감기약으로 경과를 지켜보았고, 당일에도 발열이 있으며 오른쪽 등 부위 통증이 있어 다시 진찰을 받게 되었다.
기도 증상은 없고, 소화기 증상도 없다. 배뇨 시 통증이나 잔뇨감은 없으며, 관절통은 전신에 있지만 발열이 시작된 이후로 특히 오른쪽 어깨와 오른쪽 손가락에 통증이 있으며, 손을 올리지 못하는 상태이다.
경구제: 없음. 알레르기: 약제나 음식물에 대한 알레르기는 없다.
사회력: 음주: 맥주 350mL/일, 흡연: 20개비/일

신체소견

체온 39.1℃, 혈압 125/57mmHg, 심박수 60회/분, 호흡수 16회/분, SpO2: 99%(RA). 전신 상태는 양호. 두경부 검사에서 빈혈이나 황달은 없고, 부비강 압통이나 인두 발적도 없으며, 경부 림프절은 촉지되지 않았다. 심음에서는 늑골 좌연 제2늑간에서 수축기 박출성 잡음이 들리지만 확산은 없었다. 폐음은 깨끗함. 복부는 장요농음이 정상이며 압통은 없고, 계륵부 타진통도 없다. 늑골 척추각(costovertebral angle, CVA) 타진통은 확실하지 않다. 피부에는 발진이 없고, 관절 검사에서 오른쪽 견관절에 종창과 압통이 있으며, 오른쪽 네 번째 손가락 중심 손등에 발적과 압통이 있다.

오른쪽 등 부위 통증과 방광암으로 인한 요로 수술력이 있기때문에 요로감염증의 가능성도 고려해야겠지만, 손을 올리지 못할 정도의 관절 증상이 있다면 가동 범위 제한이 있는 상황이다. 방광암이 있고 수술 후 화학요법을 원하지 않았던 점도 중요하다. 부종양성 증후군(paraneoplastic syndrome)도 가능성이 있지만, 외래에서 재발이나 전이의 소견이 없다면 가장 흔한 비전형 결정성 관절염으로 생각해도 좋다.

추가 병력

CT 촬영 결과, 오른쪽 어깨 관절 주변에 염증이나 부종이 의심되는 저밀도 영역이 발견되었으며, 이 부위에 조영제가 주입된 후 주변 조직에서 변화가 나타났다.

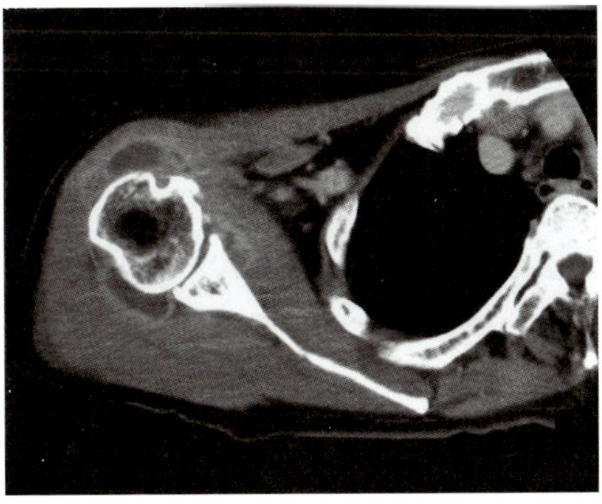

구체적 증례의 해설

오른쪽 네 번째 손가락 중심에서 손등에 걸쳐 발적과 압통이 확인되었고, 다발성 관절염이 있었지만 통증과 가동 범위 제한이 심각하게 나타났기 때문에 혈액 배양을 시행하고 관절 천자에 대해 정형외과에 컨설트를 요청했지만, 결정성 관절염이 아닐까 하는 진단으로 천자는 시행되지 않았다.

그런데 다음 날 혈액 배양 2세트에서 연쇄상구균이 의심되는 그람 양성구균이 검출되었고, 최종적으로 G군 용혈성 연쇄상구균으로 판명되었다. 그래서 페니실린 G를 1,800~2,400 단위/일로 치료하기로 했다. 긴급히 관절 천자와 드레인, 그리고 경식도 초음파 검사를 시행했지만, 확실하게 종괴(vegetation)는 확인할 수 없었다.

참고문헌

1) Naides SJ : Viral Arthritis. Schnitzer TJ : Viral arthritis. In Harris ED, et al (eds) : Kelley's Textbook of Rheumatology, 7th ed, Elsevier Saunders, Philadelphia, 2004.

2) Gershon AA : Rubella virus. In Mandell GL, et al (eds) : Mandell, Douglas, and Bennett's Principles and Practices of Infectious Diseases, 3rd ed, p1242, Churchill Livingstone, New York, 1990.

3) Margaretten ME, et al : Does this adult patient have septic arthritis? JAMA 297(13) : 1478-1488, 2007.

4) Trampuz A, et al : Synovial fluid leukocyte count and differential for the diagnosis of prosthetic knee infection. Am J Med. 2117(8) : 556-562, 2004.

5) Getta B, et al : Atypical presentation of acute gout in an elderly patient. J Am Geriatr Soc 56(4) : 764-765, 2008.

6) Mandell GL, et al (eds) : Mandell, Douglas, and Bennett's Principles and Practice of Infectious Diseases. 6th ed, Elsevier Churchill Livingston, Philadelphia, 2005.

7) Morel J, et al : Paraneoplastic arthritis. Characteristics and survival of 26 patients with paraneoplastic arthritis. Ann Rheum Dis 67(2) : 244-247, 2007.

Section 6
발열 + 피부발진형

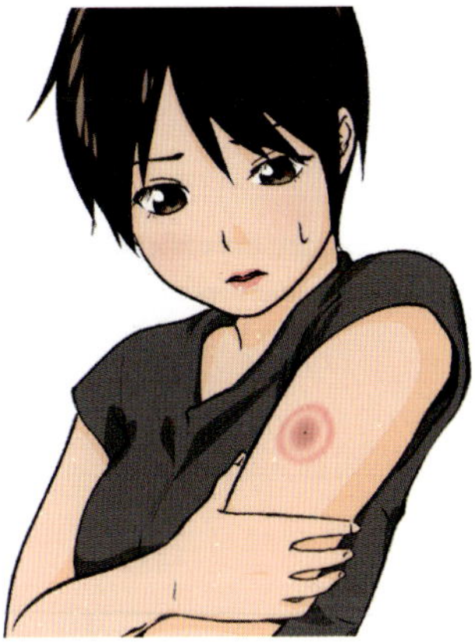

앞서 '발열 + 관절통형'에 대해 언급했듯이, 급성 경과에서 발열 외에 '관절통'을 강하게 호소하는 범주에 대해 설명했다. 발열 시에만 관절통이 있고, 기침, 콧물, 인두통과 같은 다영역의 호흡기 증상이 동반된다면, 대부분은 바이러스성 상기도 감염에 따른 것으로 생각해도 무방하다. 예를 들어, 인플루엔자 바이러스는 상당히 강한 관절통(및 근육통)을 유발하지만, 관절염(통증뿐만 아니라 부종, 발적, 가동 범위 제한)까지 진행되는 경우는 드물며, 관절염까지 진행된 경우에 고려해야 할 바이러스는 정해져 있다는 것을 확인했다.

또한, 가장 간과해서는 안 되는 질환인 화농성 관절염의 진단에 대한 이상과 현실, 그리고 고령자에서 흔히 나타나는 다관절염을 주호소로 내원하는 비전형적인 통풍 및 가성 통풍(비전형 결정성 관절염)과 그 판단 요령에 대해서도 확인했했다.

이번 장에서는 급성 경과로 내원하는 "발열+피부발진형"에 관해서 언급한다. 발열과 함께 발진이 동반되는 경우는 여러 가지 질환을 고려해야 하므로 감별 진단이 꽤 복잡할 수 있다. 특히 감염성 질환과 비감염성 질환이 혼재되어 있어 진단이 더욱 어려운 경우가 많다. 실제로 외래에서 가장 흔히 접하는 경우는 국소성 봉와직염이다. 이 외에도 전신성으로는 진단이 어려운 미상의 바이러스 감염증에 동반되는 독성발진이나 약물발진을 의심하는 경우가 많다.

제2장에서는 감기와 혼재하는 질환에 대한 감별이 주제이므로, 본 항에서는 만성 경과가 아닌 급성 경과로 나타나는 성인의 질환에 초점을 맞춘다. 또한, 해외여행 후 돌아온 환자나 국내에서 자주 볼 수 없는 록키산(홍반열)과 같은 질환에 대해서는 언급하지 않는다. 급성 발열과 피부발진의 조합은 다양한 원인에 의해 발생할 수 있으므로, 각 경우에 대한 세심한 접근이 필요하다.

병력 청취의 중요성과 주목해야 할 병력

외래에서 접하는 "발열+발진형" 환자 중 가장 많은 경우는 치료하지 않아도 자연적으로 치유(self-limited)되는 바이러스 감염증(some viral infection)이 많다. 하지만 감염성 질환이라는 점에서 적절하게 진단을 해야 하는 중요한 질환이 있다. 이때 중요한 것은 역시 병력 청취이다. 발진이 있는 환자는 아래와 같은 병력에 주의해서 진찰할 필요가 있다.

■ 연령

- 60대 이후의 연령대의 환자에서 새로운 바이러스 감염(파보바이러스 감염증 등)이 발생하는 경우는 흔하지 않다.
- 고령자의 경우 바이러스 감염이 의심될 때는 다른 원인, 즉 비감염성 질환(알레르기, 약제성)이나 세균 감염을 우선적으로 고려해야 한다.

■ 백신 접종력 및 소아기 병력

- 수두, 볼거리, 홍역, 풍진, 인플루엔자, 전염성 홍반(사과병) 등의 백신 접종 여부를 확인하는 것이 중요하다. 소아기의 병력이 있다고 해도, 그 차이가 크지 않을 수 있다.

■ 노출력

- 최근 수두, 볼거리, 홍역, 풍진, 인플루엔자, 수족구병에 걸린 소아와의 접촉 여부 확인.
- 미코플라즈마 감염증 환자와의 접촉력(다형삼출성 홍반 Stevens-Johnson증후군).

■ 계절성

- 엔테로바이러스(enterovirus) 감염증(여름~가을)
- 가와사키병, 파보바이러스 감염증(겨울~초봄)
- 라임병(Lyme disease)(봄~여름)
- 츠츠카무시병(11월 전후)

- **성감염력**
  - HIV(primary Hiv infection), 매독, 단순 헤르페스 바이러스, 파종성 임균 감염증.
  - 음부, 항문주위의 진찰(궤양이나 수포성 병변의 유무: 매독, 헤르페스 등)
- **약제력 (뭐든지 기능)**
  - 약물 중에서도 항균제가 많은 것으로 알려져 있다(특히 페니실린계, 세펨계, ST합제).
  - 페니토인 등 항경련제[약물 과민증 증후군(DIHS)].
  - 아미노페니실린 사용(전염성 단핵구증).
- **해외 여행력**
  - 최근 1개월 이내에 해외 여행을 다녀온 경우, 여행지를 확인하는 것이 중요하다. 특히 홍역은 수입 감염으로 알려져 있다.
- **희귀한 반려동물의 사육 이력**
  - 특별한 반려동물을 키운 경험이 있다면, 그와 관련된 감염증에 대해 알아보는 것이 좋다. 예를 들어, 고양이는 카프노사이토파가 카니모르사스 감염을 일으킬 수 있다.

중요한 것은 현재 유행하고 있는 전염병에 대한 역학 정보와 접촉력

다양한 병력을 분석하더라도, 환자의 증상이 종종 뚜렷하지 않아 진단이 어려운 경우가 많다. 예를 들어, 홍역을 의심할 때 발진이 미세하거나 코플릭 반점(Koplik spot)이 보이지 않거나, 결정적인 증상이 나타나지 않는 경우가 많다. 이런 상황에서 당신에게 도움을 주는 것은 "명확한 접촉력", 혹은 "요즘 시기에 유행하고 있는가?"의 등의 정보이다.

"목증상 메인형"의 증례 해설에서도 언급했지만, 보건복지부 홈페이지를 통해 현재 유행하는 질병에 대한 정보를 확인할 수 있다. 전수파악 감염증(홍역, 풍진, 수두, 매독)이나 정점파악 감염증(인플루엔자, 후두결막염(아데노바이러스 감염증), A군 용형연쇄상구균성 인두염, 감염성장염, 수두, 전염성홍반, RS바이러스, 미코플라즈마) 등 여러 질환은 소아에게 유행한 후에 성인에게도 영향을 미치는 경우가 많으므로 이에 대한 정보도 매우 유용하다.

정점파악 질환의 경우, 데이터 집계로 인해 정보가 다소 지연될 수 있지만, **어**

린이에게 유행한 후 성인에게도 전파될 가능성이 높다. 이로 인해 감염증이 증가하는 경우 성인 환자에게서도 자주 나타난다.

따라서 **따라서 병력이나 신체 소견이 미미하다고 판단되더라도, 확실한 접촉력이 있는가, 감염정보에서 증가세의 감염증이 의심스러운 경우에는 다시 한 번 면밀히 진찰하고 적절한 조치를 취하는 것이 바람직하다.**

발진 + α 관련하여 고려해야 할 사항

발진의 형태와 분포를 통해 진단할 수 있는 감염증이 많다. 이러한 질환을 파악하는 것은 중요다. 특히 홍역, 풍진, 수두는 확실히 구분할 수 있어야 한다. 다음 페이지에서는 임상에서 유용한 몇 가지 진단 도구를 소개한다.

Pearl!

포인트

- 손바닥이나 발바닥에 발진이 있을 경우, 수족구병이나 매독을 고려한다. 이때 성교력, 특히 MSM(남성 동성애자)나 하이 리스크 성행위(예: 애널 섹스)의 유무와 함께 최근의 sick contact 여부를 확인하는 것이 중요하다. 최근 성인에서도 수족구병 사례가 증가하고 있으므로 주의가 필요하다. 매독은 통증이 없는 특징이다.
- 성인 수두의 초기 단계에서는 특정한 국소 증상(예: 발진이나 피부 변화)이 나타나지 않고, 오히려 고열만 있는 경우가 많다. 수두의 전형적인 증상인 발진이 초기에는 적게 나타나기 때문에, 환자가 수두를 의심하지 않을 수 있다. 특히 수두 발진은 두피에서 시작되는 경우가 많기 때문에, 두피를 잘 점검해야 한다. 감염 정보(예: 최근에 수두 환자와 접촉한 이력 등)가 증가하고, 몇 개의 수포(물집)가 나타난다면 수두를 의심해야 한다.
- 별로 많지 않지만, 옅은 홍반을 바탕으로 한 반점상구진(maculopapular rash)과 이개후림프절 비대가 동반된다면 풍진을 의심할 수 있다. 관절염이 동반되면 더욱 확실해진다.
- 봉와직염이나 리케차(rickettsia)에 의한 피진은 환자가 증상을 잘 설명하지 않을 수 있으므로, 유행지와 유행 시기를 적극적으로 조사해야 한다.
- 마지막으로 Still병일 가능성도 있다. 예상대로 림프종(lymphoma), 특히 악성 림프종이나 혈관 내 림프종이 의심된다. 또한, 성인 T세포 백혈병(ATL)도 고려해야 한다. 만약 개선이 없다면 생검을 통해 추가적인 진단을 고려할 필요가 있다.

명확하게 판단 가능한 발진: 다형삼출성홍반과 결절성홍반

다형삼출성홍반(erythema cxsudativum multiforme)과 결절성홍반(erythema nodosum)은 좌우 대칭적으로 뚜렷하게 나타나는 발진으로, 이들 감별 질환을 아는 것이 중요하다. 다형삼출성 홍반(그림 1)은 표적 병변(target lesion)으로 많은 바이러스에 의해 나타날 수 있지만, 특히 미코플라즈마와 단순 헤르페스 바이러스가 중요한 원인이다.

결절성홍반(그림 2)은 주로 정강이에 통증을 동반한 결절 형태의 홍반으로, 연쇄상구균 감염 후 또는 약물에 의해 발생하는 것으로 알려져 있지만, 많은 경우 원인이 원인불명으로 판명되는 경우가 많다. 또한, 결절성홍반은 Behcet병과 동반되는 경우도 자주 발생하므로, 추가적인 병력을 확실히 확인하는 것이 필요하다. 결절성홍반은 일반적으로 뚜렷하게 보이지만, **다리의 펴진 쪽이 아닌 굽혀진 쪽에 있거나 상지에 나타나는 비전형적인 양상일 경우, 원인이 불확실한 경우에는 혈관염 등과의 감별 진단을 위해 생검을 고려하는 것이 바람직하다.**

	다형삼출성홍반	결절성 홍반
중요 감염원	1. 마이코플라즈마 감염증 2. 난순 헤르페스 바이러스	1. 연쇄상구균 감염 후(9% 정도) 2. 약제성 3. 원인불명(전체의 60% 정도)
기타 원인	• 미생물 수두-대상포진 바이러스, 아데노바이러스, EB 바이러스, 사이토메갈로바이러스(cytomegalovirus infection), 간염바이러스(B/C), 콕사키 바이러스, 파보 바이러스, HIV, *Chlamydophila psittaci*, 살모넬라(salmonella), 결핵, 2기 매독 • 약제 NSAIDs, 설파제(sulfanilamides), 항경련약, 항균제 등.	• 폐문림프절 종창 있음 결핵, *Chlamydophila pneunoniae*, 사르코이도시스(sarcoidosis), 악성 림프종 • 소화기 증상 있음 Behcet병, 염증성 장질환, 세균성 장염, 췌장염. • 기타 임신 혹은 경구피임약, SLE, HIV, 매독 등

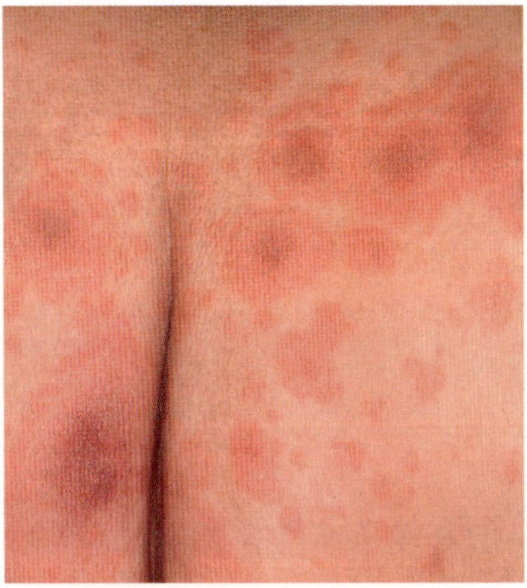

그림 1. 다형홍반: target lesion

[이이지마 마사후미: 다형삼출성홍반, 피부결막안증후군, Stevens-Johnson증후군; 6. 홍반, 오늘의 피부질환치료지침 제3판, 의학서원. 2002에서 "그림 6-1 다형삼출성홍반"을 인용]

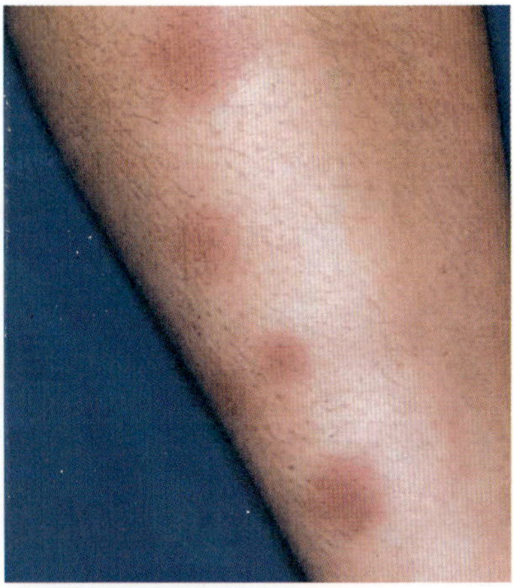

그림 2. 결절성 홍반

[다나카 마사루: 통증을 동반하는 질환. 1. 일차적 케어를 위한 감별진단의 포인트, 오늘의 피부질환 치료지침 제3판, 의학서원. 2002에서 "그림1-33 결절성 홍반"을 인용]

피부질환으로 아는 급성 패혈증

응급으로 외래에 이송된 환자에서, 언뜻 본 것만으로도 중증 패혈증으로 생각해야 하는 발진을 몇 가지 소개한다. 단, 감염성 심내막염의 말초 징후(peripheral sign)가 명확한 것들(Janeway 병변과 Osler 결절 등)은 생략한다.

괴사성 근막염 (그림 3)

봉와직염과 괴사성 근막염은 그 감별이 어렵다는 것을 아는 것이 중요하다. 임상에서 중요한 것은 **초기에는 봉와직염으로 진단하더라도 진행 상태를 놓치지 않는 것**이다.

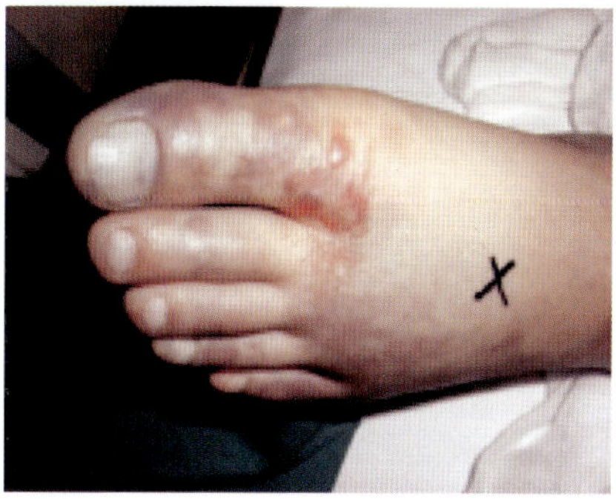

그림 3. 괴사성 근막염

타키 켄지 외: 괴사성 근막염을 의심. medicina 40 : 731 – 735, 2003에서 "그림1 [증례] 왼쪽 아래 종아리 피부 소견(수포, 짓무름, 홍반)"의 "a"를 인용]

괴사성 근막염의 진단 요령

- 초기부터 수포를 동반하는 봉와직염이 의심되는 경우, 반드시 괴사성근막염을 제외할 것(정형외과에 컨설트 해 둠). 초기의 수포형성은 심부혈관의 폐색을 시사함. 단 봉와직염의 치료과정에서 수포형성은 자주 있다.
- 통증이 너무 심한 경우는 의심해 본다. 봉와직염은 "국소장기 증상이 불명확하고 고열만의 형태"에 해당할 수 있으며, 그리 강한 통증이 있는 경우는 많지 않다.
- 피부괴사는 당연히 의심한다(반상출혈도) → 괴사성 근막염을 의심.
- 촉진으로 건초염(tenosynovitis)이 있다면 다행이지만 (감도는 나쁘지만) → 괴사성 근막염을 의심.
- 피부의 지각마비도 의심(이것도 혈관장애를 시사) → 괴사성 근막염을 의심.
- 혈액검사에서 CK(Creatine kinase)는 도움이 되지 않음 (전혀 참고하지 않아도 괜찮음). CK를 근거로 하는 rule in/out의 모두 사용할 수 없다. CT도 신뢰할 수 없는 경우가 있다.
- LRINEC(Laboratory risk indicator of necrotizing fasciitis) 괴사성 근막염 진단의 보조 도구로 사용한다.
- 항균제를 처방해도 급속하게 진행되는 경우에는 언제나 의심한다.
- 가능하면 초기에 finger test 실시
  → 국소마취를 실시해 심근막까지 2cm정도 절개한다. 얕은 근막 수준에 손가락을 넣고, 출혈이 없거나 악취가 나는 탁한 삼출액이 있는 경우, 또한 조직이 저항 없이 박리될 수 있는 경우 괴사성 근막염으로 진단한다.

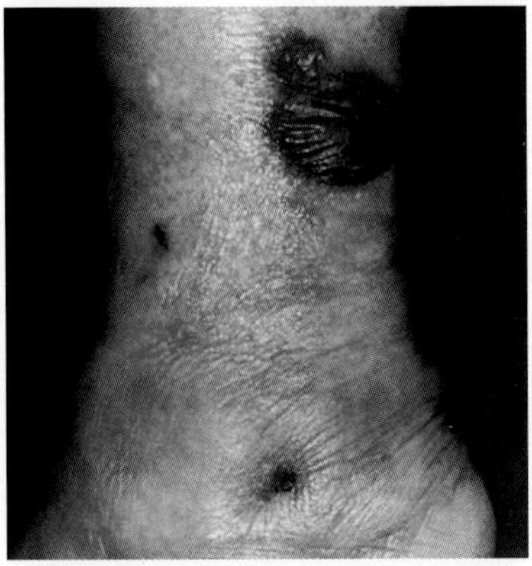

그림 4. 녹농균 패혈증에 의한 점상, 반상출혈

수막염균 패혈증에 의한 발진

소아나 젊은 성인에서 의식 장애나 관절염 소견이 나타날 경우, 수막구균혈증(meningococcemia)을 의심해야 한다. 일본에서는 수막염 균혈증이 매우 드물게 나타나지만, 국내에서도 고교생의 기숙사에서 집단 발생 사례가 보고되어 주의가 필요하다[1]. 유사한 병태로는 폐렴구균에 의한 비장 절제 후 중증 감염증(OPSI, Overwhelming postsplenectomy infection)도 전신에 유사한 발진을 일으킬 수 있으므로, 이에 대한 인식을 갖는 것이 중요한다.

녹농균 패혈증에 의한 점상출혈, 반상출혈(그림 4)

중증인 녹농균패혈증에서도 흑색 반상의 출혈을 나타내는 경우가 있다.

독성쇼크 증후군(Toxic Shock Syndrome:TSS)

피부 발진이 명확하지 않은 경우가 많지만, "발열+발진형"에서는 잊어서는 안 되는 질환으로 독성쇼크 증후군이 있다. 이 증후군의 주요 증상으로는 ① 38.9℃ 이상의 발열 ② 저혈압 ③ 광범위성 반상홍피증 ④ 세 가지 장기 이상의 장기손상 ⑤ 발진 후 1~2주 사이에 발생하는 피부 박탈, 그리고 ⑥ 다른 질환의 제외가 중요하다.
임상증상으로는, 인두통 같은 상기도 증상이나 설사 같은 소화기 증상이 나타날 수 있으며, 이로 인해 감기나 위장염으로 진단되는 경우도 있다. 확실하지 않더라도 1주일 정도 지나면서 손바닥과 발바닥의 피부가 벗겨진다면 거의 확정적으로 독성쇼크 증후군으로 진단할 수 있다.

외래진료에 섞여 있는 파보바이러스 감염증

파보바이러스(parvovirus)는 소아의 사과병(진염성 홍빈)의 원인 비이러스로 유명하기 때문에 소아의 질병으로 여겨지는 경우가 많다. 그러나 실제로 성인에서도 상당한 빈도로 외래를 방문하고 있지만, 일상 진료에서는 잘 인식되지 않는 경우가 많다. 게다가 불필요한 정밀 검사가 진행되는 경우도 있어 주의가 필요하다.

파보바이러스 감염증의 전형적 증상으로는 사과병의 이름에서 말하듯이 볼에 나타나는 경계선이 명확한 나비모양 발진의 홍반이다. 이어서 손과 발에 그물형태(망상)의 발진이 나타나며, 1주일 정도 지나면 자연적으로 없어진다. 그러나 **성인의 경우, 이러한 전형적인 발진을 호소하며 내원하는 경우는 많지않다**. 성인의 경우 감염되더라도 25%는 무증상, 50%가 비특이적인 인플루엔자형 증상, 나머지 25%가 전형적인 증상으로 나타난다고 알려져 있다[2].

하지만 이것만으로 진단하기에는 부족한 점이 많다. 그렇다면 구체적으로 어떤 증상으로 외래 진료를 받고 있을까? 사실 성인의 경우는 "부종"을 주 호소로 내원하는 경우가 많다[3]. 또한, 폐쇄형 질문을 통해 "왠지 몸이 붉고 가렵다"는 병력을 얻을 수 있는 경우도 있다.

기본적으로는 **사지의 급성 부종을 주증상으로 하며, 명확한 체중 증가가 동반되지 않는 경우가 많다. 부종이라고 해도, 겉외관상 거의 보이지 않을 정도의 부종을 보이므로 환자의 호소와 신체소견이 진단을 하는 데 영향을 주지 않아 정확히 질환을 이해하기 어렵다**. 환자가 "반지가 빽빽 해졌다"라고 말하는 경우가 많다는 것도 특징이다.

파보바이러스 감염증은 이차성 경과가 전형적(그림 5)으로, 바이러스 혈증이 강한 첫 번째 단계에서는 비특이적인 인플루엔자형 증상(발열, 권태감, 근육통, 두통 등)이 두드러지며, 이러한 증상이 호전되기 시작할 무렵 후반 단계로 넘어가면서 발진이나 관절통의 소견이 나타난다고 알려졌다. 따라서 성인의 경우에

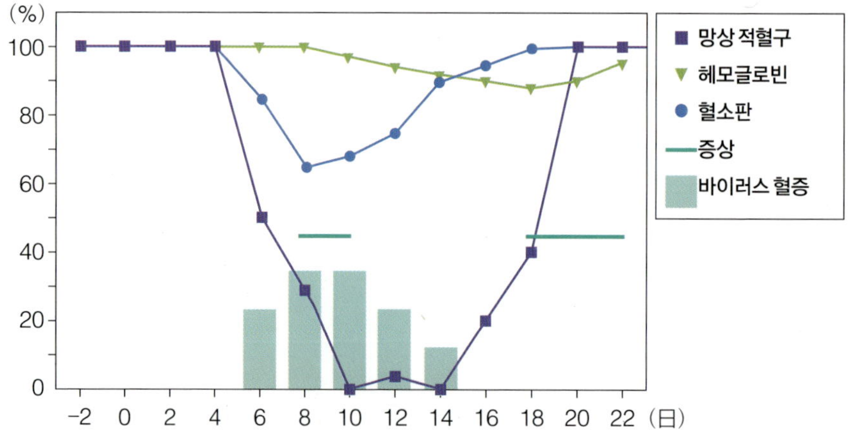

그림 5. 파보바이러스 B19(인간 파보바이러스) 감염증의 임상경과

도 이러한 이차성 병력을 청취할 수 있어 진단의 실마리가 된다.

그러나 실제로는 이러한 병력이 아니라 "선행하는 가벼운 감기형 증상 → 그 후, 외관상 보이지 않을 정도의 부종 + 가려움증" 정도일 때가 오히려 많다. (부종을 주증상으로 진료를 받고, 주의 깊게 문진하면 선행하는 감기 증상과 같은 병력으로 확인되는 경우가 많다).

부종의 호소 전에 약간 선행하는 형태로 가벼운 전신의 가려움증(발진은 없음)이 확인되는 경우도 있지만, 폐쇄형 질문으로 묻지 않으면 대답해주지 않는 경우도 많다.

Pearl!

포인트

- 망상적혈구 수치는 즉시 감소하지만, 헤모글로빈 수치는 나중에 감소한다(그림5 참조).
- 바이러스 혈증(viremia)이 강한 시기는 비특이적인 독감 유사 증상으로, 증상은 발열, 피로감, 두통, 비염 등이 있다.
- 발진이나 관절 증상은 이차 단계에서 나타나는 것으로 알려져있다.
- 따라서, 발진이 나타났을 때에는 이미 감염성이 없다고 여겨지며, 학교 보건안전법에서도 출석정지를 시키지 않는다.

- gM항체검사는 2018년부터 "홍반이 나타나는 15세이상의 성인에 대해서 이 바이러스에 의한 감염증이 강하게 의심되는 경우에 산정한다."는 기준으로 보험 적용이 되고 있다.

성인의 파보바이러스 감염을 의심하는 요령

20~30대 여성이, 갑자기 "부종"을 주증상으로 내원하고, 선행하는 상기도 증상이나 몸의 가려움증, 또는 옅은 홍반이 있다면 파보바이러스 감염을 생각한다.
⇒ 불필요한 전신 정밀검사는 필요 없으며, 경과 관찰을 권한다.

증례: 30대 여성. 발열, 손발의 부종, 피진.

현재 병력

5일 전 밤부터 몸의 가려움증이 있었고, 4일 전에 교토로 여행을 갔다. 양쪽 하체에 통증이 느껴져 발을 살펴보니 발진(출혈반)이 있었다. 열이 나고 뜨거운 느낌이 있었다. 그대로 두었지만 나아지지 않고 부종이 있어 진료를 받았다. 1주일 전부터 경미한 기침과 미열이 있었다. 소화기 증상은 없고, 요로 증상도 없다. 관절통은 경미하지만 부풀어 오르지는 않았다.

기왕력

기왕력: 없음. 복용약: 없음. 알레르기력: 약물 및 식품 알레르기 없음.
생활 및 사회력: 음주는 매주 350mL/일, 흡연 20개비/일.

신체소견

바이탈싸인: 체온 37.8℃, 혈압 120/58mmHg, 맥박 60회/분, 호흡수 14회/분, SpO2 99%(RA).
전신 상태: 양호. 두경부: 빈혈 및 황달 없음, 부비동 압통 없음, 인두 발적 없음, 경부 림프절 촉지되지 않음. 심폐: 이상음 없음. 복부: 장 연동음 정상, 압통 없음, 늑골 하부 타진 통증 없음, CVA 타진 통증 없음. 피부: 그림 6에 나타난 바와 같이 양쪽 하체를 중심으로 선형 출혈반(+)이 있으며, 가려움증이 있고, 양쪽 상지에도 연한 홍반이 있음.
관절: 부종 없음.

증례의 구체적 설명

발병 시점에 파보바이러스 감염이 유행하고 있었고, 외래에서는 성인에서의 파보바이러스 감염을 자주 접하고 있었다. 그림 6의 발진은 파보바이러스로 감염으로 보기에는 전형적이지 않지만, 일부 선상으로 보이는 것은 꽉 끼는 스타킹에 의한 압박으로 선상이 된 것으로도 생각할 수도 있다. 파보바이러스의 항체검사를 제출하고, 대증요법으로 경과를 보니 3일째에는 발진은 감소경향을 보이고 부종은 강해졌지만(그림 6 오른쪽), 5일 정도 뒤에는 가벼워졌다(그림 7). 혈액검사 결과 파보바이러스 B19-IgM 항체 양성이었다.

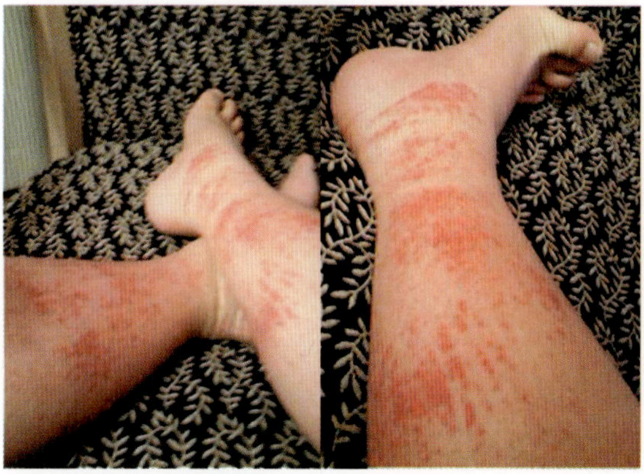

그림 6. 양하지의 선상출혈반.
(좌: 초진때, 우: 3일째 부종의 증가)

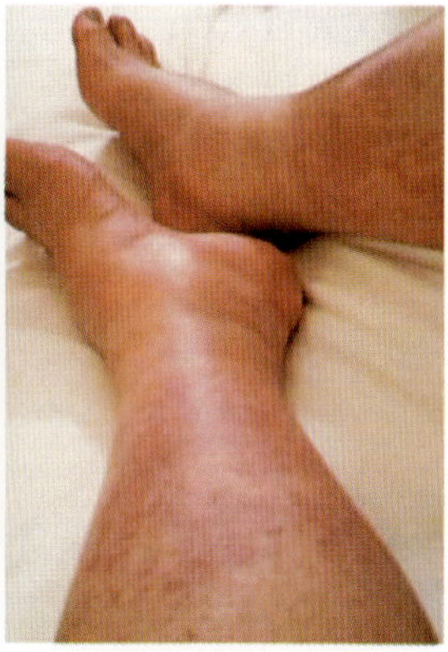

그림 7. 5일 후 호전

증례: 20세 남성. 발열, 몸이 붉어짐, 인두통, 림프절 부종.

현재 병력

5일 전부터 38℃의 고열과 오른쪽 목 뒤쪽의 림프절이 부어오르는 것을 느꼈다. 통증이 심하고 열이 떨어지지 않았지만 감기라고 생각하고 참았다. 발진도 생겨서 친정집(삿포로)에 돌아왔다. 인두통, 가벼운 기침, 콧물도 있다. 눈도 빨갛다.

병력: 없음, 경구제: 없음, 사회경력: 도쿄에 거주하는 대학생으로 2주 전까지 야마가타현 산간지역에 있는 합숙형 자동차학교에 있었다.

신체 소견

전신 상태: 약간 힘들어 보임. 체온 38.5℃, 혈압 120/70mmHg, 맥박 106회/분, 호흡수 20회/분. 인두: 경미한 발적(+), 백태가 없고, 부종이 없다. 흉부: 심폐 이상음 없음. 두경부: 우측 후경부, 귓바퀴 후 경부 림프절 촉지(그림 8). 피부: 몸통 중심부에 옅은 홍반이 있고(그림 9), 가려움증 없음.

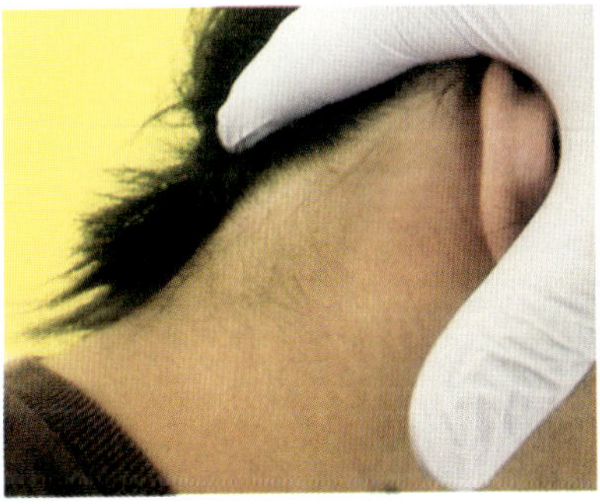

그림 8. 경부 소견
우측 후경부 림프절 부종

그림 9. 피부 소견.
체간을 중심으로 한 창백한 홍반

증례의 구체적 설명

본 증례는 기침, 코, 인두통이 있고 인두통이 있어 바이러스성 상기도 감염을 의심할 수 있는 증례이다. 도쿄에서 대학생이라고 하여 이 시기에 도쿄에서 유행하던 풍진의 가능성도 높다고 생각했습니다. 하지만, 다소 몸이 둔해 놓쳐서는 안 될 질환이 있는지 주의가 필요한 상황이었다. 야마가타현 산간 지역에 다녀왔다는 병력도 있어 리케차 가능성도 고려하여 각종 검사를 제출하고 테트라사이클린계 항균제를 처방하여 외래 추적 관찰을 했는데, 4일 정도 지나서 '목의 림프절 통증이 지속되고 손의 피부가 벗겨졌다(그림 10)'는 연락을 받고 조속히 재진찰을 받게 되었다. 목의 림프절로 추정되는 부위를 절개한 결과 고름이 나왔고(그림 11), 황색포도상구균이 검출되었다.

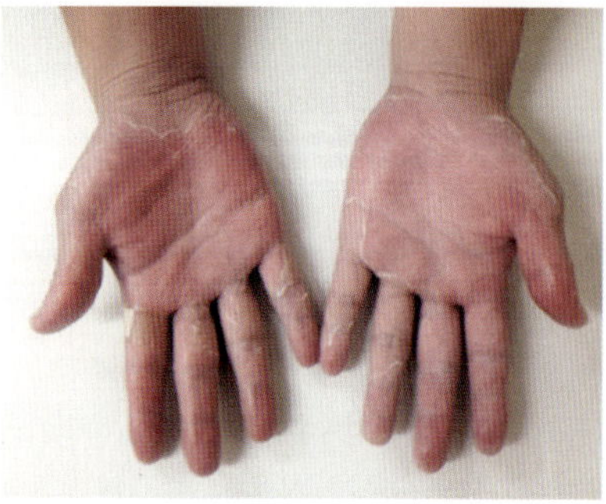

그림 10. 손바닥의 탈락물

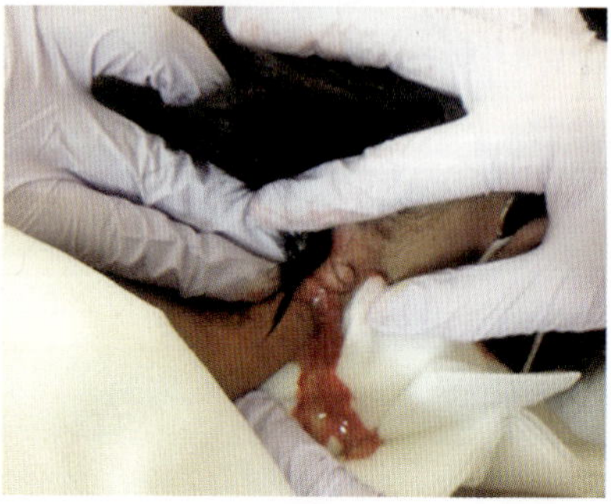

그림 11. 림프절로 추정되는 경부 종괴에서 고름이 나오는 모습

본 증례는 황색포도상구균에 의한 독성 쇼크 증후군이었다.

참고문헌

1) Fernando SM, et al: Necrotizing Soft Tissue Infection: Diagnostic Accuracy of Physical Examination, Imaging, and LRINEC Score: A Systematic Review and Meta-Analysis. Ann Surg 269(1): 58-65, 2019.

2) 国立感染症研究所感染症情報センター: 宮崎県における髄膜炎菌感染症集団発生事例. IASR 32: 298-299, 2011. https://idsc.niid.go.jp/iasr/32/380/kj3802.html(最終アクセス2019年9月)

3) Woolf AD, et al: Clinical manifestations of human parvovirus B19 in adults. Arch Intern Med 149(5): 1153-1156, 1989.

4) Hayakawa H, et al: A clinical study of adult human parvovirus B19 infection. Intern Med 41(4): 295-299, 2002.

Section 7
발열 + 목 통증형

시작하며

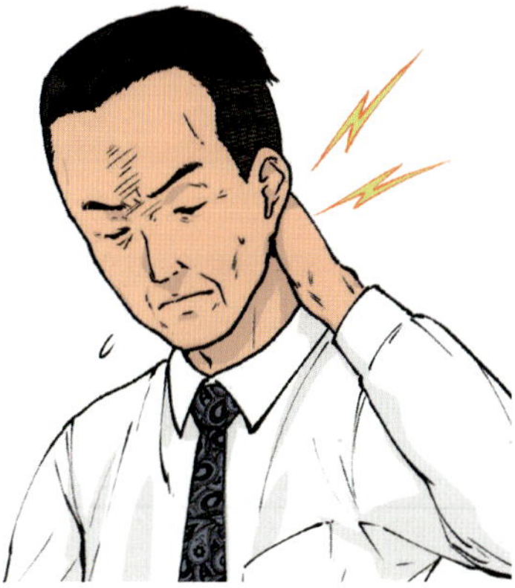

전 항에서는 "발열 + 발진형"의 급성 경과에서 발열 이외에 피부 증상을 강하게 호소하는 경우에 관해서 알아보았다. 특히, 이런 증상이 나타날 때, 의사들이 어떤 질병을 배제하고 진단하는 과정에서 자연적으로 회복되는 바이러스 감염이나 약물로 인한 발진을 의심하게 되는 경우가 많다. 또한, 이런 증상을 평가할 때는 환자가 거주하는 지역의 질병 유행 상황을 고려하는 것이 매우 중요하다. 특정 지역에서 유행하는 질병이 환자의 증상과 관련이 있을 수 있기 때문이다. 마지막으로, 피부 발진이 미세하거나 실병의 초기 난계일 때, 이러한 정보가 진단에 큰 도움이 될 수 있다. 즉, 환자의 증상뿐만 아니라 그들이 처한 환경과 유행하는 질병에 대한 정보도 함께 고려해야 한다. 또한, 겉으로 명확하게 진단할 수 있는 다형성 삼출성 홍반과 결절성 홍반을 초래하는 질환의 감별, 그리고 중증의 감염증 발진에 대해서도 알아보았다.

이번에는 급성 경과로 진료하는 "발열+목 통증형"에 관해서 언급한다. 발열과 함께 목 통증을 호소하는 경우는 이 분류에 포함한다. 기침, 콧물, 인두통(삼킴 통증)등 다영역에 걸친 기도증상이 있고 목 앞부분이 아프다면, 감기(바이러스성 상기도감염)를 동반한 경부림프절 종창을 의심해도 좋다.

여기서 중요한 것은 목 통증이 삼킴 통증인지 아닌지를 판단하는 것이다. 만약 삼킴 통증이 있다면, 기본적인 인두통의 병변을 고려하여 "목증상 메인형(인두통 〉 기침, 콧물)"형으로 분류하여 접근하는 것이 좋다. 이번 항에서는 급성 경과로 내원할 수 있는 발열을 동반한 목 통증을 초래하는 질환에 관해서 알아본다.

목 통증은 어디에서 발생하는가? 경부종괴(혹)로 촉진할 수 있는가? 통증 부위를 특정할 수 있는지 여부가 시작

"발열+목 통증형"을 호소하며 내원하는 경우, 가장 많은 목 통증의 원인 부위는 어디일까? 목은 좁은 공간이지만, 그 안에는 다양한 장기가 밀집해 있어 정확한 원인을 파악하는 것이 매우 중요하다. 목 종괴의 위치가 갑상선인지, 림프절인지, 침샘인지, 그렇지 않으면 피부 연부조직 등 어느 부위에 나타나는지 검토도 필요하다. (표 1).

촉진을 통해 어느 정도 원인을 추정할 수 있지만, 경부는 복잡한 구조를 가지고 있어 촉진의 한계를 인식하고, 최종적으로는 경부 초음파나 조영 CT를 통해 확인하는 것이 필요하다.

결론적으로, 외래 진료에서 "발열+목 통증 형태"로 내원하는 경우, 가장 흔한 목 통증의 원인 장기로 여러 가지를 언급하기도 하지만, 결국 림프절(lymph node)이므로, 먼저 림프절에 대해서 생각해 보기로 한다.

발열+경부 림프절 비대에 대한 접근

외래에서 가장 흔한 "발열+경부 림프절 비대형"은 어떻게 접근하면 좋을까? 가장 먼저 해야 할 일은 그것이 명백히 심각한 상황인지 판단하는 것이다. **병적 부위에 존재하는 림프절인지 여부를 확인하는 것이 시작점**이다. 쇄골상 림프절

표 1. 목에 통증이나 종괴성 병변을 동반하며 발열을 초래할 수 있는 질환의 분류
1. **선천성 기형**: 경부낭종(lateral cervical cyst), 정중경낭포(median cervical cyst), 갑상설관낭종(thyroglossal duct cyst) 등 성인이 되어 처음 진단되는 빈도는 높지 않다. 기본적으로는 무통이지만, 감염이 발생하면 통증이나 열을 동반할 수 있다.
2. **림프절**: 악성: 전이, 림프종, 염증성/감염성: 키쿠치병(임파선염), 고양이 할퀌병, 결핵, 비결핵성 항산균), 전신성: 사르코이도시스(sarcoidosis) 등.
3. **갑상선**: 암, 낭종(cyst) 통증은 아급성 갑상선염, 화농성 갑상선염, 갑상선 여포 내 출혈(열은 있어도 미열 정도가 많다)에서 나타나며, 암은 종괴만 존재하고 무증상인 경우가 많다.
4. **침샘**: 급성화농성 이하선염, 만성 경화성 타액선염, 암 고령자는 탈수로 인하여 화농성 이하선염이 나타난다. 결석이나 관 협착에 의한 만성 타액선염이 있는 경우, 침샘이 비대해지거나 섬유화되어 종양이 될 수 있다. 암은 종괴만 존재하고 무증상인 경우가 많다.
5. **외상에 의한 혈종** 혈종 흡수로 인해 열이 발생할 수 있다. 대부분 자연적으로 호전되지만, 섬유화되어 지속적인 종괴가 되는 경우도 있다.
6. **그 외** 감염성 혈전성 정맥염(Lemierre 증후군)은 줄 모양의 덩어리로 만져지는 경우가 있다(이하선이나 귓바퀴 주위의 종양으로 말초 혈액 호산구 증가를 동반함).

(supraclavicular lymph nodes)은 성질 및 상태와 관계없이 항상 이상이 있다고 간주한다. 또한, 후경부 림프절은 원칙적으로 비정상으로 간주하며, 전신성 림프절 비대의 유무를 체크할 필요가 있다. 만약 전신적으로 표재 림프절 비대를 인정한다면, 전염성 단핵구증(HIV 포함)뿐만 아니라 악성 림프종의 가능성도 고려할 필요가 있다.

병력으로는 식은땀, 체중감소의 유무와 함께 결핵 노출력이나 애완동물 사육력(고양이 할퀌병: 고양이 중에서도 특히 새끼고양이), 성장 환경(지역)이 중요하다.

악성 림프종 이외에는, 고형 악성 종양이 진행성 암이 아닌데도 유의미한 발열을 일으키는 경우는 많지 않지만, 구강 인두암의 위험 인자로는 알코올, 흡연, 치아 배열이 좋지 않은 경우(불량한 치아), 가족력 등이 있으며, 구강 및 인두 내에서 치유가 어려운 궤양, 인두통의 지속, 삼킴 곤란, 목소리 변화 등이 있다면

발열 + 경부 림프절 종창의 감별

- 전염성 단핵구증(EBV, CMV, HIV, 매독 등)
- 키쿠치병(아급성 괴사성 림프절염)
- 악성 림프종(급속 증대, 내부에서의 출혈 동반과 통증이 나타남)
- 결핵
- 사르코이도시스(sarcoidosis)
- 그 외: 고양이 할퀴 병, 톡소플라스마(toxoplasma), 고형 악성종양(인두, 소화기, 폐)

주의를 기울여야 한다. 그러나 나이에 따라 다르지만, 빈도 측면에서 외래 진료에서 흔한 것은 기쿠치병(아급성 괴사성 림프절염)이다. 따라서 기쿠치병인지 여부와 이를 바탕으로 한 림프절 생검의 타이밍을 고려하는 것이 가장 실용적인 접근이다.

일본에 흔한 키쿠치병의 접근

키쿠치병(아급성 괴사성 림프절염)은 일본을 중심으로 아시아에 흔한 질환이다 (그림 1). 치료하지 않아도 4주 정도 지나면 대부분 자연적으로 호전되는 양성질환이다. 이 "자연적으로 호전되는 양성 질환"이라는 특징 때문에 실제 진료에서는 "발열+경부 림프절비대"의 생검 시기를 키쿠치병인지 여부를 확실히 조사해 볼 필요가 있다.

키쿠치병의 특징에서 보이는 "키쿠치병 같다"고 생각할 때와 "그렇지 않을지도"라고 생각할 때.

키쿠치병은 젊은(20대 정도) 환자에서 자발통 및 압통을 동반한 부풀어 오른 경부 림프절 비대를 보이며(그림 1), 인두통(삼킴 시 통증)은 원칙적으로 나타나지 않기 때문에, 이러한 환자를 진료할 때 의심하게 된다. EBV/CMV는 인두증상이나 림프절의 성질과 상태로 보면 비슷해 보이지만(6 미열+권태감형의 거 대

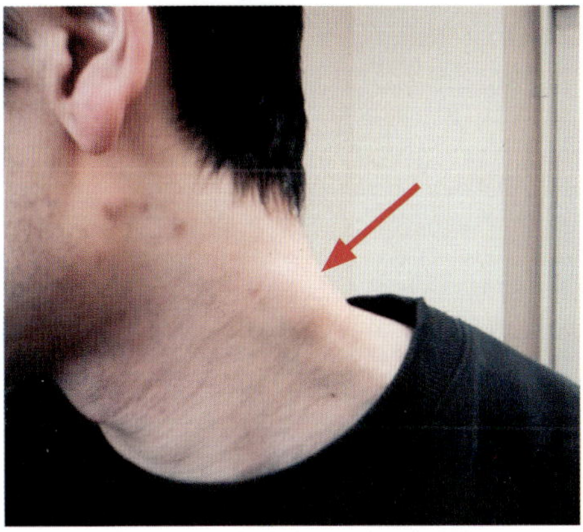

그림 1. 젊은 키쿠치병 환자의 경부림프절 종창

세포 바이러스 단핵구증의 특징 참조), 두 질환 모두 흔한 질병이므로 EBV/CMV 항체를 검사하여 경과를 관찰하는 것이 일반적으로 합리적인 접근이 될 수 있다.

성비는 1:1.6~4, 혈액검사에서는 WBC 감소(20~30%), 이형림프구 출현(25%), 간 효소나 LDH 상승, 경미한 염증 반응 중 어느 하나가 일정 수치 이상을 보이는 경우가 많지만, 혈액 검사가 관리에 큰 영향을 미치는 경우는 많지 않다.

또한, 전신적으로 림프절 비대(겨드랑이, 슬개골, 서혜부, 무릎 뒤 림프절 등)를 보이는 것은 드물며(경부 90%, 전신성 3%)[1] 약 40%에서 어떤 형태의 피부 발진이 나타난다고 알려져 있지만(풍진 유사, 약물 발진 유사), 필자의 경험으로는 피부 발진이 나타나는 경우는 극히 드물며, 그럴 경우 다른 질환을 고려할 필요가 있다고 느낀다.

또한, 재발(8%)이나 SLE와의 중복, 명확한 SLE로의 전환이 있을 수 있으므로, 자연적으로 호전되더라도 환자에게 이러한 점(재발 가능성 및 향후 SLE의 소견이 나타날 가능성 등)을 충분히 설명하는 것이 중요하다. 따라서, 키쿠치병이 의심되는 환자에서는 항핵항체 검사가 바람직하다고 여겨진다. 젊은 성인에서 항핵항체가 160~320배 이상일 경우, 단백뇨의 유무나 ds-DNA 항체와 같은 SLE의 추가 검사를 진행하거나 외래에서 주의 깊게 추적 관찰해야 한다.

진단을 확정하기 위해서는 림프절 생검의 병리소견이 있어야 하지만, 자연 치유되는 양성질환이므 생검 시기에 고민하게 된(후술). 치료는 프레드니솔론이 효과적이며(15~30mg/일에서 시작하여 5일마다 감량), 결핵성 림프절염이나 악성 림프종과의 감별이 어려운 경우 생검으로 확정될 때까지 쉽게 투여하지 않는 것이 좋다. 기본적으로는 아세트아미노펜(acetaminophen)으로 치료하는 것이다.

! 림프절 생검을 고려 해야하는 경우

1. 쇄골상 림프절의 경우.
2. 병력 및 성질로부터 악성 가능성이 강한 경. (급속 증가, 크기가 3㎝ 이상 등)
3. 전신성 림프절 비대가 있지만, 다른 진단의 단서가 되는 소견이 없는 경우.
4. 4주가 지나도 발열과 경부 림프절 비대가 지속하는 경우.

필자의 경험으로는, 키쿠치병도 유행하는 것으로 보인다. 따라서 비슷한 증상을 가진 환자가 연속적으로 나타날 경우, 더욱더 다음의 4주 규칙으로 대응하는 게 좋다고 생각한다.

언제, 림프절 생검을 할까? 4주간 규칙이란?

젊은 성인에서는 키쿠치병 앓고 있을 가능성이 있기 때문에 림프절 생검의 시점이 중요 하다. 특히 감별질환이 명확하지 않은 상태에서의 무분별한 림프절 생검은 미용상의 문제(젊은 여성의 경우 목에 흉터가 남는 것을 피하고 싶어함)뿐만 아니라, 이후의 진단 및 치료에도 지장을 초래할 수 있음을 명심해야 한다. 일반적으로 림프절 생검을 할 시점에 대해선 아래를 참고한다.

림프절 생검의 지표 Z스코어

Z = 5a − 5b + 4c + 4d + 3e + 2f − 6

a: 연령(40세 이하 0점, 41세 이상 1점)

b: 압통(없음 0점, 있음 1점)

c: 최대림프절 사이즈
1.0cm^2미만 = 0점, 1.0~3.99cm^2 = 1점, 4.0~8.99cm^2 = 2점, 9.0cm^2 이상 = 3점

d: 전신 가려움(없음 0점, 있음 1점)

e: 쇄골상 림프절(없음 0점, 있음 1점)

f: 성질과 형태(딱딱하지 않음 0점, 딱딱함 1점)
Z >= 1 생검을 고려, Z < 1 생검의 필요가 없음.

철저한 병력 및 신체 소견을 수집하고, 뭔가 의심스러운 점이 있으면 생검을 고려해서 추가검사를 지시하는 것이 중요하다. 림프절의 경우, 천자흡인(FNA; Fine Needle Aspiration)으로 악성을 제외할 수 있다고 알려져 있지만, 다른 질환의 확진에는 이르지 않는 경우가 많아(결핵 PCR 검사 등에서 불충분한 검체량이 발생하기 쉬움), 생검이 바람직하다고 여겨진다. 또한, 병리 소견에서도 결핵, 사르코이드증(sarcoidosis), 악성 림프종의 감별에 어려움을 겪을 수 있음을 알아두어야 한다. 아급성 괴사성 림프절염이 의심되고 병리 검사에서 결핵으로 판명되는 경우도 있으며, 결핵 배양 및 PCR 검사는 반드시 제출해 두는 것이 무난하다.

일본에서는 키쿠치병의 발병하면, 키쿠치병이 4주 이내에 호전 양상을 보이므로 상단 박스 4번의 "4주간 규칙"은 굉장히 현실적인 접근이라고 할 수 있다. 또한, 림프절 생검의 지표로 "Z 스코어"라는 다음 페이지의 점수표는 악성 림프종이나 결핵 등의 육아종성 질환의 진단을 위해 림프절 생검을 고려하는데 유용한 지표로 알려져 있다.

이 점수의 감도는 97%, 특이도가 56%이다. 지금까지도 여러 가지 스코어링을 소개해 왔지만, 중요한 것은 점수로 판단하기보단 그 점수가 의미하는 것(즉

주목해야 할 포인트)을 읽어내는 것이다.

예를 들어, 쇄골상 림프절에 이상이 있다고 항상 의심하는 경향이 있지만, 실제로는 연령과 압통의 유무가 더 중요한 요소로 간주한다. 또한, 전신 가려움증은 림프종이나 성인 T 세포 백혈병(ATL)과 같은 질환의 가능성을 시사할 수 있으므로 주의 깊게 살펴봐야 한다. 이러한 점들을 이해하는 것이 매우 중요하다.

키쿠치병의 발병 연령을 중앙치가 28세로 고려하여 40세 이상일 경우에 적극적으로 생검을 중요항목에 포함 시키는 것이 바람직하다.

"발열+목 통증 형"의 중증 질환군

발열을 동반한 목 통증으로 내원할 수 있는 질환 중에는 중증 질환군이 있어 주의가 필요하다. 발열을 명확하게 동반하는 경우는 기본적으로 감염증임을 시사하지만, 미열 정도라도 "열을 동반할 수도 있는" 질환, 염증 소견이 상승할 수 있는 질환으로 생각하면, 비감염성 질환 중에도 주의해야 할 질환군이 있다.

비감염성 질환에서 최악의 시나리오 Big 3!

목 통증을 호소하는데 목에는 아무런 이상이 없다고 의심해야 하는 경우는

- 대동맥 박리(경동맥박리는 동반하지 않아도 좋음).
- 심근경색(협심증)
- 지주막하 출혈

목이나 인두의 증상을 호소하며 내원하지만 의심할 수 있는 다른 중증 질환을 상단 박스에 설명하였다. 대동맥 박리와 심근경색 같은 심각한 질환의 경우, 증상이 뚜렷하고 흉부 통증이 동반되는 경우가 많아 일반인들도 이해하기 쉽다. 그러나, 그런 환자는 외래에는 거의 찾아오지 않는다. 그러나 Big 3 중에서도 증상이 강하지 않은 경우는 목이나 인두의 증상을 호소하며 외래를 방문할 수

있는 다양한 경우가 있다는 것을 염두에 두는 것이 안전하다.

대동맥 박리는 내경동맥 박리를 동반하지 않아도 A형이라면 목이나 인후의 증상으로 내원할 수 있으며, 미열이나 염증 소견도 동반될 수 있다. 또한 비전형적인 나타나는 지주막하출혈도 감기와 혼동하기 쉬우므로 다음과 같이 병력조사의 요령을 소개한다.

지주막하 출혈을 의심하는 병력 청취의 요령

통증의 정도는 관계없다. 발병 시점에 주목하라!」
목 통증에서 대동맥 박리나 지주막하출혈 등을 예상하여 진심으로 대처할 필요가 있는 경우는 언제일까? 그것은 갑작스러운 증상 발현의 병력이 확인된 경우이다. 특히 목에서 갑작스러운 발병의 병력이 확인된 경우에는, 갑상선 여포 내 출혈(경부종괴, 갑상선 압통)이나 특발성 종격동 기흉(청진기로 느껴지는 경부의 악설음)도 주의하는 것이 중요하다.

위험 측면에서 **두통 이외의 호소로 내원하는 지주막하출혈의 증후를 알아두는 것도 중요**하다. 이 경우 목의 통증을 호소하지만, 명확한 목 통증이 아닌 목의 증상으로 나타날 수 있어 지주막하 출혈은 상당히 까다롭다.

환자가 "목에서 갑자기 무언가가 일어났다"고 말하면 "일단 지주막하출혈을 염누에 눈다."라는 마음 사세가 외래에 내원할 수 있는 비전형적인 지주막하 출혈을 놓치지 않는 유일한 요령이다.

또한, 협심증은 목의 통증을 호소하며 내원할 수 있지만, 자세히 문진해 보면 급작스러운 발병(증상이 나타날때 최고의 통증)은 아니다. 착각하기 쉬우니 주의해야 한다.

포인트

통증의 정도는 상관없다! 환자가 "목에서 갑자기 무언가가 일어났다"고 하면 한 번은 "지주막하 출혈"을 생각해보자.

발열+목 통증형 감염증에서 최악의 시나리오

"보이지 않는 심부로 진행되고 있을지도 모른다!"
- 심부 경부 감염증(Deep Neck Infections) (인두농양, Ludwig's angina, Lemierre 증후군)
- 수막염
- 골수염
- 경막외 농양

만약 삼킴 시 통증을 동반하면, "five killer sore throats"로서 급성 후두개염, 편도주위 농양, 인두농양, 루드비히 안자이나(Ludwig's Angina), Lemierre 증후군을 먼저 생각한다. 하지만, 진찰할 때에 삼킴 통증을 동반하지 않아도 관계없는 것으로, "발열+목 통증형"의 경우에 속하는 심경부감염증(deep neck infection)이 있다. 그것은 인두농양, Ludwig's angina, Lemierre증후군이다.

Lemierre 증후군은 선행하는 삼킴 시 통증이 기본적으로 있지만, Lemierre 증후군 진찰할 때에는 없어도 상관없다. 인두농양도 편도선염에서의 파급으로 인해 당연히 인두통을 동반하지만, 인두농양 단독으로 내원할 경우, 무슨 이유인지 삼킴 통증이 확실하지 않고, 목 통증을 주로 호소하게 된다. 심경부감염증 이외에는 수막염, 골수염, 경막외 농양이 중요하므로 요추천자와 함께 적극적인 영상의학적 검사(조영 CT뿐만 아니라 MRI)가 중요하다.

심경부감염증에서 두려운 것은 ① 기도폐색의 위험과 ② 종격동염으로의 진행이다. 특히 개구장애 병력이 있는 경우에는 기도 폐쇄의 위험뿐만이 아니라, 이후 인두뒤공간(Retropharyngeal space)으로 진행할 가능성이 있으며, 인두뒤공간 이상 진행하는 경우에는 종격동 방향으로의 공간이 있기 때문에 순식간에 늑막염으로 진행할 위험이 있다. ("3 목증상 메인형"의 항 그림 1 참조).

구체적 증례

증례: 72세 여성. 발열, 목통증.

현재 병력

2일 전부터 목의 통증이 있고, 밤에는 38℃의 발열이 났음. 어제도 목이 아파서 움직이지 못하고, 발열도 있고 식욕이 없어서 진료를 받음. 삼킴 통증 등 기도증상은 없음. 소화기증상은 가벼운 구역질 정도. 요로증상 없음. 관절통 없음. 목 뒤에서 머리에 걸쳐서 통증이 있음. 통증은 지속통으로 목을 움직이면 심해짐.

과거력

과거력: 고혈압, 지질이상증, 가변성 무릎관절증(왼쪽 무릎), 위(가성)통풍(왼쪽 무릎).
경구제: 칼슘채널차단제, 스타틴(statin).
알레르기: 약물이나 음식물 알레르기 없음.
사회력: 음주는 기회있을때만 음주, 흡연은 하지 않음.

신체소견

전신상태: 기운 없음. 바이탈: 체온 38.2℃, 혈압 150/82mmHg, 심박수 72회/분, 호흡수 14회/분, SpO2 97%(room air). 두경부: 빈혈이나 황달은 없음. 부비강 압통 없음, 인두 발적 없음, 경부 림프절 촉지되지 않음. 후경부에 압통이 있고 좌우 차이는 없음. 심음: 가지런함(整), 수축기 박출성 잡음이 흉골좌연 제2늑간(+), Levine 2/6. 폐음: 깨끗함. 복부: 장요동음 정상. 압통 없음. 피부: 발진 없음. 관절: 종창 없음. 신경: 목 부위 경직(+), 좌우 모두 딱딱함.

구체적 예의 해설

환자에게서 목 부위 경직이 관찰되었고, 외관상 상당히 기운이 없었다. 지주막하 출혈을 배제하기 위해 두부 CT를 시행하였으나, 명백한 출혈은 관찰되지 않았다. 이후 수막염을 고려하여 요추 천자를 시행하였으나 이상 소견은 없었고, MRI를 시행하였으나 경막외 농양이나 골수염의 소견도 관찰되지 않았다. 류마티스성 다발성 근육통(PMR)의 의심으로 입원하였으나, 우연히 지나가던 영상의학과 전문의 중 한 명이 두부 CT를 재검토한 결과, C2 축추(axis)의 등쪽에 석회화(그림 2의 화살표)를 발견하여 crowned dens syndrome으로 진단되었다. NSAIDs를 처방하였고, 다음날은 현저하게 개선되었다.

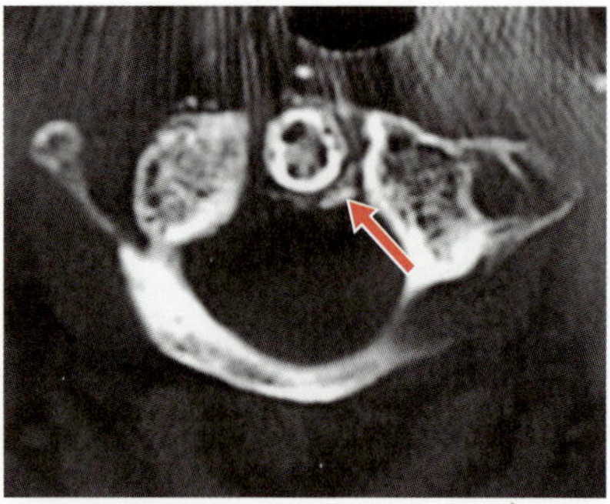

그림 2. 두부 CT

고령자의 "발열 + 목 통증형" Crowned dens syndrome(CDS)

크라운덴스증후군(CDS; Crowned dens syndrome)이란, 1985년에 Bouvet 등에 의해 보고된 병명으로, 축추 치돌기를 둘러싸고 있는 칼슘 피로인산염(CPPD; calcium pyrophosphate dihydrate), 혹은 수산화인회석(HA; hydroxy-apatite) 침착에 의한 석회화를 동반하며, 급성 목 통증을 유발하는 증후군으로 알려졌다. 즉, 환축관절(atlanto-axial)의 가성 통풍이다. 이 석회화 소견은 환축관절 부위의 횡인대와 황색인대의 석회화에 의해 발생하는 것으로 생각된다(경추 CT로 진단된다).

최근에는 결코 드물지 않으며, 고령자에서 "발열 + 목 통증형"의 감별 질환으로 매우 중요하다. 결정 유발성 관절염은 관절 연골 및 관절 주변 조직에 결정이 침착되는 것이 원인이다. 통풍 외에 알려진 요인으로는 CPPD와 HA 등의 결정 침착이 있으며, CDS의 발병에는 두 가지 모두의 관여하고 있는 것으로 보인다.

CDS는 주로 고령자에서 관찰되며, 특히 여성에서 많이 나타난다. 급성의 목 통증이 수일 또는 수주 지속되며, 때로는 반복된다. 목 부위 경직, 하악부 통증, 상지대 통증을 동반한 근력 저하를 보이는 경우도 있으며, 발열을 동반하는 경우가 많다. 혈액 검사에서는 CRP 양성, 백혈구 증가, 적혈구 침강 속도 항진 등이 관찰된다.

발작 시 NSAIDs를 투여하는 것만으로도 극적으로 개선되는 경우가 많으며, 아급성 경과나 발작을 반복하는 경우에는 콜히친(Kolchizin)이나 스테로이드 약물이 효과적이었다는 보고도 있다.

최근 증가하고 있는 크라운 덴스 증후군 경추 CT 위양성에 속지 마라!

앞서 언급한 바와 같이, 고령화로 인해 CDS는 더 이상 사례 보고를 하는 희귀한 질환이 아니다. 또한, 진단 추론의 보급으로 이 병명이 많이 알려지면서 'crowned dens 과잉진단 증후군'도 꽤 자주 접하게 되는 것 같다. 그 이유 중 하나는 '경추 CT에서의 석회화 위양성 문제'라고 생각한다. 석회화가 있다면 CDS 진단으로 삼아도 괜찮을까? 외상 센터에서 일상적으로 촬영된 두경부 CT(이 경우 CDS가 의심되지 않는 경우)의 후향적 연구에서는 **60세 이상에서 34%, 80세 이상에서는 49%가 석회화**를 보였다.[3]

이러한 이유로 CT 검사에서 석회화가 발견되었다고 해서 바로 CDS로 진단을 내리면 안된다. 전신 상태에 따라 경부 동증으로 병원에 올 수 있는 심각한 질환들, 예를 들어 수막염, 지주막하 출혈, 골수염, 경막외 농양 등을 고려해야 한다 실제로 처음에는 CDS로 진단되었으나, 이후 인후두 농양, 경추 골수염, 경막외 농양으로 발전한 환자나 감염성 대동맥류 사례를 경험한 적이 있다.

참고문헌

1 中村 造,他: 菊池病69例の臨床的検討. 感染症誌 83: 363-368, 2009.

2 Tokuda Y, et al: Assessing the validity of a model to identify patients for lymph node biopsy. Medicine 82(6): 414-418, 2003.

3 Chang EY, et al: Frequency of atlantoaxial calcium pyrophosphate dihydrate deposition at CT. Radiology 269(2): 519-524, 2013

제 3 장

고령자 '감기 진료'
감염성 질환 12가지 진료 전략

1 전략 처음으로 저출산 고령화로 인한 인구 감소 사회를 근거로 한 전략

고령자를 특별하게 여기지 않는 접근방법

약제 내성균 확산에 따른 감기진료에 대한 세계적인 관심과 고령자 감기의 특징

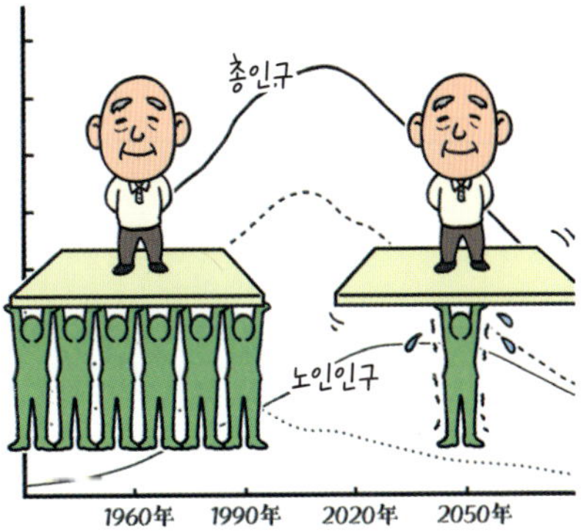

"감기의 진단 방법"이 최근 크게 주목받고 있다. 그 배경에는 "내성균의 세계적인 급속 확산"이 있다. 실제로 WHO의 보고서에 따르면, 현재와 같은 상황이 지속된다면 2050년에는 매년 약 1,000만 명이 흔한 감염증으로 사망할 것으로 예측된다. 이는 현재 사망 원인 1위인 암을 초과하여 공공보건상의 위협으로 간주된다. 이 내성균의 세계적인 급속 확산의 가장 큰 원인 중 하나는 감기 진료에서의 부적절한 항균제 사용으로 지적되고 있다. 따라서 감기 진료를 철저히 배우고 "감기 유사 증상을 세심하게 분류하는" 접근법은 의사뿐만 아니라 간호사, 약사 등 모든 의료인이 알아야 한다.

고령자에게 감기 진료 방식을 그대로 적용하기는 어려운 경우가 많다. 왜냐하면 '감기'라고 딱 잘라 말하기 어려운 불분명한 증상을 보이는 분들이 의외로 많고, 가벼운 증상으로 시작했다가 금방 심각한 상태로 악화되어 병원을 다시 찾는 경우도 많기 때문이다.

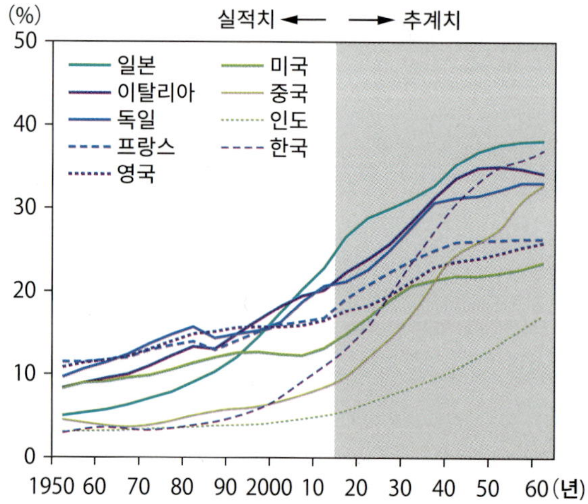

그림 1. 세계 최고 수준의 고령화율

고령자 진료의 현황과 인구학적 미래 예측을 과학적으로 분석하기

임상 현장에서는 기침, 열 등의 감기 유사 증상을 가진 환자들이 대부분 고령자이다. 고령화는 이 현상의 가장 중요한 배경이며, 그 진정한 의미를 이해하는 사람은 많지 않다. 일본은 세계에서 가장 높은 고령화율을 기록하고 있으며, 그 속도 또한 세계 1위이다. 즉, 이 두 가지가 결합된 고령자의 "감기" 진료는 일본이 안고 있는 가장 중요한 과제 중 하나로 생각되며 의료를 필요로 하는 사람의 대부분은 고령자이며, 그들의 요구는 피부로 느낄 수 있을 만큼 크게 변화하고 있다.

그리고 또 하나의 중대한 문제는 인구감소이다. 그림 2와 같이 일본은 전례 없는 인구 변화를 겪고 있으며, 특히 연령별 인구 변화가 주목할 만하다. 고령자 인구는 급속히 증가하고 있으며, 생산 가능 인구(15세~64세)는 점점 줄어들고 있다. 2060년대까지 고령자 인구는 계속해서 증가할 것으로 예상한다. 소아 인구 대 고령자 인구 비율을 계산해보면 2000년에는 거의 1:1이었지만, 2035년에는 1:3으로 고령자가 3배가 된다. 매우 단순한 계산이지만, 고령자 진료는 십수 년

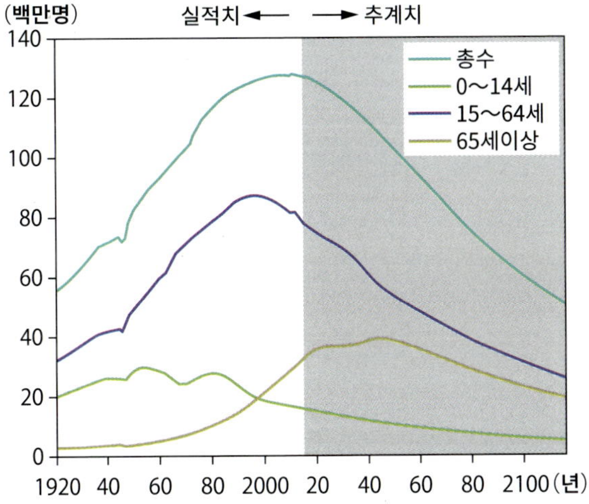

그림 2. 일본의 인구 추이

후에는 2000년 대비 3배, 2060년에는 4배 약간 아래로 상승할 것으로 예측된다. 그 이후 고령자 인구의 절대 수는 감소하기 시작하지만, 소아 인구는 더욱 줄어들기 때문에 2100년 이후에도 이 비율은 변하지 않고 유지될 것으로 예측된다.

일본 의료가 직면하고 있는 상황

- 세계 최고 수준의 고령화율 및 속도
- 세계에서 유례를 찾기 힘든 인구 감소
- 고령자 수가 정점을 넘어서도, 고령자 비율은 100년 후에도 정점을 유지할 것이다.

인구변화로 인해 수급 균형이 무너지는 산업은 의료분야이다.

이러한 급속한 인구 변화 상황에서 다양한 사회 변화가 요구되는 것은 분명하다. 특히 생산 연령 인구 감소로 인한 노동력 부족이 심각한 상황이다. 이에 따라 산업별 수요와 공급을 예측하는 수리 모델 연구를 실시하였다(그림 3). 만약 현재까지의 사회 서비스와 동일한 정도의 구조를 지속한다고 가정하면 산업별 수요와 공급의 불균형이 어느 해에 어느 정도로 일어나는 지를 예측한 연구이다.

연구에서는 일본의 인구가 감소하기 전인 2002년부터 2006년까지의 각 산업의 생산 가능 인구 수의 평균을 기준으로 삼아, 이후에도 이 구조가 지속된다고 가정했다. 이를 바탕으로 필요한 수요량과 공급량을 수리 모델을 통해 계산하였고, 각 산업의 수요량과 공급량을 비교하여 균형이 무너지는 산업을 특정했다.

연구 결과에 따르면, 2025년에는 약 330만 명의 노동 인구가 부족할 것으로 예측되며, 2035년에는 520만 명, 2050년에는 930만 명에 이를 것으로 보인다. 특히 의료 및 간호 분야에서 압도적으로 노동력이 부족할 것으로 예상되고 있다. 반면, 노동력 부족이 우려되는 상황 속에서도 저출산으로 인해 교육 분야 등에서는 공급 과잉이 발생할 가능성도 드러나고 있다.

인구 예측만큼 배신하지 않는 미래예측은 없다.

경제학자 피터 드러커의 "인구예측만큼 배신하지 않는 미래 예측은 없다"는 말처럼 현재의 인구동태는 전후 예측과 거의 일치한다. 특히 고령자의 감기 진료는 의사뿐만 아니라 모든 의료 종사자에게 중요한 분야로, 고령자에 대한 접근이 특별한 것이 아니라 모든 이가 이를 당연하게 여겨야 할 필요성이 있다.

이러한 점 때문에 고령자의 감기 진료는 쉽지 않다. 본 장에서는 고령자의 "감기 진료와 관련 질환"에 대해 다루며, 고령자의 감기 진료만의 특별한 점을 소개한다. 또한, 일반적으로 잘 알려진 감기(바이러스성 상기도 감염증)뿐 아니라, 고령자의 진료에서 중요한 "어떻게 치료의 균형을 찾을 것인가?(왜냐하면 너무 과한 치료가 오히려 고령자에게 부담이 될 수 있다)"라는 주제를 통해 고령자의 감염증에 대한 폭넓은 논의를 진행할 것이다. 특히 "새로운 감염증 진료 12가지 전략"에 대해서도 언급한다. 이 분야는 아직 연구나 자료가 충분하지는 않지만, 가능한 한 정확한 증거를 바탕으로 진단 방법과 접근 방식을 소개하고자 한다.

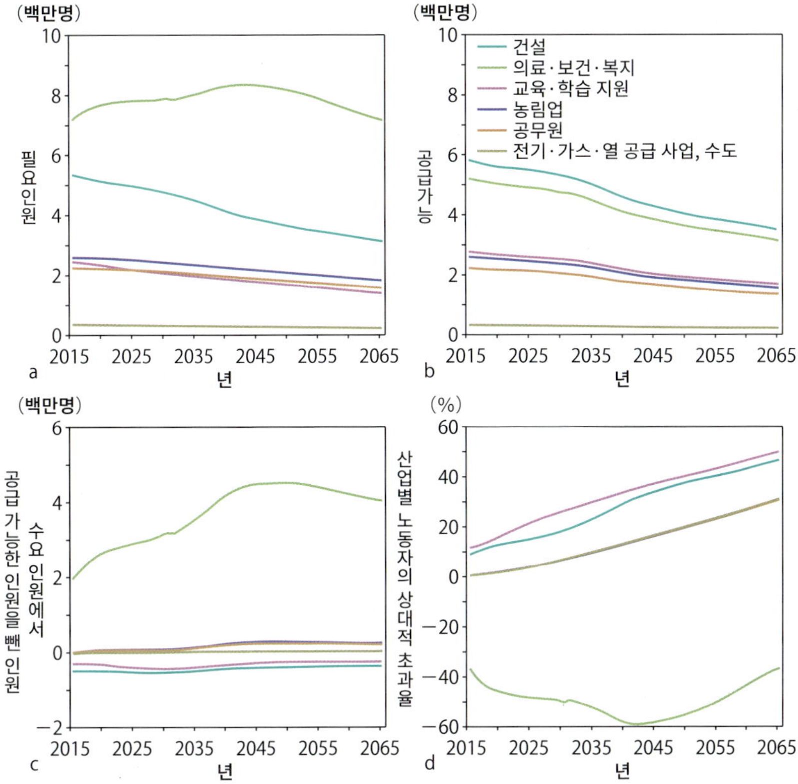

그림 3. 산업별 수요,공급 인구 추이

다시 한 번 감기를 진단하는 기본항목을(감기의 3가지 증상)체크!

먼저, 제1장에서 배운 내용을 바탕으로 감기의 정의를 다시 살펴보자. 감기는 병명인 동시에 주된 증상으로 사용되는 용어로, 다양하게 해석될 수 있다. 실제로 "감기는 전 세계적으로 통일된 정의가 없다"는 표현이 정확하다. 그러나 이렇게 되면 정의가 모호해질 수 있으므로, 가능한 한 간단하게 생각하는 노력이 중요하다. 간단한 정의를 내리고, 그 위에 고령자가 가진 특징을 추가하여 변화를 주는 방식이 실용적이다. 따라서 여기서는 좁은 의미로 "바이러스성 상기도 감염증"만을 감기로 정의한다. 또한, "임상적 상기도"는 기도와 기관지까지 포함 하기로 한다. 해부학적 상기도는 인두까지이지만, 임상적으로는 "상기도=기도 · 기관지, 하기도=폐"로 정의하는 것이 중요하다. 이는 기관지염의 90% 이상이 바이러스성으로 간주되며, 감기의 한 형태로 이해하는 것이 중요하기 때문이다.

또한, 바이러스성 폐렴도 존재하지만(예를 들어, 고령자에서의 RS 바이러스 폐렴), 임상 현장에서 바이러스를 증명하는 것은 거의 불가능하므로(후술), 폐렴 소견이 있음에도 불구하고 바이러스성 폐렴으로 항균제를 사용하지 않는 접근은 개인적으로도 시도해보고 싶지만, 현재로서는 거의 불가능하다고 볼 수 있다.

이 정의를 통해 감기에 항균제가 필요하지 않다는 점은 분명해지지만, 문제는 "감기를 유발하는 바이러스를 의료기관에서 거의 확인할 수 없다"는 사실이다. 감기를 일으키는 바이러스는 서브타입을 포함해 200종 이상으로, 아데노바이러스와 같은 일부는 확인이 가능하지만, 전체적으로 보면 1% 미만으로 거의 확인할 수 없다는 사실을 아는 것이 중요하다. 그렇다면 어떻게 해야 할까? 간단히 말해, 증상으로 판단할 수밖에 없다. 이때 중요한 도구가 "감기의 3가지 증상 체크"이다. 그림 4에서 제시된 3가지 증상이 급성으로 동시에, 같은 정도로 존재하는지를 확인하고, 그렇다면 "전형적인 감기형"으로 판단하게 됩니다(그림 4).

감기의 세 가지 증상 체크

① 코 증상형: 재채기, 콧물, 코 막힘

② 목 증상형: 인두통, 목의 따가움

③ 기침 증상형: 기침

고령자의 감기는 가볍게 볼 수 없다.

많은 의료진들이 경험을 통해 알고 있듯이, 고령자에서 소위 '딱 감기다' 하고 말할 수 있는 세 가지 증상을 모두 보이는 '전형적인 감기형' 환자가 아주 드물

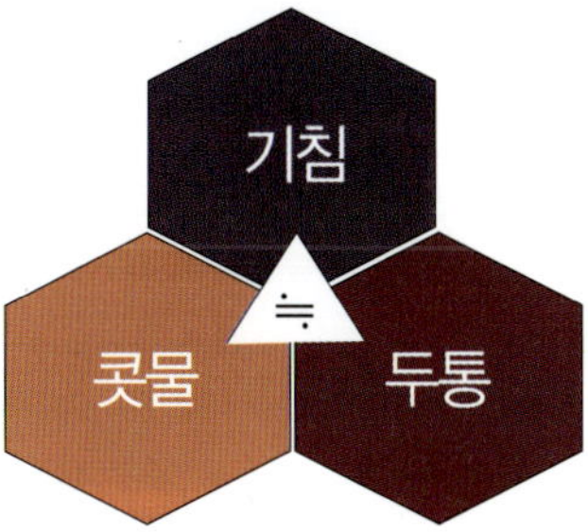

그림 4 전형적 감기(코≒목≒기침)

다. 이렇게 고령자 감기의 특징을 임상에서 느끼는 감각이 실제 진단에 정말 중요하다. 젊은 성인에서는 자주 볼 수 있지만, 고령자에서는 이 간단한 전형적인 감기형 정의를 충족하는 사람을 만나기란 쉽지 않다. 그 이유는 무엇일까? 이 부분을 고령자의 신체적 특성에 맞춰 과학적으로 제대로 이해하는 것이, 앞으로 고령자 감기 진료의 범위를 크게 넓힐 수 있는 계기가 될것이다.

Pearl!

포인트

초고령사회에 직면한 의료진의 마음가짐

- ✓ 내성균의 세계적 확산은 전 세계적으로 공통된 공중 보건상의 위협으로 인식한다.
- ✓ 세계 최고의 저출산 고령화 및 인구 감소 사회에대한 새로운 의료 스타일로 대응한다.
- ✓ 감기가 맞는지 여부는 의료기관에서도 사실상 알 수 없지만, 그 불확실성을 잘 전달하는 사람으로서의 접근 방식을 만들어야 한다.
- ✓ 고령자는 실제로 전형적 감기형이 실제로 적다(3가지 증상 체크가 해당되지 않음).

참고문헌

1) Review on Antimicrobial Resistance (chaired by O'Neill J) : Tackling drug-resistant infections globally : final report and recommendations. 2016. https://amr-review.org/sites/default/files/160518_Final%20paper_with%20cover.pdf (最終アクセス 2019年 9月)

2) World Health Organization : WHO's first global report on antibiotic resistance reveals serious, worldwide threat to public health. 2014. https://www.who.int/mediacentre/news/releases/2014/amr-report/en/ (最終アクセス2019年9月)

3) 内閣府 : 平成29年度版高齢社会白書 第1章 高齢化の状況 第1節 高齢化の状況5 高齢化の国際的動向 表1-1-13 世界の高齢化率の推移. 2017. https://www8.cao.go.jp/kourei/whitepaper/w-2017/zenbun/pdf/1s1s_05.pdf (最終アクセス2019 年 9月)

4) 総務省統計局 : 人口推計. 2017. http://www.stat.go.jp/data/jinsui/index.html (最終アクセス2019年9月)

5) 国立社会保障・人口問題研究所 : 日本の将来推計人口 (平成 29年推計). 2017. http://www.ipss.go.jp/pp-zenkoku/j/zenkoku2017/pp29_ReportALL.pdf (最終アクセス 2019年9月)

6) Kishida N, et al : Demographic supply-demand imbalance in industrial structure in the super-aged nation Japan. Theor Biol Med Model 15 (1) : 19, 2018.

7) United Nations Department of Economic and Social Affairs : Population Division 7, The World Population Prospects : 2015 Revision. 2015. http://www.un.org/en/development/desa/publications/world-population-prospects-2015-revision.html (最終アクセス2019年9月)

8) Heikkinen T, et al : The common cold. Lancet 361(9351) : 51-59, 2003.

2 전략 고령자에게 "전형적인 감기"가 없는 이유는 무엇일까?

무증상성 감염을 아는 것이 보이는 전략

남성, 여성의 반이 80~90세까지 사는 세대

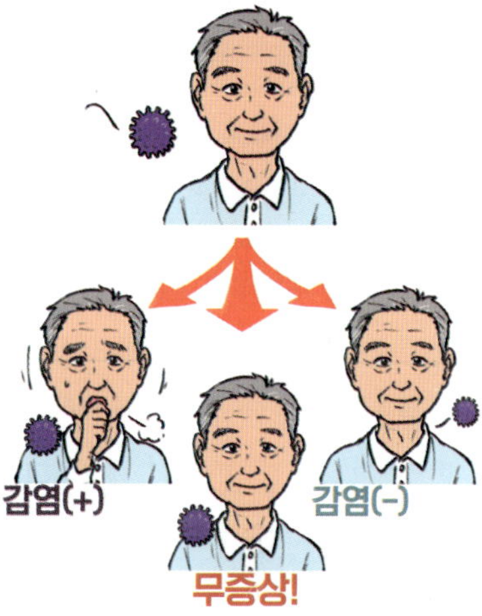

전 항에서는 고령자와 감기진료에 주목한 이유를 인구학과 공중보건의 현 상황뿐 아니라 수리모델에 의한 미래 예측을 통해 살펴보았다. 도전적인 과제이긴 하지만, 비관하기보다는 해야 할 일이 의외로 명확하다는 것을 느끼고 있다. 무엇보다 흥미로운 상황이 아니라는 점을 알 수 있다. 참고로, 고령자 진료를 고려할 때 유용한 인구학적 정보가 하나 더 있다. 후생노동성이 발표한 2016년 간이생명표(그림 1)에 따르면, 소위 평균수명(0살의 평균 수명)이 남성 80.98세, 여성 87.14세, 2019년에는 남성 81.25세, 여성 87.32세로 과거 최고치를 경신했으며 남성은 세계 3위, 여성은 대만에 이어 세계 2위이다. 0세의 평균 수명이라는 개념이 다소 와닿지 않을 수 있지만 이 생명표를 보면 흥미로운 숫자가 있다. 이것은 연령별 생존수이다(0세의 인구수를 10만명 설정). 이 데이터에서 남성과 여성의 80%가 70세, 80세까지 생존할 수 있는 시대임을 알 수 있다. 또한 남성의 남성의 절반은 80세 이상, 여성의 절반이 약 90세 가까이 생존할 것으로 예상한다. 수명이 짧아질 조짐은 아직 보이지 않으며 인생 100세 시대라는 말도 결코 허황된 이야기가 아니다.

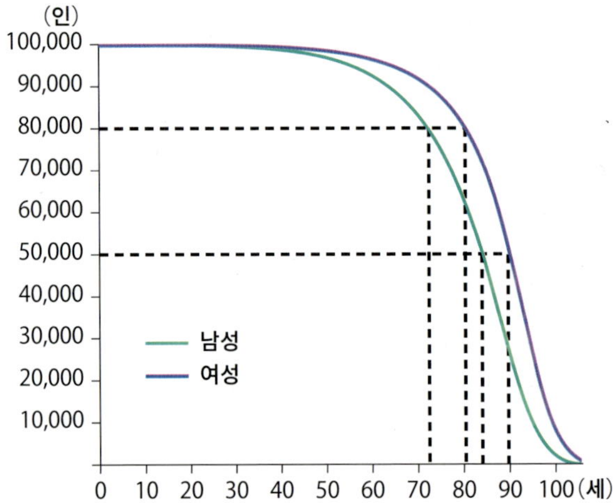

그림 1. 0세의 인구수를 10만명으로 본 경우의 연령별 생존수

고령자는 감기에 걸리기 어려운가요?

앞서 제시한 "고령자에서는 감기의 3가지 증상을 정확히 충족하는 이른바 '전형적인 감기형' 환자가 매우 적지 않을까?"라는 임상 질문을 다시 한 번 자세히 생각해보자. 이 질문의 배경을 이해하면 고령자 진료뿐만 아니라 임상 전반에 걸쳐 폭넓은 통찰을 얻을 수 있을 것이다.

우선, 이 임상 질문을 간단하게 변환해보면 "고령자는 감기에 걸리기 어려운가?"라는 질문이 된다. 실제 이러한 관점에서 그림 2와 같은 급성의 호흡기감염증의 유무를 연령층별로 조사한 연구도 있다. 이 연구에서 급성호흡기 감염증의 유무를 조사하는 한편 감기증상(열, 오한, 인후통, 콧물, 기침)의 유무를 확인했다. 즉, 기본적으로 감기나 인플루엔자이며 결론적으로 말하자면, **고령자는 유아의 약 1/4 정도의 확률로 감기에 걸린다**. 『해리슨 내과학』에서 감기의 원인으로 라이노바이러스 감염증의 유무 비율은 유아보다 더 높고, 나이가 많아질수록 감소한다는 내용이 수록되어 있다.

또한, 이러한 측면에서 "어린이는 바이러스의 저장고"라는 표현도 있을 정도

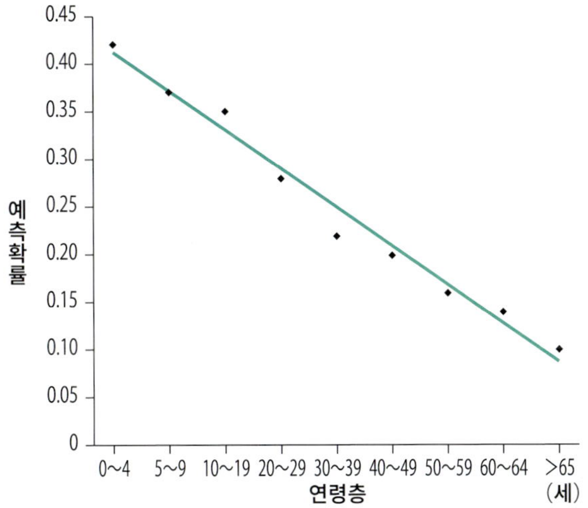

그림 2. 연령별 급성호흡기 감염질환 예측비

이다. 따라서 고령자는 감기에 걸리기 어렵다고 정의내리는 것보다 고령자의 감기진료를 한 단계 더 깊이 파고들어 생각해 보는 것이 좋다.

노출에 의해 발생하는 사건: 감염증에는 "무증상성"이 존재

고령자의 감기 진료를 이해하는 데 있어, 병원체에 대한 노출 이후에 발생하는 사건을 감염증 역학의 지식을 바탕으로 확인하는 것은 매우 중요하다. 그렇다면 노출에 의해 발생하는 사건에는 어떤 것들이 있을까?

우선, 노출이 있다고 해서 모두 감염되는 것은 아니다(그림 3). 중요한 것은 "증상(–)"이 있다는 점이다. 즉, 감염증에서는 노출이 발생하고 감염이 되더라도 "무증후성 감염"이 존재하는 것이 특징이다. 매개체(보균자)도 감염성 측면에서 중요하며, B형 간염이나 살모넬라 등이 그 예이다. 하지만 감기 진료에서는 일단 보균자는 제외한다. 이 무증후성 감염자가 감염증이 유행하는 데 있어 무시할 수 없는 역할을 하며, 감염증의 역학을 매우 독특하게 만든다. 실제로 환자에게 이 "무증후성 감염"의 가능성에 대해 이야기하는 것은 현실적이지 않지만, 아

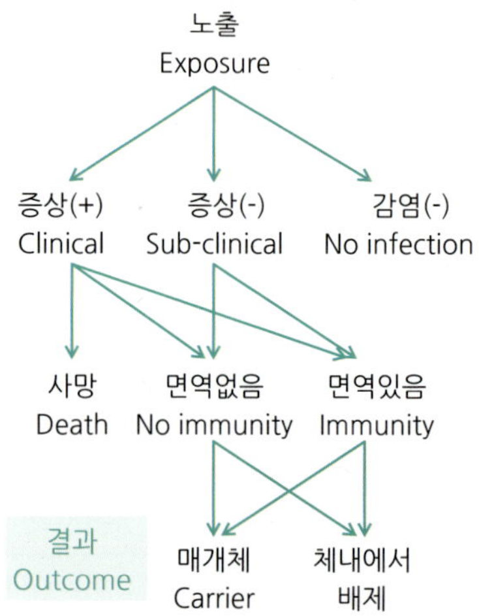

그림 3. 병원 미생물 노출에 의해 일어나는 것

마도 전파의 원인으로 여겨지는 사례는 외래에서도 종종 관찰된다.

또한, 노출이 있더라도 감염의 성립 여부는 그 미생물량에 의존한다. 즉, 성행위와 같은 밀접 접촉이 아닌, 환경이 동일하다는 정도라면 실제 노출량에는 차이가 있다. 개인이 입이나 코를 자주 만지는지, 손을 자주 씻는지 등에 따라 노출되는 바이러스의 양이 크게 달라지며, 이는 감염의 성립에 영향을 미친다.

무증상성은 정말로 무증상인가?

그런데 이 무증상성은 정말로 무증상일까? 환자가 증상을 전혀 나타내지 않는 것은 아니며, 증상이 너무 미미해서 의사와 환자 모두 그것을 인식하지 못한다. 여기서 또 하나 흥미로운 연구를 소개해본다. 그것은 "같은 종류의 감기 바이러스에 노출되었을 때 증상이 경미해진다"는 것이다. 감기를 일으키는 다양한 바이러스도 인플루엔자와 마찬가지로 변이한다. 이러한 영향으로 인해 재감염이 가능하지만, 이전에 감염된 경험이 있다면 증상이 경미해지고 유증상 기간도 짧아진다. 이러한 경우가 임상에서 매우 자주 관찰된다. 예를 들어, 같은 바이러스가 유행하고 있는 가정 내에서도 증상의 발현은 다양하다. "동생은 고열과 인후통이 심했지만 나는 미열과 기침, 콧물이 메인이며 형은 건강해요."라는 경우도 자주 있다. 때때로 "증상이 다르니까, 아이들의 감기가 나에게 옮았을 리가 없다!"라고 말하는 경우도 있지만, 같은 바이러스에 감염되어도 증상의 발현은 개인차가 있다는 사실이 중요하다. 라이노 바이러스에서는 무증상 환자의 15~30%에서 바이러스가 검출된다는 결과가 있지만, 전파에 얼마나 영향을 미치는지를 파악하는 것은 어렵다. 인플루엔자에서도 마찬가지로 감염병 연구 등에 의하면 증상의 발현이 한결같지 않으며 환자의 20% 정도는 무증상성으로 알려져있다.

"지금까지 인플루엔자에 걸린 적이 없다"는 고령자도 만나게 되지만, 이 이야기를 통해 "정말로 걸린 적이 없다고 판단하기는 어렵다"라고 지적하면, "내가 둔감했던 건가..."라고 걱정하는 경우가 있으니 주의가 필요하다.

이러한 지식을 종합하면, 고령자는 그동안의 바이러스 노출 이력이 풍부하기 때문에 실제로 많은 면역을 획득하고 있으며, 유사한 바이러스에 노출되었을 때 증상이 경미해지기 쉬운 것을 잘 알 수 있다. 실제로 무증상인지 여부는 기도 증상뿐만 아니라 미열이나 피로감 등을 폭넓게 청취하면, 어떤 형태의 건강 이상이 있었음을 병력에서 확인할 수 있다. 따라서 이러한 이유로 고령자는 "전형적인 감기형을 충족하기 어렵다", 즉 "고령자의 감기 진료는 어렵다(흥미롭다!)"는 전제를 가지고 고령자의 감기 진료를 진행한다.

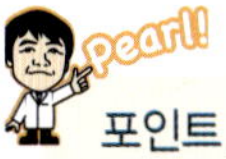

포인트. 흥미로운 고령자의 감기 진료

- 인생 100세를 염두에 두고 고령자 진료를 모두 함께 만들어 나갈 필요가 있다.
- "증상이 없다=감염되지 않았다"고 정의 내리지 않는다. 무증상성 감염자도 감염 확산에 관여한다.
- 감염의 성립 여부는 노출된 미생물의 양에도 영향을 받는다.
- 유사한 감기 바이러스에 노출된 경우 증상이 경미해진다(증상에 개인차가 나타나는 이유) 하다.

참고문헌

1) 厚生労働省：平成28年簡易生命表の概況．2017.
http://www.mhlw.go.jp/toukei/saikin/hw/life/life16/index.html（最終アクセス2019年9月）

2) Chen Y, et al：Risk factors for acute respiratory infection in the Australian community. PLoS One；9（7）：e101440, 2014.

3) Kasper DL, et al：Rhinovirus. In：Harrison's Principles of Internal Medicine, 20th ed（Vol.1 & Vol.2）. McGraw-Hill Education, 2018.

4) Jackson GG, et al：Transmission of the common cold to volunteers under controlled conditions. IV. Specific immunity to the common cold. J Clin Invest 38（5）：762-769, 1959.

5) Peltola V, et al：Rhinovirus transmission within families with children：incidence of symptomatic and asymptomatic infections. J Infect Dis 197（3）：382-389, 2008.

6) Leung NH, et al：Review Article：The Fraction of Influenza Virus Infections That Are Asymptomatic：A Systematic Review and Meta-analysis. Epidemiology 26（6）：862-872, 2015.

3 전략 "면역 노화"에 의한 알레르기성 질환은 감소

고령자의 코 증상은 약물성, 목 증상은 헤르페스나 칸디다를 의심!

시작하며

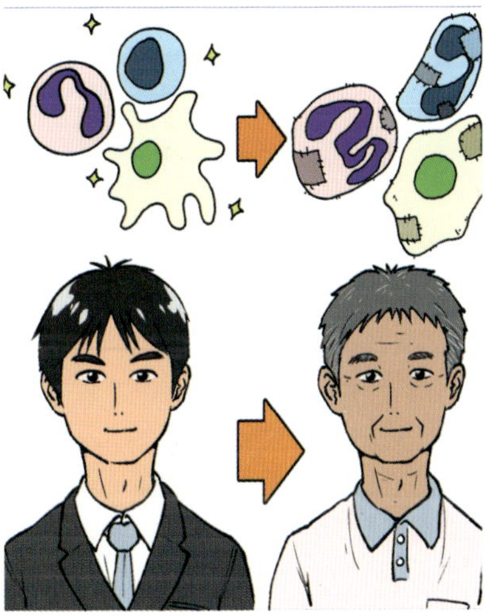

앞서 언급한 바와 같이, 고령자가 감기에 걸리기 힘든 이유를 감염증 역학의 연구나 미생물학의 측면에서 설명하였다. 여러분이 임상에서 느끼는 고령자는 전형적 감기형의 세 가지 증상을 충족하기 어렵다는 인식은 그리 틀린 말이 아니며, 어느 정도 과학적으로도 입증할 수 있다. 그렇다면 세 가지 증상 가운데 가장 자주 나타나는 증상은 무엇일까? 특히 고령자에서 코와 목에 관해서는 증상이 쉽게 나타나지 않는다.

고령자에서는 감염증이나 알레르기성 질환의 발생 빈도가 감소한다.

먼저, 감기 증상을 그 증상의 정도에 따라 분류해보자. 기침이나 목 증상이 없어더라도 코 증상이 주된 문제로 나타난다. 이를 나타내는 이미지는 그림 1과 같다. 콧물을 흘린다고 병원을 찾는 고령자는 없다고는 못하지만 매우 드물다. 지금까지 설명한 바와 같이 고령자는 그동안 많은 바이러스에 노출되었기 때문에 감염되더라도 전형적인 감기 증상을 잘 보이지 않는다. 그것뿐만 아니라, 코 증

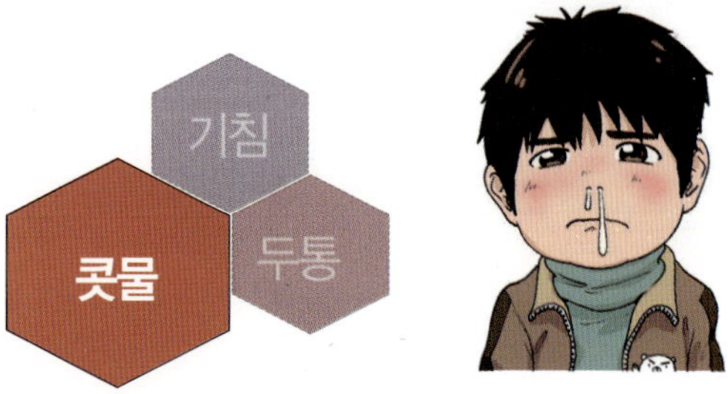

그림 1. 코 증상 메인형

표 1. 면역노화(immunosenescence)의 특징

세포형	노화에 따른 변화
호중구	탐식능의 저하, 활성 산소 생산 능력의 저하, 아포토시스(apoptosis)세포사의 위해(항염증작용의 저하)
호산구	탈과립의 저하(알레르기 반응 저하), 초산화물 생산 능력의 저하
비만세포	탈과립의 저하, 기능의 조절 장애
단핵구/대식세포 (macrophage)	탐식능의 저하, 케모카인(chemokine) · 사이토카인(cytokine)분비 저하, 일산화질소 · 초산화물의 제어 기능의 저하

상의 대표적인 질환인 알레르기성 비염인 알레르기성 질환은 젊은 성인기를 정점으로 나이가 들수록 감소한다. **고령자는 표 1과 같이 알레르기에 대한 면역대응의 저하(면역노화)가 나타난다**. 백신 효과가 젊은 층보다 떨어지는 것 또한 이와 같다. 고령자는 감기와 알레르기성 질환의 빈도가 감소하므로, 코 증상이 주로 나타나고 콧물을 흘리는 고령자는 의외로 적은 이유를 설명할 수 있다.

고령자 천식은 두 가지 범주로 나누는 것이 중요

① 고령이 되기 전부터 천식이 있었던 경우

② 나이가 들고 나서 발현한 천식

또한 65세가 넘어서 갑자기 처음으로 천식이 생기는 경우는 없다는 점도 꼭 기억해두는 것이 좋다. 고령자 천식에 대해 관심이 많아지고 있긴 하지만, 막상 진료 현장에서는 어떻게 접근하고 치료해야 할지 그 방법을 자세히 알고 있는 것이 정말 중요하다.

주목해야 할 것은 ①이며, ②는 발생할 수는 없지만, 매우 드물다는 것을 알아야 한다. 실제 ②로 진단되는 경우는 매우 드물어서 만성폐쇄성 질환(COPD; Chronic Obstructive Pulmonary Disease)과의 중복(천식–만성폐쇄성 폐질환 중복(Asthma–COPD overlap, ACO)이나 비슷한 증상을 나타내는 질환을 세심하게 분석해야 한다.

고령자의 콧물은 약물성 일수도 있다.

고령자의 콧물은 드물다. 고령에서 처음 알레르기성 비염이라고 진단하는 것은 상당히 드물지만, 실제 알레르기성 비염으로 장기간 약을 복용하고 있는 고령자도 있다. 고령자가 늘고 있기 때문에 고령 초기에 발생하는 환자가 존재할 수도 있지만, 그 고령자의 콧물은 약물성 비염일 수 있다. 실제로 다음과 같은 약물이 비염 증상을 발생시키는 것으로 알려져 있다. 항알레르기 약물이 처방의 연쇄 반응 중 하나가 될 수도 있다. 이를 계기로 다약제 남용을 조절하는 것도 가능하므로 일단 처방 내용을 확인해보자.

약물성 비염(Rhinitis medicamentosa)의 주 원인 약제

- α차단약
- 다른 고혈압제: ACE 억제제, β차단약, 칼슘 길항제(CCB)
- 발기부전(ED) 치료제(실데나필, sildenafil)
- 항우울제, 벤조디아제핀 (Benzodiazepine), 항간질약(클로르프로마진:chlorpromazine, 가바펜틴 :Gabapentin)

- 에스트로겐(estrogen), 프로게스테론 (progesterone)
- 아스피린(aspirin)
- 경구피임약
- 면역억제제
- 항바이러스 약
- 페니실라민(penicillamine)
- 경구 레티노이드

심혈관계에 영향을 미치는 약물은 국소 혈관의 혈관 수축을 유발하여 정상적인 교감신경의 붕괴로 인한 비염의 부작용을 초래한다. α, β차단제, 중추 작용성 고혈압제 및 교감 신경의 긴장을 억제하는 안지오텐신(angiotensin) 교환 효소(ACE) 억제제 등의 약물은 혈관 확장 및 코막힘 증상을 유발할 수 있다. 또한 항정신병 약물은 α또는 β차단 특성으로 인해 비염 증상을 나타낼 수 있다. 아스피린에 민감한 환자는 항혈소판 활성을 위해 비염 및 장기간의 코피의 가능성이 있다. 비염을 유발하는 다른 전신 약물로는 경구 피임약, 발기부전 치료제, 면역 억제제, 항바이러스 약, 페니실라민 및 경구 레티노이드 등이 있다.

고령자의 비염 증상에 대한 약물 투여로 인한 부작용에 주의한다.

고령자에서는 노인성 비염 또는 원발성 위축성 비염이 노화에 따른 변화(비선 위축, 혈관 변화, 비강 습기 감소, 점막 섬모 클리어런스 감소, 비강 구조 변화)로 인해 비염 증상을 유발할 수 있다. 원발성 위축성 비염과 관련된 조직병리학적 변화에는 점막 위축, 편평 상피화생 및 만성 염증 세포 침윤이 있으며, 이러한 변화가 기류와 수분 및 열 전달의 계산 유체역학에 의해 증상으로 이어진다. 비강의 확장에 따라 발생하는 점액층의 과도한 증발과 점막 표면적의 감소가 위축성 비염의 필수 요소로 여겨지며, 이 변화로 인해 점액의 농도 증가, 점액의 지속 및 비강 기류의 변화가 발생한다고 알려져 있다.

고령자에게 항히스타민제를 처방할 때는 항상 어지러움이나 배뇨 곤란을 고려하고, 그 필요성을 신중하게 검토해야 한다. 한방약인 소청룡탕은 이러한 부작용에 대한 걱정이 없지만, **마황과 감초가 들어있기 때문에 마황은 에페드린**(ephedrine) **효과에 의한 두근거림이나 혈압 상승의 위험이 있으며, 대동맥류나 대동맥 박리의 병력이 있는 고령자는 주의가 필요**하다. 또한 중증의 병태는 아니지만 두근두근 거리며 혈압이 높아질수도 있다. 감초는 가성 알도스테론(aldosterone)으로 인해 저칼륨혈증을 유발하고, 저칼륨혈증으로 인한 근력 저하로 넘어질 위험이 있으며, 심실성 부정맥의 위험도 증가시킬 수 있다(고령자는 발견되지 않은 심장 질환 등이 있을 가능성이 높다). 따라서 무분별한 장기 복용은 피해야 한다.

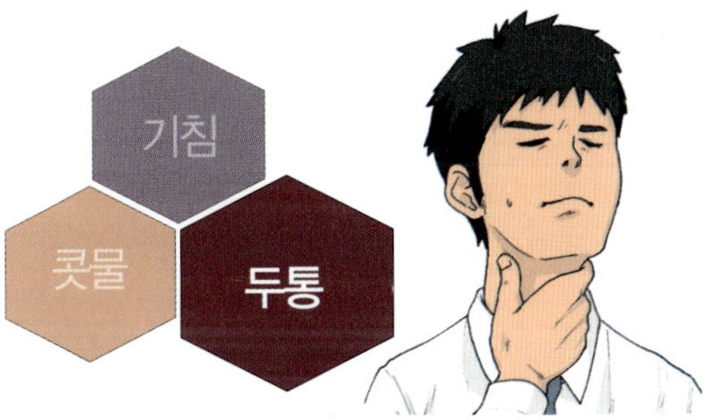

그림 2. 목 증상 메인형

고령자의 인두통은 헤르페스, 칸디다 일 수 있다.

그렇다면 목 증상 메인형에 대해서도 고려해보자(그림 2). 급성의 경과로 목에 통증을 느끼는 환자를 고려할 때 중요한 것은, 먼저 통증이 삼킴 통증인지, 삼킴 통증이 아닌지를 세심하게 구분하는 것이다. 원칙적으로 감기에 의한 목 통증은 삼킴 통증이다. "침을 삼킬 때 아프신가요?"라고 물으면 종종 "음, 잘 모르겠어요."라고 대답하는 경우가 있다. 그런 경우에는 "지금 침을 삼켜 보세요. 아프신가요?"라고 물어보면 된다

이렇게 인두통을 정확하게 분류하는 경우 명확하게 삼킴 통증을 동반하는 고령 환자는 매우 적다. 이유는 코 증상의 이유와 같다. 감기의 세 가지 증상 체크를 보면 고령자에서는 코와 목 둘 다 메인으로 호소하는 경우는 매우 적다.

증례: 72세 남성, 인두통.

현재 병력

이전부터 천식, 알레르기성 비염의 병력이 있는 기침, 콧물이 매년 있었지만, 1주일 전부터 인두통이 발현해 기침이 악화 되었다. 증상이 계속되어 내원하였고, 천식·호흡곤란, 콧물 악화, 발열은 없다. 감기라고 생각되어 내진하였다.

기왕력

천식, 고혈압, 당뇨병망막증, 알레르기성 비염, 심상성좌창(여드름).

사용중인 약제

레베밀®주, 노보래피드플렉스펜주(insulin aspart), 풀미코트터부헬러200μg(budesonide), 살메테롤(Serevent Diskus), 암로디핀(Amlodipine) 정, 에날라프릴(enalapril) 정, 디히드로코데인(dihydrocodeine), 딜라스틴나잘스프레이(Dylastine Nasal Spray) 플루티카손(fluticasone), 알레락(olopatadine)정, 미노사이클린(minocycline)

생활, 사회력

음주: 2잔/일, 흡연: 10개비/일 x 50년

감기라고 하기엔 어딘가 의심스러운가?

감기의 세 가지 증상을 모두 확인하였다. 그중 가장 강한 증상이 인두통이므로 목증상 메인형이다. 열은 없고 기침이 있으며, Center의 진단기준에서 용혈성 연쇄상구균의 기준을 충족하지 않을 것 같다. 따라서 감기로 봐도 괜찮을까? 감기가 일반적으로 1주일 정도면 호전되는 경과를 보이는 질환임을 고려할 때, 증상이 급성으로 나타났지만 회복이 다소 길다. 기저질환으로 당뇨병이 있는 환자로 천식(이 병명도 의심스럽다)으로 흡입 스테로이드를 사용하고 있다. 또한 이유 없이 미노사이클린도 내복하고 있다. 환자에게 물어보니 2주 전에 피부과에서 등의 여드름 치료 목적으로 항균제를 처방받았다도 했다. 인두통에 대해 자세히 물어보니, 삼킬 때 통증이 있다고 하며, "지속적인 뜨거운 느낌이 있고, 삼킬 때 이물감과 따끔거리는 감각이 있다."고 하였다. 이비인후과에 상담하여 진찰 결과 인후 칸디다증으로 진단되었다.

이와 같이, 고령자가 명확한 삼킴 통증을 호소하는 경우에는 상세한 병력을 취합하고, 인두칸디다증이나 헤르페스 등을 고려해 이비인후과에서는 내시경을 이용해 인두통을 진찰해야 한다.

Pearl! 고령자의 코 증상 · 목 증상의 진찰 포인트

- ✓ 고령자는 감기도 알레르기성 질환도 빈도가 낮음. 면역노화에 의해 전형적인 감기에 잘 걸리지 않음.
- ✓ 고령자는 감기의 세 가지 증상 중에서 코 증상과 목 증상에서 주호소를 보이지 않음.
- ✓ 고령자의 코 증상 메인형에서 약제성 있음. 다약제 복용의 부작용 조정이 필요.
- ✓ 고령자의 항히스타민제의 처방에서 전도, 비뇨기의 위험성 있음. 소청룡탕에 포함된 마황에 에페드린 효과, 감초에 가성 알도스테론(전도, 심실성 부정맥)의 위험성이 있으며 만연하게 장기 처방하는 것은 주의가 필요.
- ✓ 고령자의 명확한 삼킴통증은 칸디다나 헤르페스를 의심. 흡입 스테로이드, 선행하는 항균제 사용 등이 있다면 적극적으로 확인해야 한다.

참고문헌

1) Cardona V, et al : Allergic diseases in the elderly. Clin Transl Allergy, 1 (1) : 11, 2011.

2) Kostikas K, et al : The asthma-COPD overlap syndrome : do we really need another syndrome in the already complex matrix of airway disease? Int J Chron Obstruct Pulmon Dis 11 : 1297-1306, 2016.

3) Garcia GJ, et al : Atrophic rhinitis : A CFD study of air conditioning in the nasal cavity. J Appl Physiol (1985) 103 (3) : 1082-1092, 2007.

4a 전략

폐에대한 전략 ①

명확한 폐의 질환이 없어도 "만성 폐질환"이 있다고 생각하자!

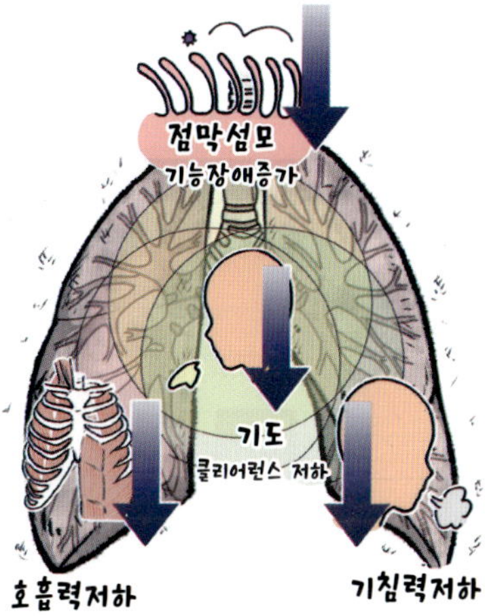

이전 항에서는 고령자의 코와 목 증상이 주증상으로 나타나는 것에 대해 논의했다. 고령자는 전형적 감기형의 세 가지 증상을 모두 겪기 어려운 경우가 많다. 특히 목이나 코 증상 메인형을 주 호소로 내원하는 고령자는 매우 드물다. 고령자는 많은 바이러스에 노출되었기 때문에 증상이 가벼우며 면역노화에 의해 코 증상을 일으키는 알레르기성 질환도 연령이 높아짐에 따라 감소한다. 고령자가 실제로 코와 목 증상을 주증상으로 내원한 경우, 감기 이외의 다른 질환을 고려한다. 또한 **코 증상이 주된 경우에는 약물 치료 외에도 상인두암, 비강의 악성 림프절 등의 검사가 필요하다. 목 증상이 주된 경우에는 고령자에서 목이 뚜렷하게 아픈 감기는 드물다" 는 점을 염두에 두어야 하며, 이와 함께 칸디다, 헤르페스 이외에 인후농양이나 인두결핵 그리고 갑작스러운 발병의 경우 대동맥 박리 등을 고려**해야 한다.

기침 증상 메인형의 원칙과 고령자

감기증상을 상세히 분류해보면, 기침 증상 메인형의 이미지는 그림 1과 같으며, 목·코 증상은 없어도 되고, 기침 증상이 가장 심한 환자이다. 이 기침 증상

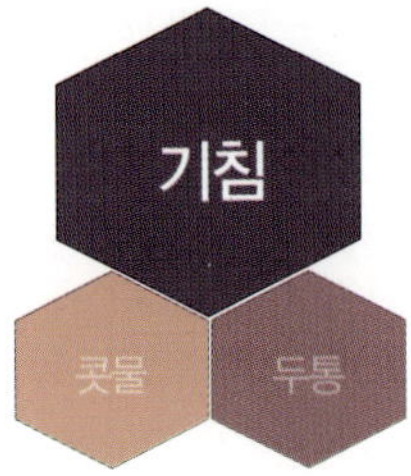

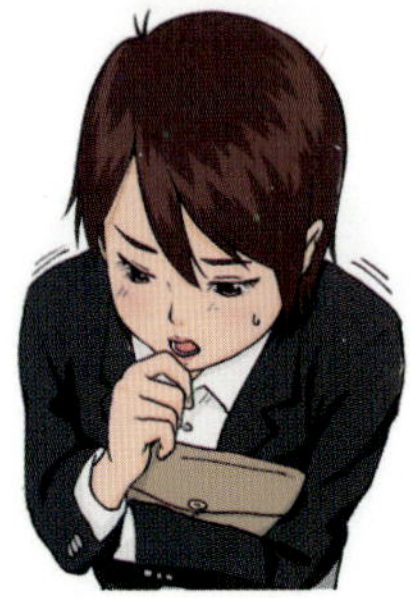

그림 1. 폐 증상 메인형

메인형은대부분 급성기관지염으로, 폐에 기저질환이 없는 건강한 성인에서는 90% 이상으로 바이러스성으로 간주된다. 나머지는 마이코플라즈마나 클라미디아 폐렴이지만 기본적으로 자연적으로 회복되는(self-limited) 경우가 많다. 특히 제 1장에서 소개한 미국내과학회(ACP)의 지침에 아래 2가지 원칙이 있다.

ACP의 임상 가이드라인: 원칙 1

① 70세 이하의 건강한 성인의 맥박 > 100회/분
② 호흡수 > 24회/분
③ 38℃ 이상의 발열
이상의 모든 증상이 없고, 호흡음에서 이상 음이 발견되지 않으면 폐렴의 가능성이 낮음.

[원칙 1]에서 기침 증상 메인형이어도 항균제는 대부분 필요없다.

ACP의 임상 가이드라인: 원칙 2

폐에 만성폐쇄성폐질환(COPD)등의 기저질환이 없다면, 폐렴구균이나 인플루엔자 간균, 모락셀라 카타랄리스(moraxella catarrhalis)등의 일반세균이 기관지염을 일으킨다는 증거는 없다.

폐에 기저질환이 없다면 세균 감염에 의한 기관지염 발병의 증거는 없다는 것은 지금도 변함이 없다. 그렇다면 고령자의 기침 증상은 원칙적으로 어떻게 의심해야 할까?

명확한 지병이 없어도 고령자의 폐에 "만성 폐질환"이 존재

일단 [원칙 1]은 고령자에게는 해당되지 않는다. **고령자는 면역노화에 의해 건강한 성인과 같은 면역대응, 생명 징후의 변화를 보이지 않는다.** 예를 들어, 발열에 대해 38.3°C 이상을 보이면서 감염증의 감도가 40%라고 가정해보자. 감도를 높이기 위해 발열 기준을 낮추면, 예를 들어 열을 37.2°C로 설정했을 때 감도는 83%로 증가하기 때문에, 고령자의 경우 "37°C이상의 발열"로 바꾸는 것이 적합하다. **체온은 절대치가 아닌 기준치에서의 변화로 보는 것이 고령자에게 중요하며, 평소 체온에서 1.3℃ 상승하는 경우에는 감염증 평가를 해야 한다.**

[원칙 2]는 폐에 COPD 등의 기저질환이 없다면 폐렴구균이나 인플루엔자 간균, 모락셀라 카타랄리스 등의 일반세균이 기관지염을 일으킨다는 증거가 없으므로 매우 확실한 원칙이다. 그러나 **고령자에서 명확한 폐의 기저질환이 없기 때문에** 세균성 기관지염으로밖에 생각할 수 없는 환자도 있다. 왜냐하면, 고령자는 만성 신장질환(CKD)이 아닌 **만성폐질환**, 즉 명확한 질환 분류가 되지 않는 노화에 따른 다양한 폐 변화가 있기 때문이다. **고령자는 영상에서 폐에 소견이 없더라도 척추 원반의 축소화에 따라 허리가 굽고(척추후만증) 흉강이 작아진다.** 40세를 넘는 여성에게 특히 자주 관찰된다. 척추의 생리적 곡선은 흉추가 약 20~40°의 후만(후방 凸의 만곡)으로 알려져 있으며, 여성의 55~60세는 평균 43°, 76~80세는 52°가 되며, 특히 55°를 초과하면 1초율(forced expiratory volume 1.0 sec%: FEV1.0%)이나 폐활량(vital capacity: VC)의 큰 저하로 이어진다고 한다. 또한 **호흡근의 노화에 의한 위축은 기침의 세기가 약해질 뿐 아니라, 폐렴 등에 걸렸을 때 증가하는 산소 수요에 대응할 수 없게 되어** 호흡 부전의 위험이 증가한다. 그림 2와 같은 여러 요소로 인해 기도 이물질 제거율의 저하가 발생한다. 그 외에도 **기관연골의 석회화, 기관지 점액 분비의 비대, 세기관지와 폐포 길 내경의 증가**(ductectasia)**와 폐포의 편평화 등 명확한 폐 질환이 없어도 만성 폐질환으로 폐의 기저질환이 있는 환자와 비슷한 변화가 발생한다고 알려져 있다.**

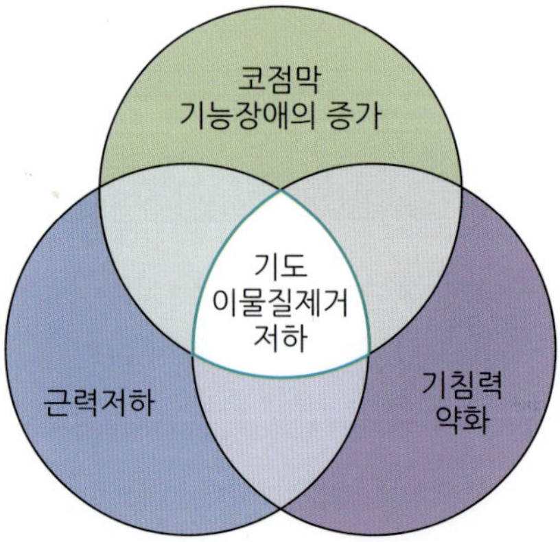

그림 2. 노화에 의한 기도 이물질 제거율의 저하요소

고령자는 건강한 성인과는 다른 특성을 가지고 있어 항균제를 사용할 때 주의가 필요하다. 적절하게 항균제를 사용하면, 고령자에서도 기관지염이나 폐렴과 같은 질병에 대한 치료가 필요할 때 이를 놓치는 빈도가 낮아진다.

고령자의 기침 증상 메인형은 감기가 아니라 폐렴인 경우가 의외로 많다.

다른 측면에서 고령자의 기침 증상 메인형을 생각해보자. 감기에 항균제가 완전히 효과가 없는 것은 아니고, 세균 감염을 예방하는 데 도움이 될 수 있다. 하지만 치료 필요 인원 수(NTT)가 중요하며 4,000명 이상(NTT가 4,000이라면 4,000명에 항균제를 처방하면 1명에게 효과가 있다=3,999명은 효과 없음)이라는 논문이 종종 있다. 항균제의 불필요함이 가슴에 와 닿는 매우 인상적인 보고서이지만, 이 논문은 또 다른 흥미로운 데이터를 제시하고 있다. 그것은 "흉부감염(chest infection)"에 대한 폐렴 예방 효과이다. 흉부 감염이란 기본적으로 기관지염을 의미하지만, 일부 폐렴도 포함된 분류이다. 연구의 한계는 있지만, 환자를 대상으로 폐렴의 예방 효과는 비고령자(65세 미만)는 NTT가 96~119, 고령자(65세 이상)는 NTT가 39라는 수치로 나타났다.

우선, 고령자는 비고령자보다 2~3배 항균제에 의한 폐렴 예방 효과가 있을 것으로 보이며, 이는 폐렴에 걸리기 쉬운 것을 나타낸다. 또한, **흉부 감염에 해당하는 환자는 간단히 말해 기침 증상 메인형**에 해당한다. 즉, 감기 증상 전체를 보면 항균제의 예방 효과는 NTT 4,000이상이지만, 세심한 분류에서 기침 증상 메인형에 한정하면 코 증상 · 목 증상메인형과 비교해 NTT가 크게 다르다는 것을 보여주며, 이 숫자의 차이는 실제 임상 상황에서 관찰되는 결과와 유사하다.

Pearl!

포인트

- ✓ 고령자의 기침 증상 메인형에서는 항균제에 의한 세균 감염 예방의 NNT가 전체적으로 약 1/40 정도로 주의가 필요하다(무엇보다도 감기에 항균제는 필요없다는 것이 아니며 정확하게 분류하는 것이 중요다는 의미이다).
- ✓ 고령자의 기침 증상 메인형은 비고령자에 비해 항균제에 의한 폐렴 예방 효과가 높다(40명 중 1명 정도는 폐렴일 수 있다).

이러한 점에서 고령자의 기침 증상 메인형은 무시할 수 없다는 결론에 이르게 된다. 그렇다고 해서 기침 증상 메인형의 모든 환자에게 항균제가 허용된다는 의미는 아니다. "감기에 항균제가 필요 없다"는 주장은 일반적으로 알려진 사실이지만, 고령자와 같은 특정 집단에서는 면역력이 약하거나 다른 건강 문제가 있을 수 있기 때문에, 이러한 데이터에 기반하여 신중하게 접근해야 한다.

Pearl!

고령자의 기침 증상 메인형에서는 지침이나 원칙에 얽매이지 않는 진료를 해야한다.

- ✓ 고령자는 폐에 명확한 기저 질환이 없더라도 노화에 의한 만성 폐질환이 존재할 수 있다.
- ✓ ACP의 지침은 70세 이하의 비고령자를 위한 것이다. 고령자의 유의미한 발열은 38℃에서 감도가 낮다.
- ✓ 감기에 항균제는 필요없다. 하지만 기침 증상 메인형은 다른 카테고리(전형적인 목 · 코 증상형)보다 세균 감염이 섞일 가능성이 높다.
- ✓ 고령자의 기침 증상 메인형에서는 40명에 1명 정도가 폐렴일 수 있다.

참고문헌

1) Gonzales R, et al : Principles of appropriate antibiotic use for treatment of uncomplicated acute bronchitis : background. Ann Intern Med 134 (6) : 521-529, 2001.

2) Harris AM, et al : Appropriate Antibiotic Use for Acute Respiratory Tract Infection in Adults : Advice for High-Value Care From the American College of Physicians and the Centers for Disease Control and Prevention. Ann Intern Med 164 (6) : 425-434, 2016.

3) Norman DC : Fever in the elderly. Clin Infect Dis 31 (1) : 148-151, 2000.

4) Lombardi I Jr., et al : Evaluation of pulmonary function and quality of life in women with osteoporosis. Osteoporos Int 16 (10) : 1247-1253, 2005.

5) Lowery EM, et al : The aging lung. Clin Interv Aging 8 : 1489-1496, 2013.

6) Petersen I, et al : Protective effect of antibiotics against serious complications of common respiratory tract infections : retrospective cohort study with the UK General Practice Research Database. BMJ 335 (7627) : 982, 2007.

4b 전략

폐에대한 전략 ②

흡인성 폐렴에 대한 생각 및 항균제 사용 전략

혐기성균을 포함한 치료는 반드시 필요하지 않으며, 화학성 폐렴의 경우 항균제를 사용하지 않는 옵션도 충분히 검토할 수 있다.

흡인성 폐렴을 진단하기 전에

급속한 고령화에 따라 흡인성 폐렴은 일상진료에서 많이 접하는 폐 질환 중 하나가 되었다. 특정한 진료과나 감염내과에 한정되지 않고, 모든 분야의 의사가 주치의로서 자신의 환자에게 발생할 수 있는 일반적인 질환이다. 흡인성 폐렴을 반복하는 고령 환자의 대응은 치료와 예방 모두에서 어려움을 겪는 경우가 많아, 주치의에게는 고민스러운 질환이기도 하다.

그러나 감기진료와 마찬가지로, 자주 발생하기 때문에 소홀히 다루기 쉬우므로 주의가 필요하다. 특히 "**흡인을 목격 ⇨ 다균종(polymicrobial)인 감염증 ⇨ 광범위 항균제 시작"을 매우 당연하다는 듯이 처방하는 것은 매우 잘못된 접근**이라고 할 수 있다. 흡인을 목격하지도 않고 "고령자의 폐렴 = 흡인성 폐렴" 또는 "고령자가 열이 나면 ⇨ 흡인을 했을까? ⇨ 항균제 시작"이라는 사고는 결코 바람직하지 않다. 본 장의 포인트는 다음과 같이 정리할 수 있다.

흡인성 폐렴 치료 전략의 포인트

- 흡인성 폐렴은 고령자에게 흔한 질환이지만, 열이 난다고 흡인성 폐렴으로 의심하지 않는 것이 중요하다.
- 흡인성 폐렴으로 치료할지, 화학성 폐렴으로 수렴할 때까지 기다릴 수 있는지를 판단한다.
- 흡인성 폐렴으로 치료한다면 흡인의 원인, 특히 구토의 원인을 찾자. 구토는 모든 질환의 초기 증상으로 나타날 수 있다.

본 장의 주제인 흡인성 폐렴의 치료 전략을 이해하기 위해서, 병원체에 관한 이론의 문제로 흡인과 동반하는 폐의 변화(흡인 증후군)를 아는 것이 중요하다. 또한 변형이 있고 병태에 따른 치료의 대응, 항균제의 선택 등을 상황에 따라 고려할 필요가 있다. 즉, **병태생리학적 관점에서 이해하면, 흡인을 목격하더라도 항균제 사용이 불필요한 경우가 적지 않다는 점에서 흡인성 폐렴은 매우 흥미로운 질환이다**. 또한 병원체로 오해하기 쉬운 혐기성 균에 대한 항균제 사용 역시 환자의 중증도와 임상 양상에 따라 유연하게 결정해야 한다.

흡인에 의한 일련의 변화 세 가지 병태를 확실히 분류하고 감염을 일으키기 쉬운 위험 인자를 알아보자.

구토 등으로 이물질이나 화학 물질이 하기도에 들어가면, 폐 점막을 자극하여 폐 부위에 각종 질병을 일으킨다. 이물질이 폐에 들어가면 1~2시간 이내의 조기 반응으로 폐조직에 급성 염증이 발생할 수 있다. 이는 흡인한 구토물 등에 의한 화학성 손상이 폐에 발생한다. 이후 4~6시간 이내의 반응도 화학성 폐손상에 의한 호중구 증가로 나타나며, 즉각적인 감염이 발생하지 않는 경우가 많다.

① 이와 같은 흡인 초기의 화학성 폐 손상을 "흡인성 폐장염(aspiration pneu monitis)"이라고 부른다. 흡인한 양과 빈도, 흡인물의 형태, 구강 위생, 호흡기의 상태, 면역 기능 등에 따라 그것이 이후 감염에 합병증을 일으킬지, 화학성의 폐장염으로 진행될지가 결정된다. 예를 들면, **흡입물이 강산성**(pH=〈2.5)**이거나, 대량**(〉=0.4mL/kg)**일 경우, 흡인성 폐장염의 정도도 강하고, 화학성 폐렴 자체로 급성 호흡곤란 증후군**(ARDS: Acute respiratory distress syndrome)**을 초래할 가능성도 있으며, 감염의 합병증도 발생할 수 있다**.

또한, **치매나 뇌혈관장애의 과거력이 있는 고령자나 장기요양시설에 있는 환자 등은 구강 내의 위생상태가 불량한 경우도 많으며, 제산제를 복용하는 환자는 위산의 위벽 손상으로 상부 소화관 내 세균의 양이 많아져서 감염의 합병증 위험도**

표 1. 흡인성 폐장염과 흡인성 폐렴의 특징

	흡인성 폐장염(pneumonitis)	흡인성 폐렴(pneumonia)
기전	무균의 위 내용물의 흡인	구강인두 물질의 흡인
병태생리	산성분자 물질에 의한 급성 폐손상	세균에 의한 급성 폐렴
세균학적 소견	처음에는 무균이지만, 이후 세균 감염을 일으킬 수 있음	그람양성구균, 그람음성간균, (드물게) 혐기성 세균
주요한 요인	중증의 의식장애	삼킴 장애, 위의 운동 장애
연령	모든 연령에서 발생할 수 있으나, 대부분 젊은 연령층에서 많이 발생한다.	대부분이 고령자
흡인의 목격	목격자가 있는 경우가 많음	목격자가 없는 경우가 많음
전형적 예	약물과다 복용, 음주 등의 의식 정도 저하의 병력이 있고 폐 침윤영과 호흡기증상이 있는 경우	시설 입소 중 연하장애가 있는 환자에서 폐렴의 임상소견과 기관지 폐구역성 침윤영이 있는 경우
임상 소견	흡인 후 2~5시간 무증상이거나 미열, 마른 기침, 과다호흡, 호흡곤란	과다호흡, 기침, 고름성 가래 등의 세균성 소견

도 높아진다.

② 이처럼, 흡입에 의한 폐의 실질에 감염이 일어난 상태를 "흡인성 폐렴"(aspiration pneumonia)이라고 부른다. 흡인성 폐장염과 흡인성 폐렴을 종종 혼동되어 사용되는 경우가 있으므로 주의가 필요하다.(흡인성 폐렴의 세 번째 병태로서, ③ 이물에 의한 질식"(bronchial obstruction secondary to aspiration of particulate matter)을 구분하는 경우도 있다.[1])(표 1).

"흡인=흡인성 폐렴"이 아니다

위에서 언급한 바와 같이, 흡인에 따른 폐의 변화를 이해하면 "흡인 → 흡인성 폐렴 → 항균제 시작"이 아니라는 것을 알 수 있다. 이 점을 이해하고, 현재 진찰하고 있는 환자가 흡인성 폐장염인지, 아니면 흡인성 폐렴인지를 병력과 신체소견, 중증도 등을 통해 확실히 분류하는 것이 중요하다. 흡인성 폐렴은 흡인에 의한 일련의 과정(흡인 증후군)의 한 가지 병태에 지나지 않는다.

"침묵성 흡인"이라는 개념을 알자

식사 중에 사레가 들린 명백한 흡인의 상황(가시적 흡인)이 없더라도, 흡인성 폐렴은 발생할 수 있다. 대부분은 수면 중에 발생하는 것으로 알려져 있으며, 이것을 "침묵성 흡인"(silent aspiration)이라고 한다.

특히 뇌경색 후의 환자는 삼킴 반사나 기침 반사의 저하로 인해 수면 중 비가시적 오인이 발생하기 쉬워 반복적인 폐렴의 원인이 된다. 실은 이 침묵성 흡인은 건강한 사람이라도 수면 중 10% 정도 비율로 발생하며, 뇌경색 후에는 그 비율이 80%까지 상승한다. 또한 수면제, 진정제, 향정신성 약물 복용 등도 삼킴 반사를 억제하기 때문에 침묵성 흡인을 악화시키는 요인이다.

확실한 흡인의 증거가 없어도 "가끔 열이 나지만 저절로 낫는다"는 등의 증후가 있는 환자는 침묵성 흡인을 의심하는 것이 중요하다.

흡인성 폐렴이 의심되는 특징

① 마른 고령자가 식사 중에 목이 막힌 후에 열 · 기침 · 저산소혈증이 나타나면 의심하자.

② 확실하게 흡인을 하지 않은 고령자에서 가끔씩 38℃정도의 열이 난다.

③ 입원 환자가 식후에 열이 나지만, 저산소혈증은 심하지 않고 전신 상태도 나쁘지 않다.

④ 폐렴구균과 같은 오한과 떨림을 동반한 발열의 경과는 드물며, 오히려 고령자의 미세한 피로감이나 미열으로 검사를 해보니 폐렴이 발견되는 경우가 많다.

②,③은 흡인성 폐렴의 특징이 아니라 흡인성 폐장염(또는 화학성 폐장염)의 특징이며 치료를 결정하는 것은 모호하다. ④도 종종 발생하며, 기도 증상이 없더라도 고령자의 상태가 이상한 경우는 X선 검사가 필요하다.

항균제는? 혐기성균은 정말로 관여하고 있을까?

흡인성 폐렴은 일반적으로는 구강 내의 그람 양성구균과 혐기성 세균 등의 다균종(polymicrobia) 감염으로 분류한다. 특히 개원가에서는 폐렴구균, 인플루엔자간균, 장내세균이 관련될 수 있으며, 병원 내 발생의 경우 녹농균 등이 관련성에 주의할 필요가 있다. 어쨌든, 특정 단일균으로 좁힐 수 있는 경우는 드물며, 여러 균의 관련성을 염두에 둔 항균제 선택이 이루어진다.

이때 개원가나 병원 내 감염에 의하지 않고, 항상 논의의 중심에 있는 것이 박테로이드스 스피시스(Bacteroides species), 프리보텔라 바로니애(Prevotella baroniae), 푸소박테륨(Fusobacterium), spp, 혐기성 그람 양성구균의 혐기성 균의 관여이다. 이러한 혐기성 균을 고려해서 1차 진료에서는 암피실린(ampicillin)/설박탐(Sulbactam)(또는 아목시실린/클라불란산)이나 클린다마이신(clindamycin), 내원 환자는 피페라실린(piperacillin)/타조박탐(tazobactam)등 혐기성 세균을 억제하는 항균제가 선호되는 경향이 있다.

확실히 수술 후에 해부학적 변화가 있는 환자나, 입 · 퇴원력이 많은 환자는 소화관 내의 균총이 변화하고 있기 때문에, 반드시 박테로이데스(bacteroides)는 횡격막 아래에만 존재하는 혐기성균이라고 할 수는 없다. 그러나 이러한 혐기성 균의 관련성에 대해서는 의문을 제기하는 의견도 많이 보인다.

1970년대에 혐기성균의 관여를 주장했던 문헌[2]에서는 주로 흡인성 폐렴의 말기 합병증인 폐농양, 괴사성 폐렴, 농흉이 나타났을 때 채취된 검체를 기반으로 했다. 이 때문에 1990년대에 시행된 연구에는 혐기성 세균의 관여에 대해 의문이 제기 되었다. 만성적인 침 흡인에 따른 폐농양 등을 고려하고 있는 경우에는 혐기성균의 관련성에 대해 고려하는 것이 중요하다. 그러나 흡인의 병 초기에는 폐라는 궁극적인 호기성 환경에서 혐기성균이 적극적으로 관련되어 있다고 생각하기는 어려운 것 같다.

표 2. 흡인성 폐렴의 혐기성 균에 대한 대응

① 중증도가 높은 경우: 현저한 저산소 혈증, 현저한 백혈구 증가 혹은 감소, 혈압 저하.

- 혐기성균을 충분히 대응한다.
- 농흉, 폐농양, 괴사성 폐렴 등의 합병증 위험도도 높으므로, 다음과 같은 항균제를 고려한다.
  예: 암피실린(ampicillin) • 설박탐(sulbactam), 피페라실린 • 타조박탐(piperacillin – tazobactam) (녹농균 등을 고려하는 경우), 세프트리악손(ceftriaxone)+ 아목시실린(amoxicillin) 등

② 중증도~경증의 경우

- 적극적인 혐기성균의 대응이 반드시 필요하지는 않다.
- 합병증의 위험도는 높지 않다.
- 횡격막보다도 위의 혐기성균이면, 어떤 항균제라도 어느 정도 치료가 가능하기 때문에 다음과 같은 항균제를 고려한다.
  예: 세프트리악손(ceftriaxone), 경구용으로는 오구멘틴(augmentin)+아목시실린(Amoxicillin) 등

흡인성 폐렴의 구체적인 처방 예

흡인성 폐렴의 경우는 표 2와 같이 생각할 수 있다. 표 2의 ②의 경우, 미국에서는 레보플록사신(levofloxacin)의 경구 치료를 권장한다.하지만 뉴키놀론을 사용하는 것보다는 필자는 아목시실린 • 클라불란(amoxicillin – clavulanic)을 권한다[오구멘틴(250mg)1회 1정을 1일 3회 + 아목시실린(250mg) 1회 1캡슐을 1일 3회도 가능]. 또한 클렙시엘라(klebsiella)의 영향을 얼마나 고려할지는 상황에 따라 다르지만, 이론상 암피실린(ampicillin)도 적절할 수 있으며, 중증도에 따라 고려할 수 있다.

앞에서 언급했듯이, 실제로 감염을 일으키고 있는지 확신하기가 매우 고민스러운 영역이므로, 혐기성균에 대한 고려 없이 광범위 항균제를 무분별하게 사용하는 것은 삼가야 한다. **치료를 시작하더라도, 임상 증상이 급속히 개선되는 경우에는 며칠 내에 항균제를 중단하는 것을 고려할 수 있다.**

Pearl!

포인트

흡인성 폐렴에서 혐기성균에 대한 대응은 중증도에 따라 고려하며, 무분별한 광범위 항균제 사용은 피해야 한다.

항균제 사용을 망설이는 상황

흡인 사고를 목격하였을 때, **즉시 항균제 사용 없이 화학적 폐렴으로의 회복을 기대할 수 있는 경우와 그렇지 않은 경우가 있다. 이 두 가지 경우를 구분하는 것이 중요**하다. 특히, 흡인을 반복하는 환자에게 무분별하게 항균제를 자주 투여하는 것은 내성균에 의한 폐렴을 유발하여 치료를 어렵게 할 수 있다. 입원 환자든 외래 환자든, 환자와 가족의 동의를 바탕으로 향후 흡인성 폐렴으로 나타나지 않을지를 주의 깊게 경과 관찰하는 방침을 세우는 것이 중요하다. 경과를 지켜보았으나 48시간이 경과해도 발열이나 저산소증과 같은 임상 소견의 개선이 보이지 않거나, 대량의 흡인으로 인해 초기부터 현저한 저산소혈증이 나타나는 경우에는 항균제 시작을 고려해야 한다.

항균제 투여를 고려해야 하는 상황

- 경과를 지켜보았으나 48시간이 경과해도 발열이나 저산소증과 같은 임상 소견의 개선이 보이지 않는 경우.
- 다량의 흡인으로 인해 초기부터 현저한 저산소혈증을 보이는 경우.

항균제 투여를 주저해야 하는 상황

- 저산소혈증이 경미하나 산소 투여의 필요는 없고, 이틀 전에는 기침과 가래가 있었으나 오늘부터는 줄어들고 있는 경우
- 흡인을 의심하는 상황 이후 경과가 호전되는 것으로 보이는 경우.
- 전날 식사 중에 기침을 했고, 밤에 38℃의 열이 났으나 오늘은 해열되고 건강한 경우.

흡인성 폐렴의 배경 질환을 잊지 말고 예방하기

노인 진료에서 구토의 원인을 철저히 조사하는 것은 흡인으로 인한 치명적인 질병을 예방하는 데 매우 중요하다. 노인에서는 구토가 여러 질환의 초기 증상으로 나타날 수 있다는 점을 염두에 두고 철저히 조사하는 것이 중요하다(특히 심근경색, 소뇌경색, 출혈과 같은 심혈관계 질환에 주의해야 합니다). 또한, 수면제의 과다 투여나 불안이 심한 치매 환자에게 신경안정제가 과도하게 투여되지 않았는지 확인해야 한다. 또한, 이러한 약물로 인해 과도한 진정 상태가 되지 않았는지 점검하는 것도 필요하다.

포인트

- 사실 더 중요한 것은 "왜 흡인이 발생했는가?"라는 경우가 많다.
- 구토의 원인을 찾아야 한다. 특히 심혈관계 질환, 뇌혈관 질환을 고려한다.
- 수면제의 과다 투여는 심각한 건강 문제를 초래할 수 있으며, 이에 대한 개입이 필요하다.

반복되는 침묵성 흡인성 폐렴에서 가장 중요한 것은 역시 예방이다. 현재, ACE 저해제, 캡사이신(capsaicin), 식사의 온도, 아로마세라피(검은깨 오일) 등 여러 가지 실험이 진행되고 있어 이후 큰 기대를 받고 있다. 그러나 하나의 방법만으로는 어려울 것으로 보인다. 그 중에서도 **구강 관리와 낮 시간 동안 침대를 높이는 것이 훨씬 효과적**이다.

필자는 반복적인 흡인성 폐렴에는 폐렴구균 백신(Pneumovax®)의 투여로 그 빈도와 중증도가 감소하는 인상을 받았다. 이는 데이터에서도 나타나며, Pneumovax®의 투여로 폐렴구균성 폐렴만이 아니라 전체 폐렴의 발생 수가 감소하고 있다. 이는 폐렴구균이 배양하기 어려운 것이 원인으로 보인다. 흡인성 폐렴에서도 폐렴구균의 관여가 많다고 알려져 있다[6]. 흡인성 폐렴이라고 해도, 65세 이상의 환자는 적극적인 Pneumovax® 투여를 권한다.

증례: 72세 남성. 발열, 기침, 가래 증상.

현재 병력

3일 전부터 38℃의 발열, 기침, 가래로 진료를 받음. 진료 시 저산소혈증이 있었으며, 흉부 X선 사진에서 오른쪽 폐 위쪽에 침윤영 존재(그림 1).

기왕력

고혈압 및 뇌경색의 병력이 있으며, 3개월 전 위암으로 유문측 위절제술과 Roux-en-Y법에 의한 재건 수술이 시행됨. 가족으로부터 "식사 중에 가끔 기침을 하는 경우가 있다"는 병력이 확인되었다. 흡인성 폐렴이 의심되어 금식하기 위해 중심 정맥 라인이 삽입되었다. 흡인성 폐렴이고 의료노출도 있기 때문에 의사로부터 피페라실린(piperacillin)/타조박탐(tazobactam)을 처방받고 싶다고 이야기 함.

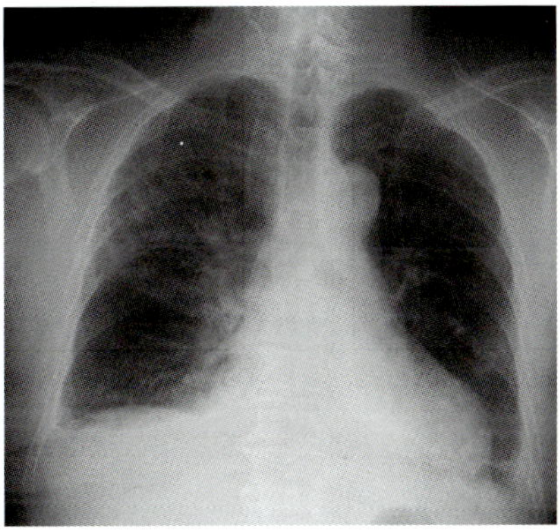

그림 1. 흉부 X선 사진. 오른쪽 위 폐에 침윤영(+)

흡인성 폐렴의 오진에서 가장 흔한 경우는 "전형적인 세균에 의한 단일균 폐렴"으로 간주하는 것이다.

흡인성 폐렴에서 많이 발생하는 오진은 폐렴구균이나 황색포도상구균 등 단일 세균 감염으로 잘못 판단하는 것이다. "흡인성 폐렴이네"라고 생각하면서, "아무래도 다균 감염으로 좁히기 힘들고, 게다가 병원균 중 MRSA나 녹농균도 고려해야 해..."라는 관점을 갖고 피페라실린/타조박탐 또는 상황에 따라 반코마이신(Vancomycin) 병용을 쉽게 결정하는 것은 좋은 방법이 아니다. 흡인성 폐렴으

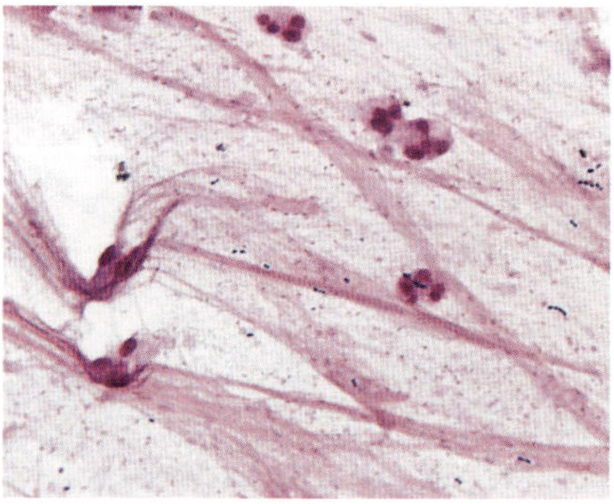

그림 2. 객담의 그람염색

로 진단을 기다릴 여유가 없을 경우 항균제 치료를 즉시 시작해야 하며, 이때 반드시 객담 배양과 그람 염색 등 적절한 검사를 수행해야 한다. 사례는 객담의 그람염색을 실시한 결과(그림 2) 그람음성 구간균을 확인하였고 인플루엔자 간균의 폐렴으로 나타났다. 항균제는 기저질환을 고려해 BLNAR(베타 락타마이제 비생산 암피실린 내성 인플루엔자균)도 고려한 세프트리악손(ceftriaxone)을 투여로 결정하였고, 이후 감수성 검사에서 암피실린(ampicillin)에 감수성을 확인하였기 때문에 항균제를 단계적으로 축소하였다.

지역사회 폐렴과 의료와 간호 관련 폐렴도 가장 빈도가 높은 원인균은 폐렴구균으로 각각 34.8%, 33.9%였다는 보고가 있다. 또한 의료, 간호 관련 폐렴의 62.5%는 흡인의 관여가 의심되고 있어 흡인성 폐렴의 기인균으로 폐렴구균의 관여를 지적하고 있다. 무엇보다 흡인성 폐렴이 의심되더라도 초기진단에서 확실하게 폐렴구균을 중심으로 한 적절한 기인균의 검색을 진행하는 치료 선택을 한다면, 광범위 항균제의 사용은 불필요하다는 것을 알 수 있다.

흡인성 폐렴으로 의심되는 흉부X선 사진에서 침윤영을 찾기는 어렵다.

흡인성 폐렴으로 의심되는 환자는 흉부 X선 사진에서 흡인성 폐렴의 X선 소견은 명확하지 않아도 된다는 사실을 알아야 한다. 흡인성 폐렴이 의심되는 환

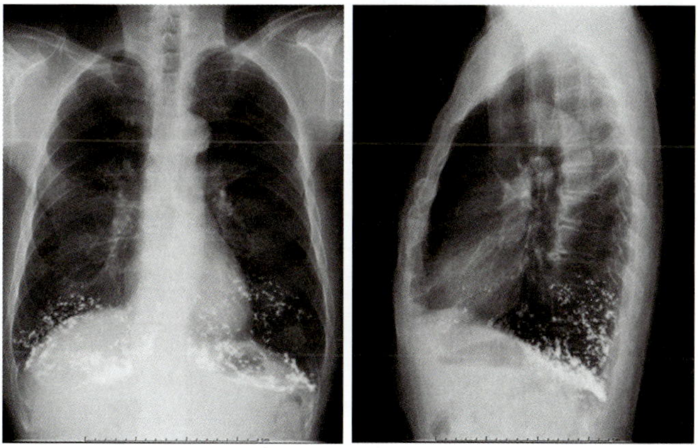

그림 3. 바륨을 흡인한 환자의 X선 소견. 바륨이 쌓여있는 경우에 주목.

자에게 치료를 시작하고 싶지만, 많은 경우 X선 사진에서 이를 명확히 확인하기 어렵다. 이는 흡인성 폐렴이 X선 검사로는 확실하게 진단하기 힘든 질환이기 때문이다. 참고로 바륨을 잘못 흡인한 환자의 흉부 X선 사진을 소개한다(그림 3). 흉부 정면에서는 흡인한 바륨의 대부분이 횡격막에 겹쳐 있으며, 흉부 측면에서도 횡격막에 면해 있거나 하부 폐 후측에 있어 척추체와 겹쳐져 있어 놓치기 쉽습니다. 흡인한 것이 바륨이기 때문에 보기 쉬워지고 있지만, 실제 흡인성 폐렴에서는 의심의 눈으로 보지 않으면 흉부 X선 사진에서 판단하기 어렵다.

Pearl!

포인트

- ✓ 흡인성 폐렴은 종종 단일균에 의한 폐렴, 예를 들어 폐렴구균성 폐렴이나 인플루엔자 간균에 의한 폐렴으로 잘못 진단되는 경우가 많다. 배양 검사를 실시하는 것이 필요하다.
- ✓ 입원 중 38도 전후의 열이 발생하더라도 며칠 내에 좋아지는 경우는 흡인성 폐렴일 수 있다. 열이 나기 전날의 식사량을 체크하여 평소보다 많이 먹었다면 흡인일 수 있다.
- ✓ 흡인성 폐렴의 항균제 선택은 중증도에 따라 선택. 사용 안함 < 암피실린(ampicillin) < 세파졸린(cefazolin) < 세프트리악손(ceftriaxone) < 타조박탐(반코마이신(Vancomycin)) 등의 순서를 정해놓는 것이 중요하다(오른쪽으로 갈수록 중증도가 높은 경우).
- ✓ 흡인 예방은 번들 접근법이 필요하다. 단일 개입이 아닌 ① 구강 관리, ② 낮 동안 침대의 기울기 조정, ③ Pneumovax®의 접종률을 높이는 것이 중요하다.

참고문헌

1) Lionel A, et al：Aspiration Pneumonia. N Engl J Med 380 (7) ：651-663, 2019.
2) Bartlett JG, et al：The bacteriology of aspiration pneumonia. Am J Med 56 (2) ：202-207, 1974.
3) Mier L, et al：Is penicillin G an adequate initial treatment for aspiration pneumonia? A prospective evaluation using a protected specimen brush and quantitative cultures. Intensive Care Med 19 (5) ：279-284, 1993.
4) Marik PE：The role of anaerobes in patients with ventilator-associated pneumonia and aspiration pneumonia：a prospective study. Chest 115 (1) ：178-183, 1999.
5) Watando A, et al：Effect of temperature on swallowing reflex in elderly patients with aspiration pneumonia. J Am Geriatr Soc 52 (12) ：2143-2144, 2004.
6) Maruyama T, et al：Efficacy of 23-valent pneumococcal vaccine in preventing pneumonia and improving survival in nursing home residents：double blind, randomized and placebo controlled trial. BMJ 340：c1004, 2010.
7) 喜舎場朝雄, 他：成人の医療・介護関連肺炎と肺炎球菌. IASR 34 (3) ：59-61, 2013.

5 전략 고령자의 급성 발열과 염증소견은 다양하게 체크하자!

시작하며

이전 항목에서는 고령자에게 기침 증상 메인형을 적용할 때의 경우에 대해서 확인하였다. 건강한 성인이라면 감기나 기관지염에는 항균제가 필요없지만 고령자의 경우는 다르다. 고령자에서는 폐렴이나 항균제가 필요한 기관지염이 건강한 성인보다 더 많으며, 데이터에 따르면 항균제의 효과는 비고령자 보다 몇 배 더 높을 것으로 보이기 때문에 주의가 필요 있다. 명확한 폐의 기저질환이 있음에도 불구하고 폐렴이나 세균성 기관지염 등을 일으키는 이유는 만성 신장병(CKD)과 같은 만성 폐질환이 있기 때문이다. 고령자의 건강 상태나 질병에 대한 이해를 단순히 나이로 제한하지 않고, 과학적 데이터와 연구 결과를 바탕으로 보다 넓은 시각에서 접근하면, 임상적으로 다룰 수 있는 범위가 확장된다. 또한 흡인성 폐렴이 다른 유형의 폐렴에 비해 더 복잡하고 심각한 경우가 많다는 것을 알아야 한다. 화학성 폐렴의 경우 항생제를 사용하지 않는 것이 일반적이며, 흡인성 폐렴에서는 혐기성균을 고려한 항생제 선택이 필요하다는 점을 이해하는 것이 중요하다.

본 장에서는 감기 주증상인 발열에 대해 고령자의 급성 발열과 염증 소견 체크리스트(그림 1)을 활용한 접근방법에 대해 알아본다.

고령자의 정의를 다시 고려하자.

고령자는 세계적으로 65세 이상을 지칭하지만, 그 나이를 초과하더라도 현재 일상생활 동작(ADL)이나 인지기능이 건강한 성인과 다르지 않은 분들이 많다. 전후의 급속한 사회변화, 특히 고도 경제 성장기에 어린 시절부터 청년기에 걸쳐 영양 상태가 급격히 개선된 덕분에 고령자의 영양 상태와 인지 기능이 크게 향상되었다.

따라서 고령자의 정의를 재고해야 한다는 의견이 제기되고 있다. 저출산 고령화와 인구감소 사회이기 때문에 고령자도 일하지 않으면 곤란하다는 이유 때문이 아니라 실제 임상에서도 65세 이상을 고령자로 보는 정의에 위화감을 느끼는 경우가 적지않다. 개인차가 있지만 75세라는 기준으로 실제 임상에서는 타당하다고 말한다. 다만, 고령자를 나이로 정의하지 않게 되는 날도 그렇게 멀지 않다고 생각한다. 무엇보다 고령자를 고령자라고 부르지 않게 되는 그 순간이야말로 사회가 하나의 성숙기에 접어드는 시점일 것이다. 아래는 박스는 체크리스트 적용을 위한 사례 규정이다.

① 75세 이상

② ADL저하나 치매가 확인되는 경우

③ 급성의 경과로 37℃이상 또는 기준치에서 1℃체온이 상승한 경우(또는 혈액검사에서 염증 소견이 보임).

특히 스스로 호소할 수 없는 환자나 ADL(일상생활수행능력) 전면보조가 필요한 고령자도 고려한다. 또한 발열 소견이 명확하지 않지만 혈액 검사에서 염증 소견이 발견될 수 있다. 다양한 의견이 있지만, CRP 검사는 고령자에 한정되지 않고 정신 질환 환자 등 호소가 적은 환자에서 어떤 염증이 발생하고 있다는 "인식"의 하나로 생각하면 유용한 검사라고 매일 느끼고 있다(어디까지나 알아차리는 데 도움을 주는 것 뿐이며 항균제 개시의 판단기준은 아니다).

체크리스트는 의사와 간호사 모두에게 확인!

앞서 설명한 것처럼, 고령자는 증상이 적고 전형적이지 않은 경우가 많으며, 이는 어느 정도 과학적으로 설명이 가능하다. 고령자는 일반적으로 질병에 대한 전형적인 증상을 잘 나타내지 않으며, 오히려 비전형적인 증상이 더 흔하다. 예를 들어, 폐렴이나 요로 감염과 같은 질병에 걸리더라도, 그들이 주로 보이는 증상은 '모습이 이상하다'거나 '움직일 수 없다'는 것일 수 있다. 다만, 바이탈 사인을 측정해 보면 37℃ 이상의 발열이나 약간의 저산소혈증과 같은 이상이 있는 경우가 많지만, 이러한 증상에 대해 스스로 잘 호소하지 않는 경향이 있다.

Pearl!

포인트

노인의 감기는 "Atypical is typical(비정형적인 것이 전형적)"이다.

따라서, 앞서 언급한 증례 정의에 해당하는 고령자의 발열 및 염증 소견에서는 그 원인을 체크리스트를 활용하여 여러 명이 지적 확인하는 것이 유용하다. 이 체크리스트는 의사뿐만 아니라, 가까운 미래에는 간호사, 약사, 도우미 등 모든 의료인 및 돌봄 제공자가 활용하게 될 것이다.

그렇다면 어떤 질환군을 어떤 관점에서 고려해야 할까? 주치의로서 매일 고령자를 진료하다 보면, 그림 1과 같은 것이 현실적이고 실천적이다. 각각에 대해 열정적으로 이야기하고 싶지만, 체크리스트이므로 간단하게 정리했다.

세균 감염증 Big3

① 폐렴(흡인성 폐렴) ●●●

- 기준치로부터 산소 포화도 변화와 호흡수 변화를 확인. 폐음은 탁탁 소리를 찾아내는 것이 아니라 호흡음의 좌우차를 확인.
- 구토의 발생(없어도 상관없음. 있다면 폐렴보다 구토의 원인 검색이 더 중요).
- 수면제 등 안정제의 복용 증가의 유무
- 검사: 흉부 단순 X선 사진(서 있는 자세에서 2방향 촬영: 측면 영상에서 아래 폐의 등쪽의 침윤영, 와위보다 좌위로 검사), 객담 배양, "의심"된다면 혈액 배양(중증이라면 다른 질환의 가능성이 있기 때문)

② 요로감염증 ●●●

- CVA 타격통, 압통은 좌우차를 확인
- 결석이나 비뇨기계의 악성 종양의 유무. 농뇨가 없어도(소변 검사에서 백혈구 수<5/HPF) 요로감염증의 가능성 있음.
- 검사: 소변 검사, 소변 배양, 인공물이 몸 어딘가에 들어있다면 혈액 배양

③ 담관염, 담낭암 ●●●

- 담관, 담낭 결석, 암의 유무(결석은 이전에 병력이 없어도 고령자는 있을지도)
- 늑골부 타격통은 좌우차를 확인, 황달은 두피의 모발 경계를 확인
- 세프트리악손(ceftriaxone)의 사용력(사용 후 몇 주 안에 증상 발현되기도 함).
- 검사: 간담도계 효소(생화학 검사), 총빌리루빈 수치 상승, 복부 초음파, 인공물이 몸 어딘가에 있다면 적극적인 혈액배양

  ※ 담즙 정체를 일으키기 쉬운 세프트리악손과 담즙산이 같은 배설 경로를 통과하기 때문에 세프트리악손이 담즙산 배설을 억제한다. 담즙 내 칼슘 이온이 상승하여 세프트리악손이 칼슘과 복합체를 형성하여 담석 형성으로 이어진다.

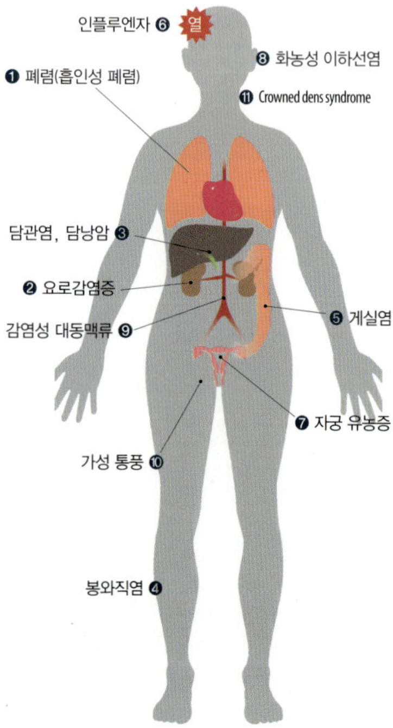

그 외의 감염증

④ 봉와직염 ●●●

- 이유를 알 수 없는 피부 발적(다리)
- 부종을 일으키는 약력, 병력[림프부종(유방암: 손, 산부인과 암: 다리)], 뇌경색: 마비되는 쪽은 붓기 쉬움).
- 봉와직염(피부 연부 조직 감염증)으로 생각되면 욕창(천골부, 발뒤꿈치)과 대상포진(수포)의 유무도 확인, 당뇨병이 있다면 다리 확인(흑색 변화)

⑤ 게실염 ●●●

- 게실염의 병력, 과거 대장내시경으로 게실염의 유무를 확인(없어도 괜찮음).
- 복통을 호소하지 않더라도 세심하게 진찰하

그림 1 고령자의 급격한 발열 및 염증 소견 체크리스트 ●기호는 빈도를 나타내며, 많을수록 빈도가 높다.

면 복부의 압통(재현성있는 표정의 변화)
- 자연적으로 호전된 복통+미열의 병력(자연 치유되는 게실염의 병력)
- 검사: 복부조영 CT(증상이 반복되는 경우에는 필요 없음)
- 설사증상이 있다면 6개월 이내 항균제 사용력을 확인하고 클로스트리듐 디피실(Clostri-dioides difficile) 검사

⑥ 인플루엔자 ●●●
- 독감 접촉(시설 내 발병 유무, 가족: 특히 어린이와의 접촉)
- 백신 접종력
- 검사: 빠른 검사(증상이 전형적이 않을 때 매우 유용)

⑦ 자궁 유농증 ●●●
- 분비물의 냄새, 색깔, 양의 변화(기저귀에 부착)
- 하복부 압통(치골결합부보다 상당히 아랫부분에 통증)
- 자궁의 질환, 특히 암의 병력(없어도 괜찮음. 노화로 인한 후굴되어 있기도 함).
- 검사: 복부 초음파, 조영 CT

⑧ 화농성 이하선염 ●●●
- 탈수의 증상
- 이하선의 종창 · 압통(좌우차)
- 검사: 침샘 초음파

⑨ 감염성 대동맥류 ●●●
- 복부 대동맥류나 동맥 경화증의 유무(복부의 압통은 없음).
- 검사: 조영 CT, 혈액 배양(Helicobacter cinaedi를 염두에 두고 배양을 의뢰)

비 감염증

⑩ 가성 통풍●●●
- 무릎의 열감은 좌우차를 확인, 고관절의 부종, 열감을 알기 어려움(없어도 상관없음).
- 검사: 겉으로 보기에 전신상태에 비해 CRP가 높은 경우, 관절천자를 해도 되지만 전신상태가 좋다면 NSAIDs를 시작해서 효과를 확인할 수 있다)
- 호전되지 않으면 류마티스성 다발성근육통도 검토(특히 적색침강(ESR)>100mm/시의 경우)

⑪ Crowned dens syndrome●●●
- 목의 통증이 있어도 되지만 목을 움직일 수 없거나 움직이면 위화감이 느껴지는 경우가 많음.
- 검사: CT(뼈 상태), CT만으로 진단하는 경우 경추 골수염, 수막염, 경막외농양을 제외)

인공물 및 노화성 변화 부위

- 인공물 전체 검사●●●
  - 인공관절(고관절, 슬관절)
  - 인공혈관(흉복부 대동맥, ASO부위)
  - 인공판막(생체판막, 기계판막), TAVI, 심박조율기(PMI)
  - 골절 후(나사)
- 노화변화가 심한 부위●●●
  - 골다공증, 미지정 압박골절(→골수염)
  - 골관절염(퇴행 관절증)(→화농성 관절염)
  - 심장 판막 협착, 역류(→감염성 심내막염)
  - 혈관 동맥경화부위(→감염성 대동맥류)

세균 감염증 BIG 3부터 시작!

고령자에게 흔히 발생하는 주요 감염증 Big 3는 폐렴, 요로감염증, 담도계 감염증으로, 이는 임상적으로 잘 알려져 있다. 미국의 자료에서는 봉와직염이 이 목록에 포함되기도 하지만[3], 일본의 경우 병적 비만의 고령자 비율이 상대적으로 낮아 실제 임상에서는 주로 앞서 언급된 세 가지 감염증이 빈번하게 관찰된다. 다만, 여름철에는 봉와직염이 주요 감염증 중 하나로 중요하게 고려될 수 있다.

인공물 및 노화에 따른 변화가 있는 부위는 감염에 취약하다.

고령자의 감염증의 큰 특징 중 하나는 인공물에 의한 감염이다. 삽입된 인공물에 대해 세균은 바이오필름(biofilm)을 형성하기 때문에 감염증 중에서도 치료가 어렵다. 또한, 세균 수가 적어도 감염이 성립할 수 있어, 국소 증상이나 소견이 부족한 것이 특징이다. 가뜩이나 호소력이 부족한 고령자는 바로 검사를 하고 진단하는 것이 과잉진료일 수도 있지만 향후 경과에 따라 신속하게 궤도수정을 할 수 있도록 하기 위해서 매일 변화가 없는지 확인하는 것은 매우 중요하다. 또한, 노화성 변화가 큰 부위에도 균이 침범하기 쉽기 때문에 감염의 측면에서는 '노화성 변화 부위=인공물'이라고 생각해도 무방하며, 이 부분도 매일 체크하는 것이 중요하다.

Pearl!

놓쳐서는 안 되는 고령자의 발열 및 염증 소견

- ✓ 고령자의 감기는 호소하는 증상이 '비전형이 전형'이라고 생각하고 의료진 모두가 체크리스트를 확인한다!
- ✓ 세균 감염증 Big 3는 항상 확인!, 그 외, 귀밑샘, 자궁, 고관절의 열을 확인한다.
- ✓ "노화성 변화 부위=인공물"이라고 생각하라! 감염되기 쉽다! 의심의 눈으로 매일 확인!

참고문헌

1) Ouchi Y, et al : Redefining the elderly as aged 75 years and older : Proposal from the Joint Committee of Japan Gerontological Society and the Japan Geriatrics Society. Geriatr Gerontol Int 17 (7) : 1045-1047, 2017.

2) Simon L, et al : Serum procalcitonin and C-reactive protein levels as markers of bacterial infection : a systematic review and meta-analysis. Clin Infect Dis 39 (2) : 206-217, 2004.

3) Goto T, et al : Infectious Disease-Related Emergency Department Visits of Elderly Adults in the United States, 2011-2012. J Am Geriatr Soc 64 (1) : 31-36, 2016.

6 전략 고령자의 발열 · 염증소견의 원인이 하나만 존재한다고는 생각치 않는다.

고령자, 진료의 계기: 요로감염증

시작하며

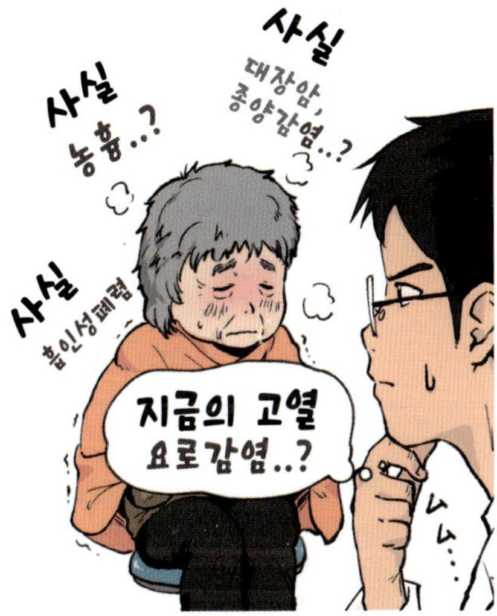
사실
대장암,
종양감염..?
사실
농흉..?
사실
흡인성폐렴
지금의 고열
요로감염..?

앞서 "고령자의 급성 발열 및 염증 소견 체크리스트"를 소개했다. 고령자 진료에서는 "Atypical is typical(비정형이 곧 전형적이다)"라는 말을 항상 염두에 두고 진료해야한다. 고령자의 발열 및 염증 소견은 체크리스트로 의료진 모두가 집적 확인하는 것이 중요하다. 또한 체크 항목을 보면 알 수 있듯이, 중요한 것은 **구체적인 증상보다는 기준치의 변화**이기 때문에 원인을 바로 알아차리는 것은 의사가 아니라 보통 접촉하는 간호자나 가족이다. 열의 원인을 간병인이 알려주는 경우가 많다. 이러한 관점에서 모두가 노인의 변화를 알아차리는 것이 중요하다.

사실 임상에서 고령자 진료시 명확하게 진단할수 없는 어려운 점이 있다. 하지만 이러한 어려움에도 불구하고 논리적으로 설명할 수 있는 몇 가지 요령이 있는데 이것들을 이해하면 임상의 폭이 매우 넓어진다고 느낄수 있다.

진단학의 원리를 노인진료에 적용할 때의 주의점

진단학의 세계에는 많은 원칙과 격언이 있다. “Dual processes model(진단은 직감적 사고와 분석적 사고의 두 가지 요소로 구성된다)”, "Sutton's law(명확한 양성 소견이 있다면 주저하지 말고 공격해라!)”, "Tissue is the issue(영상진단이나 혈액검사를 진행하고 있다면 조직진단이 가장 중요하다!)” 등은 정확한 진단을 내리기 위해 중요하다. 그러나 이러한 진단학의 원칙을 고령자에 적용하는 데 있어 몇 가지 변환이 필요한 것이 있다.

그 중에서도 고령자에게 수정이 필요한 원칙이 "일원적 진단(Unifying diagnosis)”이다. 간단하게 설명하면 환자에게 일어나고 있는 병을 제대로 설명하지 못하는 경우 두 가지 이상의 다른 병태가 동시에 일어났다고 생각하지말고 하나의 병태로 설명할 수 있는 병을 찾는 것이다. 그런데 고령자에서는 이 원칙이 잘 통하지 않는 것을 자주 경험하게 된다. 실제로 미국 캘리포니아대학 샌프란시스코(UCSF) 티어니 교수는 "젊은 사람은 하나의 질병을, 고령자는 다원적인 질병이 많다는 것을 명심하라."[3]라고 하였다. 이 부분을 좀 더 세심하게 생각해보고자 한다.

우선, 이 훌륭한 격언은 "노인은 뭐든지 다 있겠지", "노인에게 검사를 하면 많은 이상 소견을 발견할 수 있겠지?"라는 임상적 손쉬움을 정당화하는 것이 아니다. 고령자에서 나타난 이상 소견은 반드시 이번 병태를 설명하는 것이거나 우연히 발견된 것인지 신중하게 고려하는 노력을 잊지 말는 의미이다.

『해리슨 내과학』의 해리슨 박사(1900~1978년)는 "Under 75yo one disease, older than 75yo multiple diseases(75세 이하는 하나의 질병을, 75세 이상은 다원적인 질병이 많다는 것을 명심하라)."라고 주장했다. 나이에 따른 해부학적, 기능적 변화, 즉 노화의 속도도 많이 바뀌었기 때문에 50세를 75세로 바꾸어 적용하는 것이 지금은 타당하다고 생각한다.

증례: 뇌경색으로 시설에 입소하여 침대에만 누워있는 87세의 여성.

현재 병력: 1주일 전부터 식욕이 저하되고 평소보다 활기가 없었다. 며칠 전부터 37.2℃의 미열이 있었으나 그 외의 바이탈 사인은 변하지 않았다. 경련 증상이 있었고, 체온 측정 시 38.2℃로 발열이 있어 응급차로 이송되었다. SpO_2 92%(실내 공기)으로 흉부 X선 사진에서 양쪽 하부 폐에 미세한 침윤성 음영이 관찰되었다. 식사 시에도 기침이 있어 흡인성 폐렴 진단으로 입원하였고 세프트리악손(ceftriaxone)을 처방하기 시작하였다.

고령자의 요로감염증(UTI)

요로감염증은 노인 진료에서 흔히 볼 수 있는 질환으로 확실한 증상이 나타나지 않는 경우도 있어 확진에 어려움이 많다. 본 증례는 발열(오한), 떨림의 전형적인 증상으로 내원한 환자의 케이스로 입원 후 점차 열이 떨어지는 경향을 보였지만, 혈액 배양검사에서 감수성이 큰 대장균이 검출되었다. 객담배양 검사에서는 정상세균총만 검출되었고 대장균은 검출되지 않았다. 이 경우 병원성 대장균에의한 폐렴일까? 폐렴이 있는 것은 분명하지만, 혈액배양이 양성인 그람음성구균의 폐렴에서는 침윤 소견은 경미하고, 호흡 상태도 나쁘지 않았다. 발열 검사에서 나온 소변에서는 혈액 배양과 동일한 감수성의 대장균이 10^5CFU가 검출되었다. 혈액 배양에서 검출된 대장균은 요로감염증(urinary tract infection: UTI)의 원인균이다.

조금 더 자세히 병태를 설명하자면, 1주일 전부터 흡인에 의한 화학적 폐렴이 발생했지만, 감염이 발생하여 흡인성 폐렴으로 진행되었다. 이로인해 미열과 함께 식욕부진과 탈수 경향이 생겼으며, 소변이 정체되어 요로감염증이 발생하였고, 그로 인한 오한과 고열이 내원의 가장 큰 이유였다(그림 1). 이러한 요로감염증은 자주 관찰된다. '아급성~만성질환+급성질환'의 조합에서는 급성질환에 먼저 관심을 둔다. 흡인성 폐렴과 요로감염증 이외에도 표 1과 같은 증상이 자주 관찰된다.

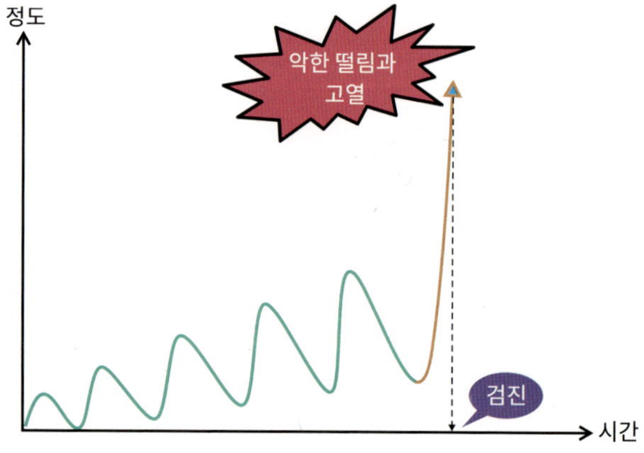

그림 1. 하나의 원인으로만 생각해서는 안되는 고령자의 진료-병의 변화와 진료의 시기

표 1. 요로감염증과 관련된 질병

- 흡인성 폐장염(Mendelson씨 증후군)/흡인성 폐렴(aspiration pneumonitis)
- 농흉(empyema)/폐농양(lung abscess)
- 폐결핵
- 심부 농양을 동반한 욕창 감염
- 진단되지 않은 폐암에 따른 폐쇄성 폐렴
- 대장암 종양 감염
- 자궁축농(pyometra) 등

요로감염증 외 대퇴골 경부골절 및 가성통풍(움직일 수 없음)이 고령자 진료의 계기가 되기도 한다. 흡인성 폐렴이나 담낭염 등의 감염증으로 인해 탈수가 발생하면 가성 통풍이 유발될 수 있으며, 특히 고령자에서는 다관절염으로 진행되기도 한다. 가성통풍을 유발 할수 있는 감염증(흡인성 폐렴이나 담낭염 등)이나 탈수를 유발하는 약제나 병태가 없는지 확인해야 한다.

병원 방문을 유발하는 노인의 질환

- 요로감염증
- 대퇴골 경부골절
- 가성통풍

임시 진단: 흡인성 폐렴 ± 요로감염증

고령자 진료에서는 흡인성 폐렴인지 요로 감염인지 병태를 일관되게 설명하기 어려운 경우가 많다. 또한, 흉부 X선 사진에서 폐에 미세한 침윤이 보이거나, 무증상 세균뇨가 있을 가능성이 있는 경우, 소변 검사에서 고름뇨나 세균뇨만 확인되더라도 흡인성 폐렴이나 요로감염증의 가능성을 고려하게 되는 경우가 많다. 그러나 이는 임상 능력 부족이 아니라 매우 현실적인 방침이라고 생각한다. 여기서 중요한 것은 신속한 경로 수정이다. "갑작스러운 오한과 떨림으로인한 요로감염증 의혹으로 입원했는데, 소변 배양검사에서는 대장균이 우세하게 검출되었지만, 혈액 배양검사에서는 황색포도상구균이 검출되었다"는 식으로 배양검사결과에 차이가 있다면 치료 방향을 수정하면 된다. 황색포도상구균이 발견되었고, 검사결과 농양을 동반한 욕창 감염이 발견되었다(장요근 농양이었고, 인공물 감염이었다)고 최초 진찰이 잘못되었다고 생각하기 어렵다. 욕창 감염증은 한때 상당히 감소했지만, 최근 다시 증가 추세에 있는 것 같다. 고령화의 속도에 현장이 따라가지 못하고 있는 현실을 일상적인 임상에서 느끼고 있다.

정확한 진단이 반드시 고령자 진료의 목표는 아니다.

많은 의료 전문가들은 '정확한 진단과 첨단 의료가 환자들이 원하는 것'이라고 생각하는 경향이 있다. 특히 대학병원이 이러한 역할을 수행한다는 것은 의심의 여지가 없다. 급격한 고령화가 의료 시스템이 따라갈 수 없는 이유 중 하나인 것은 의심의 여지가 없지만 인구 통계 학적 관점에서 현장의 변화가 정착되기까지는 오랜 시간이 걸릴것이다. 아마도 이것은 실제로 진단 원칙을 노인 치료에 적용 할 때 가장 자주 잊혀지는 점일 것이다.

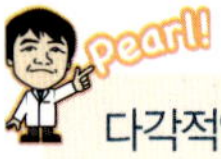

다각적인 해석이 요구되는 고령자 진료

- ✓ 하나의 원인에만 집중하기보다 여러 가능성을 열어두고 접근한다.
- ✓ 고령자에게 흔한 요로 감염(UTI)의 배후에 있는 빈도 높은 다른 질환들을 염두에 둔다.
- ✓ 흡인성 폐렴과 요로 감염을 함께 고려하는 현실적인 진단 접근법을 적용하고, 최종 진단은 검사 결과(예: 배양 결과)를 통해 확정한다.
- ✓ 일반적인 진단 원칙을 고령자에게 적용할 때는 그 특성을 고려하여 수정할 필요가 있다.

참고문헌

1) Kohn LT, et al : To Err Is Human : Building a Safer Health System. pp1-287, National Academies Press, 2000.

2) 志水太郎：診断戦略―診断力向上のためのアートとサイエンス. 医学書院, 2014.

3) ローレンス・ティアニー/松村正巳(訳)：ティアニー先生の診断入門, 第2版. 医学書院, 2011.

4) 岸田直樹：誤嚥性肺炎の抗菌薬・嫌気性菌カバーの考え方. medicina 46(10)：1582-1585, 2009.

7 전략

적절한 항균제 사용을 위한 또 다른 전략인 증량 요법

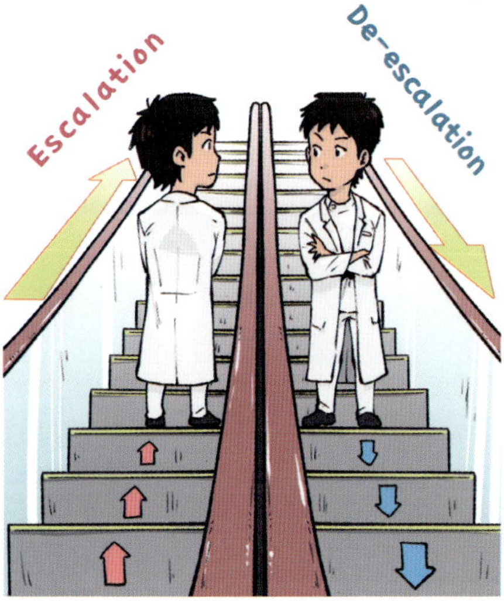

시작하며

전 항에서는 진단의 원칙을 노인 치료에 대한 진단 원칙을 적용할 때 필요한 수정이나 변경 사항을 살펴보았다. 특히 병의 원인을 하나의 원인으로만 생각하는 것이 고령자의 진료와 맞지 않는 경우가 많았다. 예를 들어, 고령자가 갑작스럽게 고열을 보일 때, 가장 흔한 원인인 요로감염증(UTI)으로 오해할 수 있으며, 이로 인해 UTI를 유발할 수 있는 아급성 또는 만성 질환을 간과하는 경우가 많다. 따라서 이러한 점에 유의할 필요가 있다.

또한 명확한 진단이 반드시 고령자 진료의 요령은 아니다. 예를 들어 고령자의 경우 암을 발견해도 정확한 진단과 고급 의료가 항상 환자가 원하는 것이 아닌 경우가 많다. 그렇기때문에 후에 발생하는 감염증(특히 폐렴과 요로감염증)을 치료하지 않는 정책을 점점 더 많이 채택하고 있다. 이는 환자의 전반적인 상태와 삶의 질을 고려한 결정이다. 그러나 이 정책에서 주의가 필요한 감염병이 몇 가

Pearl!

포인트

결핵은 "공기 감염에 의한 감염 확산으로 인한 사회적 손실"이라는 측면이 있다.

지 있습니다. 그중 하나가 결핵이다.

폐결절을 폐암으로 의심해도 되는 것일까? 고령자에서 결핵이 증가하고 있기 때문에, 진단 시 결핵을 배제하기 위해 배양검사와 같은 철저한 진단 검사가 필요하다. 이러한 감염병은 전염을 통해 다른 사람에게 감염이 확산될 수 있으며, '적극적인 치료를 하지 않겠다는 방침 = 아무것도 하지 않겠다'는 표현은 의료 현장에서 결핵과 같은 감염병에 대한 소극적인 접근이 오히려 집단 감염으로 이어질 수 있음을 시사한다. 또한, 개선(개창, 옴)과 같은 다른 감염병에 대해서도 주의를 기울여야 한다.

이번 항에서는 "증량요법도 항균제 적정 사용의 하나의 전략"이라는 제목으로 이야기하고자 한다. 고령자의 진료에서는 감염증 치료가 단순한 이론이나 원칙으로 끝나지 않는 현실을 마주하고 있으며, 잊혀졌던 이상적인 해결책이 점차 드러나고 있다고 매일 느끼고 있다.

일반적인 질병에서는 "De-escalation"더 어렵다

고령자 진료에 국한된 이야기는 아니지만, 감염증 진료의 중요한 원칙 중 하나는 De-escalation(단계적 축소)이다. 경험적 치료에서는 원인균을 타겟에서 제외하지 않기 위해 광범위 항균제 치료를 시행하고, 배양 결과를 바탕으로 좁은 스펙트럼의 항균제로 De-escalation하는 방법이다. 항균제 적정 사용의 방법으로 이제는 모르는 사람이 없는 중요한 원칙이다[1].

감염증 진료의 중요 원칙

항균제는 원인균이 밝혀질 때까지는 스펙트럼이 넓은 약제를 사용하고, 배양을 통해 원인균이 확인된 후에는 스펙트럼이 좁은 약제로 변경한다 ⇒ De-escalation

하지만 실제 임상에서는 그렇게 간단하지 않다. 여러분은 일상적인 감염병 진료에서 얼마나 De-escalation을 하고 계신가요? 배양결과 등을 보지 않고 환자 상태가 호전되면 아무 생각 없이 좁은 영역의 항균제를 사용하는 것은 카운트하면 안 된다. "안 된다"고는 하지 않지만, 그것은 일반화하기 어려운 "맹목적인 De-escalation"이다. 명확하게 De-escalation이 이루어진 사례는 의외로 적을 것이다? 필자의 경험상 50% 정도 De-escalation이 이루어졌다면 훌륭하다고 할 수 있다. 그래서 이 De-escalation이 일반 질환보다 더 어렵다. 감염성 심내막염이나 수막염, 카테터 관련 혈류 감염(Catheter-related blood stream infection: CRBSI) 등의 경우 적절한 접근을 하면 배양 결과가 양성이 되는 경우가 많아 원인균을 확인할 수 있는 경우가 많다. 그렇게되면 De-escalation도 어렵지 않다. 그러나 고령자의 3대 세균 감염증(폐렴, 요로감염증, 담관염 그리고 봉와직염)은 의외로 De-escalation에 어려움이 있다. 이러한 감염증은 고령자 이외에도 발생하지만, 고령자 진료에서는 더 많은 어려움을 겪는다. 이 점의 특징을 세심하게 살펴보아야 한다.

De-escalation이 어려운 이유 ① 배양검사에서 발견된 균≠원인균 전체

감염병 진료가 어려운 이유 중 하나는 배양 결과를 해석하는 것이 어렵기 때문이다. "배양검사에서 발견된 모든 균=모든 원인균"이라고 생각하면 이해하기 쉽지만, 의외로 많은 감염병에서 그렇지 않은 경우가 많다. 특히 일반적인 질병의 경우 더욱 그러하다. 예를 들어 무균 검체가 아닌 객담 배양검사에서 배양된 모든 균이 원인균이 아니라는 것은 누구나 알고 있다. 그러나 소변 배양은 분류상 무균 검체에도 불구하고 고령자는 무증상 세균뇨라는 함정이 존재한다. 고령 남성의 25%정도, 고령 여성은 심하면 50%의 빈도로 무증상세균뇨가 나타난다. 요로감염이 없는 경우에도 고령자는 소변 배양결과에서 양성으로 나오기도 한다. 또한 요로감염이 있더라도 여러 균이 있는 경우 검출된 모든 균이 반드시 원인균이라는 것을 의미하지는 않는다. 폐와 요로의 감염증 진단은 배양검사에서 발견되는 모든 균을 치료하는 전략을 사용할 수 없으며, 그렇게 할 경우 내성균이 발생하기 쉬워져 치료효과가 없다.

담관염도 적절한 사용에서 어려운 감염증이다. 항균제 투여 전에 얻을 수있는 유일한 배양검사는 기본적으로 혈액 배양검사이며 담즙 배양검사를 하더라도 거의 대부분 항균제 투여 이후에 검사가 이루어지기 때문이다. 응급으로 배액이 필요하지 않은 감염증도 많으며 내시경 역행 췌담관 조영술(ERCP)을 실시 한다고 해도 이미 항균제 투여 며칠이 지난 후에 시행하는 경우가 많다. 담도 감염은 기본적으로 복수균 감염이다. 혈액 배양에서 나온 미생물이 원인균 중 하나일 수는 있지만, 그 균만을 목표로 하는 것은 이론적으로 맹목적인 De-escalation이다.

봉와직염도 혈액 배양검사 양성률이 극히 낮은 것으로도 유명하다. 국소 배양검사도 어렵다. 한 가지 방법은 발적의 가장자리에 식염수를 주입하여 배양을 위해 채취하는 것이지만, 환자의 통증과 국소 배양검사를 위한 채취율을 고려할 때 비현실적이다.

혈액 배양검사에서 원인균을 알기 어려운 경우나, 검체에서 검출은 되는데 실제 병을 일으키는 균이 아닌 경우, De-escalation을 해야 하는지 판단이 어려운 경우도 있다. 예를 들어, 객담이나 요 배양에서 칸디나나 CNS(코아그라제 음성 포도상구균), 코리네박테리움(Corynebacterium)등이 검출되었다면 원인균일 가능성이 높다.

De-escalation이 어려운 이유 ② 고령자는 약제 내성균의 서식지-검출된 약제 내성균의 관여 판단이 어렵다.

고령자의 감염증에서 De-escalation이 용이하지 않은 또 다른 이유는 고령자가 약제 내성균을 보유한 경우가 많기 때문이다. 예를 들어, 진료 환경에 따라 차이는 있겠지만, MRSA 폐렴의 실제 발생율은 10% 미만으로 알려져 있다. 하지만 10% 미만이라는 수치는 드물지 않게 발생 가능성이 있음을 시사하며, 약 10명 중 1명꼴로 발생할 수도 있다는 가능성을 완전히 배제하기 어렵다는 의미이기도 하다. 그 외에 녹농균 등 내성이 강한 그람음성구균(SPACE)이 다균성감염의 하나로 감염 상황에서 검출되는 경우가 있다. 이러한 경우, 검출된 내성균이 현재의 감염에 실제로 얼마나 관여하고 있는지 여부를 단순히 배양 결과만으로는 명확하게 판단하기 어려운 임상적 과제가 발생한다. 이처럼 고령 환자에게서 내성균이 흔히 검출되는 상황은, 실제 감염을 일으키는 병원균을 정확히 파악하고 이에 맞춰 항생제를 조절하는 De-escalation 과정을 더욱 신중하고 어렵게 만든다.

내성 그람음성구균(GNC: Gram Negative coccus)

SPACE	• 셀라티아(**S**erratia) • 녹농균(**P**seudomonas aeruginosa) • 아시네토박터(**A**cinetobacter) • 시트로박터(**C**itrobacter) • 엔테로박터(**E**nterobacter)

그렇다면 이러한 내성균이 감염에 관여하지 않는다고 어떻게 판단할 수 있을까? 이러한 내성균을 표적으로 하지 않는 항균제를 사용하여 병이 호전되었다는 경과에 의해서만 알 수 있다. 객담 그람 염색의 탐식상의 유무도 도움이 될 수 있다. 하지만 "탐식작용이 없다 = 원인균이 아니다"도 "탐식작용 = 원인균이다"라고 자신 있게 판단할 수는 없다. 즉 항균 스펙트럼이 넓은 항균제를 사용해 치료한 경우, 기본적으로 배양의 결과에서 나온 균이 질병에 관여한 것인지 감염에 관여한 것인지 판단할 수 없기 때문에 기본적으로 치료 대상으로 판단할 수 밖에 없다. "고령자이므로 심각한 감염의 위험이 있기때문에 반코마이신(Vancomycin)과 카바페넴(carbapenem)을 사용하기로 결정했다"는 경우를 종종 듣게 되는데, 그렇게 하면 배양검사에서 약제 내성균이 검출된 경우에 De-escalation할 수 없게 된다.

경험적 치료는 다소 좁게 접근하고, Escalation과 De-escalation을 조합한다

고령 환자분들의 감염증 치료 특성과 항균제 적정 사용의 중요성을 고려할 때, 감염병에 대한 경험적 치료의 개념은 패러다임의 전환을 겪고 있으며 이러한 새로운 경험적 치료법에 대한 임상 연구도 증가하고 있다[4]. 앞서 언급했듯이 De-escalation이 어려운 감염 사례가 의외로 많다. 따라서, 경험적 치료의 초기 단계에서 좁은 범위의 항균제를 사용하고, 만약 호전이 미미할 경우 Escalation 하는 것이 바람직한 방침이다(그림 1). 특히 내성균의 서식처가 되기 쉬운 고령자에서는 감염의 명확한 증후가 없더라도 배양검사에서 다양한 내성균이 검출되는 경우가 빈번하다. 이러한 상황에서는 "검출된 내성균이 정말로 현재 감염에 관여하고 있는 것일까?"라는 질문을 스스로에게 던지며 신중하게 임상적 의의를 판단해야 한다. 또한 내성균을 무시하는 용기도 필요하다.

여기서 주의해야 할 점은, Escalation과 De-escalation이라는 두 가지 접근법 모두 중요하며, 환자의 상태와 상황에 맞게 능숙하게 구분해서 사용할 필요가 있다. 다시 한번 강조하지만, De-escalation은 항균제 적정 사용 측면에서 매우

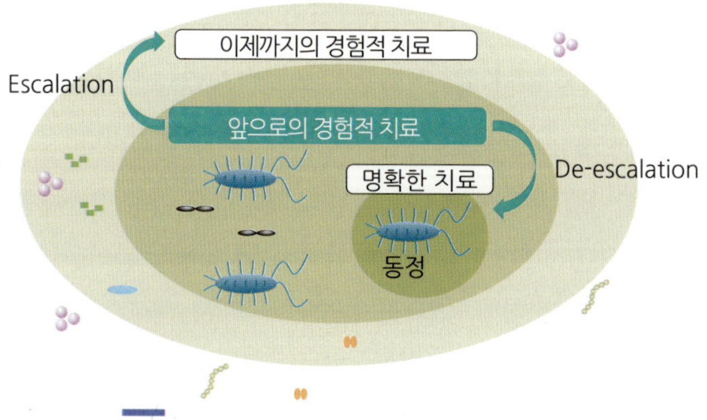

그림 1. 앞으로의 감염증 치료

광역항균제에서 De-escalation을 하는 것뿐 아니라 경험적 항균제 치료(empiric therapy) 시 협역항균제를 선택한다. 배양결과나 항균제의 효과를 감안해 De-escalation과 Escalation을 조합하여 치료를 진행하는 것이 좋다.

중요하며 반드시 고려하고 실시해야 할 과정이다. 항균제 치료를 시작할 때부터 향후 De-escalation이 가능한 상황인지 염두에 두어야 하며, 특히 환자분의 중증도가 높지 않다면 초기 경험적 치료는 가능한 좁은 범위의 항균제로 접근하는 것이 핵심이다.

Pearl!

새로운 감염증의 치료 전략

✓ 고령자의 감염증 진료는 내성균을 무시하는 용기가 필요하다.

✓ De-escalation은 의외로 어렵다.
- 진정한 무균 검체가 아닌 배양 검체가 많다(객담, 소변, 욕창 등)
- 적절한 검체 채취가 어렵다 (가래, 소변 도관의 배양, 항균제 투여 후의 담즙 배양).
- MRSA(메티실린 내성 황색포도상구균)나 내성이 강한 그람음성구균(SPACE) 등의 내성균 치료는 어렵다.

✓ 새로운 감염증의 치료전략! "경험적 항균제 치료 시 협역항균제를 사용해라!"

✓ De-escalation과 Escalation을 잘 조합한다.

참고문헌

1) Schuts EC, et al : Current evidence on hospital antimicrobial stewardship objectives : a systematic review and meta-analysis. Lancet Infect Dis 16 (7) : 847-856, 2016.

2) Nicolle LE, et al : Infectious Diseases Society of America guidelines for the diagnosis and treatment of asymptomatic bacteriuria in adults. Clin Infect Dis 40 (5) : 643-654, 2005.

3) Gunderson CG, et al : A systematic review of bacteremias in cellulitis and erysipelas. J Infect 64 (2) : 148-155, 2012.

4) Postma DF, et al : Antibiotic treatment strategies for community-acquired pneumonia in adults. N Engl J Med 372 (14) : 1312-1323, 2015.

Column

요로감염증(UTI)의 새로운 치료전략 –복잡해도 단순하게–

경험적 치료에서 좁은 범위로 접근하는 전략은 지역사회 폐렴에서의 항균제 선택을 통해 쉽게 이해할 수 있다. 높지 않은 경우, 경험적 치료는 정형균(폐렴구균)을 치료하는 베타락탐계 항균제(Ceftriaxone)만을 사용하고, 호전되지 않는다면 비정형균을 치료하는 마크로라이드계 항균제(Azithromycin)을 추가하는 방법이 예후에 큰 차이를 만들지 않았다. UTI에서도 같은 전략을 사용할 수 있다고 생각한다.

UTI는 단순성과 복잡성으로 나뉘지만, 중증도가 높지 않다면 복잡성으로 분류되더라도 단순성으로 치료전략을 세우는 것이 중요하다. 왜냐하면 이 분류가 아직 완벽하게 정립되지 않았기 때문이다. 여러분이 진료하는 UTI 환자 중 얼마나 많은 환자가 단순성일까요? 아마 80% 이상은 복잡성으로 분류될 것이다. 왜냐하면 이 분류에서는 '젊은 여성이고 요로에 문제가 없는 사람 외에는 모두 복잡성'이기 때문에, 고령자는 모두 복잡성으로 분류된다. 그러면 일반적인 매뉴얼에서는 SPACE의 관여를 우려하여 항녹농균 작용이 있는 항균제를 선택하게 된다. 하지만 실제로 그런 균이 얼마나 자주 검출될까? 대개 감수성이 좋은 대장균이 검출될 것이다. 고령자라도 전신상태가 양호하다면 세포티암(Cefotiam)이나 세파졸린(cefazolin)의 단순한 처방을 채택해 보는 것도 고려해 볼 수 있다.

"UTI, 복잡해도 단순하게(복잡성으로 분류된다 해도 전신 상태가 양호하다면 단순하게 치료를 시작한다)"

8 전략 조기 항균제 치료, 조기 퇴원 전략

표준치료부터 항균제로 치료하지 않기 까지

시작하며

앞 장에서 새로운 감염증 치료전략으로 "새로운 감염증의 치료전략! 경험적 항균제 치료 시 협역항균제를 사용하며, De-escalation과 Escalation을 잘 조합한다"는 방법에 대해 설명했다. 자주 접하는 일반 질환에서 의외로 De-escalation이 어려운 경우가 많고, 또한 고령자는 내성균의 서식지가 되어버린 경우가 많아 배양 검사를 해보면 내성균이 검출될 확률이 높다. 배양 결과만으로는 검출된 균이 감염에 진짜 관여하였는지 판단하기 어려우며, 치료하지 않고 호전된 경과만이 유일하게 그 균이 관여하지 않았다는 판단을 할 수 있다는 점에서 항균제 적정 사용의 어려움을 확인했다. 현재 내성균의 확대와 신약제조의 어려움으로 배양검사에서 나온 모든 균을 완전히 제거하는 치료 전략은 승산이 없다는 것은 이미 알려져있다. 따라서 중증도 평가와 그 예측이 중요해지지만, 여기서 명확하게 표현하기는 어렵다. 환자가 '고령자기 때문에 중증화되기 쉽다'고 광범위 항균제로 대응하기보다는, 좁은 범위 항균제로 주의 깊게 경과를 살피는 것이 중요하다.

이번 장에서는 조기 경구치료, 조기 퇴원 전략에 대해 알아보고자 한다. 특히 감염증에서는 치료의 적절한 지점을 결정하는 사고 방식으로 이 전략이 매우 중요하다.

증례: 고도의 치매를 앓고 있지만, 일상생활은 경증으로 요양병원에 입원 중인 인공관절 병력이 있는 78세 여성.

현재 병력: 2일 전부터 발열. 오늘 상태가 악화되어 응급실로 내원하였다. X선 검사에서 폐렴 소견이 없었고, 뚜렷한 증상은 없었지만 소변 검사에서 농뇨가 나타났기 때문에 요로감염증(UTI)으로 진단하였고 세포티암(cefotiam)을 시작했다. 다음날 열이 내렸고, 3일째에 혈액과 소변 배양검사에서 동일한 감수성의 대장균이 검출되어 암피실린(ampicillin)으로 De-escalation 하기로 하였다. 하지만 입원 후부터 섬망이 심해져 불안해하며 침대에서 넘어질 뻔했다. 또한 식사도 거부하고 전혀 먹지 않았다.

고령자의 치료전략 -표준치료가 이상적인 치료는 아니다-

고령자에게는 이른바 "표준 치료"가 최선의 치료가 아닌 경우가 많다. 왜냐하면 소위 표준치료의 기반이 되는 근거가 비고령자를 대상으로 한 임상연구가 많고, 고령자를 대상으로 한 대규모 무작위 대조 시험(randomized controlled trial: RCT)은 많지 않기 때문이다. 또한, 고령자는 환자마다 다양한 기저질환을 가지고 있으며 일상생활능력 저하나 치매와 같은 노화성 변화의 정도도 매우 다양하다. 이러한 다양성으로 인해 고령자를 대상으로 한 질높은 임상연구 자체에 어려움이 있다. 즉, 많은 증거가 눈앞의 고령자에게는 적용되지 않는다. 따라서 고령자 진료에서 이른바 표준 치료를 지나치게 목표로 삼으면 여러 가지 부작용이 발생할 수 있다.

이것은 감염증 진료에서도 같다. 고령자는 그림 1과 같이 표준치료에서 치료를 할지 말지를 환자마다 결정해야 한다. 여기서 주의해야 할 것은 "고령자이기 때문에 처음부터 표준치료를 하지 않는다"는 이유로 표준 치료를 알 필요가 없다는 것이 아니다. 또한, 치료를 하지 않는다는 것이 "아무것도 하지 않는 것"이 아니다. 적극적인 완화치료를 잊지 말자. 즉, 고령자 진료는 치료 방법을 결정하기 위해 모든 치료의 근거, 특히 각 치료의 장단점을 잘 알고 있어야 하며, 이는 의사의 역량과 판단력이 요구되는 영역이다.

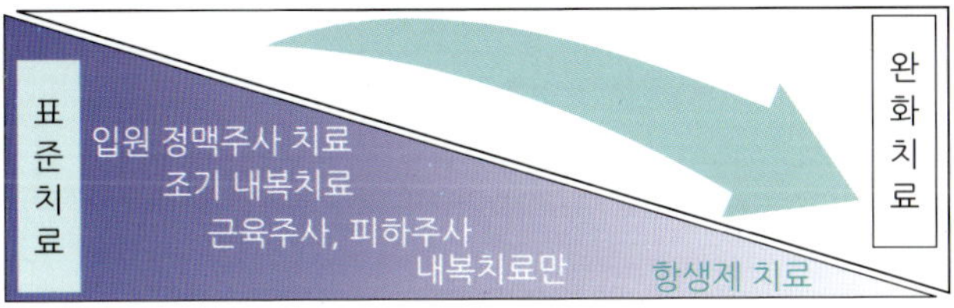
표준치료
입원 정맥주사 치료
조기 내복치료
근육주사, 피하주사
내복치료만
항생제 치료
완화치료

그림 1. 표준치료부터 치료하지 않는(완화 치료)까지, 어떤 방법으로 치료할까?

흔한 질병의 감염 진료에서 놓칠 수 있는 부분

예를 들어, 고전적으로 균혈증(bacteremia)을 동반한다면 원칙적으로 10~14일간 수액치료를 해야 한다고 알려져 있다[1]. 그러나 중환자 병동에 고령자를 2주간 입원시키면 ADL이 날마다 저하되고, 인지증도 진행될 수 있다. UTI가 가장 흔하게 나타나는 질환이다. 그러나 비열등성 시험(Noninferiority test)이 있지만, **정맥주사보다 효과가 확실한 경구 항균제 치료는 존재하지 않는다**. 생체이용률에 주목하면, 정맥 주사와 경구 모두 비슷하다고 생각할 수 있는 경우가 있다. 그러나 경구 항균제를 사용하면 생체이용률 이외의 상호 작용으로 인해 흡수율이 떨어진다는 문제가 있다. 무엇보다 경구 항균제의 대부분은 후에 복용량을 줄여야 한다는 것을 잊어서는 안 된다.

또한, 고령자는 항균제 치료를 하지 않는다는 전략도 있다. 예를 들어, 고도의 인지증을 앓고 있는 고령자 폐렴에서 항균제 치료로 생존기간은 연장되지만, 증상 완화가 더뎌진다는 보고[2]가 있다. UTI의 경우에도 항균제 치료를 하든 하지 않든 예후가 크게 달라지지 않는다는 데이터도 있다[3]. 이처럼 적극적인 항균제 치료를 하지 않는 선택도 있다는 점을 고려하면, 경구 항균제에 대한 확실한 근거가 없다고 해서 조기 항균제 치료 전략을 부정할 근거는 없다. 실제 적극적인 경구 항균제로의 전환이 고령자 환자에게 도움이 된다는 것을 매일 실감하고 있다. 다만 이러한 전략을 취할 경우에는 질환에 따른 특이점과 환자와 가족의 이해, 이 두 가지를 유의하여 경구 항균제를 처방하는 것이 중요하다.

표 1. 조기 항균제 처방 전략: 주의해야 하는 병

• 인공물이 있는 환자의 다른 부위에서의 균혈증 예: 인공관절이 있는 환자의 균혈증을 동반한 담관염 (특히 인공 판막, 인공 혈관 등 혈관 내 인공물질이 있는 경우) • 혈관 친화성이 높은 미생물의 균혈증 예: 황색포도상구균, 살모넬라, 장구균, 연쇄상구균, 폐렴구균 • 농양성 병변(농흉, 자궁축농증 등) (특히 배농이 불충분한 경우) • 낭종 감염 • 감염성 심내막염, 척수염, 중추신경 감염증(뇌종양, 경막 외 농양 등)

경구 항균제의 주의점 ① 병의 상태

경구 치료를 할 때 병의 상태를 확인하는 것이 중요하다. 표 1과 같은 병태의 경우 항균제를 경구 치료를 하더라도 가능한 한 정맥주사 치료를 길게 실시하는 것이 좋다. 인공물의 소량의 균도 바이오필름을 형성하여 정착하기 쉽기 때문에 인공물이 삽입된 경우에는 4주간의 정맥주사 치료를 권장하는 전문가도 많다. 그러나 장기 항균제 사용으로 인한 내성균의 출현과 클로스트리듐 디피실리균(clostridium difficile)감염에 대한 우려가 커짐에 따라, 경구 치료를 그렇게까지 진행하는 것은 매우 신중하게 고려해야 할 문제라고 할 수 있다. 또한 **혈관 친화성이 높은 미생물은 심장 등 다른 부위에 감염 될 위험도 높기 때문에 주의할 필요가 있다. 이러한 병으로 조기에 경구 치료를 검토하는 경우 기본적으로 정맥주사 치료부터 시작해 표준치료 × 1.5~2의 치료 기간을 설정하는 것이 좋다**. 그러나 **혈관 내에 인공물이 있는 경우 4주간의 치료를 검토하는 것이 좋다.**

경구 항균제의 주의점 ② 환자와 가족에게 설명

고령자 진료에서 적극적인 경구 치료를 선택하는 것이 장점은 많지만 그렇다고 표준 치료는 아니다. 따라서 환자와 가족에게 단점을 상세하게 설명하는 것도 중요하다. 고령자에게 균혈증을 동반한 감염증으로 경구 치료에 충분한 데이터가 없는 것을 설명한다. 입원해 구속된 상태에서 장기 정맥주사 치료를 하면 ADL이 저하되고 치매 등이 진행되며, 환경 변화만으로도 불안감을 나타내거나 식욕이 저하될 수 있음을 설명해야 한다. 그리고 표준치료는 정맥주사 치료이지만, 경구 치료로 조기에 전환하여 입원 전 환경으로 돌아가는 것이 환자에게 가장 최고의 치료임을 설명하고 환자와 가족이 그 방침으로 괜찮다면 "위험이 전혀 없는 것은 아니지만 이러한 전략을 취하는 것이 중요하다"라는 것을 확인 해야 한다. 고령자 진료에서 환자와 가족 그리고 의사는 표준치료 이외의 방침에 관해서 양호한 관계를 구축하는 커뮤니케이션이 중요하다.

증례에 대한 실제 대응 및 구체적인 처방 예시

이 사례는 균혈증을 동반한 UTI 환자로, 불안과 식사 거부 증세가 있었으며, 경구치료로 전환하여 퇴원하였다. 퀴놀론계 항균제의 단기간 치료(7일간)를 선택할 수 있었으나, 후에도 증상이 반복되는 UTI의 내성균 관여가 우려되기 때문에 UTI의 경과가 좋은 아목시실린 1회 500mg 1일 4회로 변경하였다. 인공관절도 있었기 때문에 인공관절의 감염 가능성도 설명한 후에 정맥주사 치료부터 경구 치료로 전환하며여 치료 기간은 2주로 하기로 하였다.

처방예: 아목시실린(250mg) 1회 2정, 하루 4회

표준치료가 최선이 아닌 고령자 감염

- ✓ 표준치료에서 '항균제 치료를 하지 않는' 시점은 모든 치료 라인에서의 장단점을 알고 있어야 결정할 수 있다.
- ✓ ADL 저하, 치매 악화 등이 우려되는 경우, 조기 경구치료로 입원 전 환경으로 빠르게 회복할 수 있다.
- ✓ 정맥투여를 길게 해야 하는 경우: 인공물이 있는 환자(특히 혈관 내), 농양성 병변, 혈관 친화성이 높은 미생물 감염.
- ✓ ADL에 문제가 없고 치매가 없다면 기본적으로 표준치료를 지향하는 자세는 변하지 않는다.

참고문헌

1) Daneman N, et al : Bacteremia Antibiotic Length Actually Needed for Clinical Effectiveness (BALANCE) : study protocol for a pilot randomized controlled trial. Trials 16 : 173, 2015.

2) Givens JL, et al : Survival and comfort after treatment of pneumonia in advanced dementia. Arch Intern Med 170 (13) : 1102-1107, 2010.

3) Dufour AB, et al : Survival After Suspected Urinary Tract Infection in Individuals with Advanced Dementia. J Am Geriatr Soc 63 (12) : 2472-2477, 2015.

4) Sandberg T, et al : Ciprofloxacin for 7 days versus 14 days in women with acute pyelonephritis : a randomised, pen-label and double-blind, placebo-controlled, non-inferiority trial. Lancet 380 (9840) : 484-490, 2012.

9 전략 중증 감염증의 장기 경구 및 재택 치료 전략

목표를 설정하고, Escalation치료를 활용 하기

시작하며

전 항에서는 조기 경구 치료와 조기 퇴원전략에 대한 것과 이런 경우 주의해야 할 병태에 대해 확인하였다. 표준치료에서 항균제 치료를 하지 않는 선택지까지를 치료 전략으로 할지는, 모든 치료 방법, 특히 치료의 장점과 단점을 이해하는 것이 중요하다. 또한 조기 경구 치료를 시작하는 경우 주의해야 할 병태로 인공물이 들어있는 환자, 특히 혈관 내에 인공물이 있는 경우는 다소 긴 정맥주사 치료 전략을 취할 수 있다는 점을 확인했다.

참고로, 이 적극적인 경구 치료 전략을 현명한 선택의 항목에 포함하는 나라도 있다. 캐나다 감염증 학회는 경구 약물을 복용할 수 있고, 흡수에 문제가 없는 환자에게 생체이용률이 좋은 항균제가 있는 경우 규칙적으로 정맥주사 투여하지 않는 것을 하나의 항목으로 제시하고 있다[1]. 이는 정맥 치료로 인해 카테터 관련 혈류 감염증(CRBSI) 등의 발생 우려에서 비롯된 것이다. 이전 항에서도 소개한 것과 같이 고령자의 요로감염증 치료에서는 입원해서 정맥주사 치료를 받은 그룹이 가장 낮은 생존율을 보였다는 충격적인 보고가 있었다[2]. 입원 정맥주사 치료라는 적극적인 치료개입은 고령자에게 CRBSI뿐 아니라 의료기관 감염증 등 추가적인 합병증을 초래하며 결과적으로 사망 시기를 오히려 앞당길 수 있을지도 모른다.

그렇다면 본 장에서는 중증 감염증의 장기 정맥주사 치료가 필요한 감염증의 항균제 치료 전략에 대해 생각해 본다. 또한, 컬럼에서는 일반 질환의 단기 치료에 대해 설명한다.

증례: 고혈압, 당뇨병, 심근경색으로 경피적 관상동맥 성형술(percutaneous coronary intervention: PCI)을 실시한 80세 남성.

현재 병력: 5년 전 폐쇄성 동맥경화증(arteriosclerosis obliterans: ASO)으로 좌우 대퇴에 대퇴동맥-슬와동맥 바이패스술(F-P 바이패스술)을 시행했다. 서서히 ADL이 저하되었지만 인지증은 심하지 않았다. 1주일 전부터 발열로 내원하여 혈액 배양에서 메티실린 감수성 황색포도상구균(methicillin-susceptible Staphylococcus aureus: MSSA)이 검출되어 정밀 검사한 결과, CT에서 좌우 F-P 바이패스 주위에 저흡수 영역(low density area)이 있어 인공혈관 감염 진단을 받았다. 그러나 수술로 인한 인공혈관 제거의 위험도 고려하여 환자, 가족, 주치의의 협의 하에 항균제 치료로 억제하는 방침을 정했다.

고령자의 장기 항균제 치료가 필요한 감염증

감염증 중에는 고령자에게 빈번하게 발생하며 장기적인 항균제 치료가 필요한 경우가 있다. 이때 표준 치료로 정맥 주사와 감염 부위에 대한 침습적 개입(배액 또는 인공물 제거)을 시행하면, 고령자는 ADL과 인지 기능이 저하되는 경우가 많다. 고령자는 "조기에 입원 전 생활로 돌아가기 위해 재활이 중요하다"고 생각하지만, 이를 고려한 감염증 치료 전략은 간단하지 않다.

그렇다면 장기 치료가 필요하여 신중하게 접근해야 하는 감염증에는 어떤 것들이 있을까요?

표 1의 감염증은 고전적으로 1개월 이상의 장기 정맥주사 치료가 필요하며, 결국, 항균제로 억제할 수 없는 감염증, 특히 인공물 감염증의 경우에는 감염 부위를 외과적으로 제거해야 한다. 또한, 항균제를 시작할 때는 중단할 때도 생각해야 한다는 말처럼, 이러한 감염증을 치료할 때에도 그 점을 고려해야 한다.

표 1. 장기 항균제 투여가 필요한 감염증

① 감염성 심내막염 (Infective Endocarditis) –특히 인공 판막, 경피적 대동맥 판막 삽입술(TAVI) 시술을 받은 경우나 전이성 병변이 있는 경우 ② 골수염 (Osteomyelitis): 골다공증 관련 턱 뼈 괴사 ③ 감염성 대동맥류 (Infected Aortic Aneurysm) ④ 인공물 감염 (Prosthetic Device Infection) – 인공 관절 감염 (Prosthetic Joint Infection) – 골절 후 플레이트, 볼트 감염 – 심박 조율기 리드 감염 (Pacemaker Lead Infection) – 인공 혈관 감염 (Prosthetic Vascular Graft Infection): 대혈관, 우회로 등 – 카테터 관련 혈류 감염(CRBSI)으로 합병증이 있는 경우 ⑤ 농양성 병변 (Abscess) – 농흉 (Empyema), 폐농양 (Lung Abscess), 간농양 (Liver Abscess), 뇌농양 (Brain Abscess), 장요근 농양 (Psoas Abscess), 경막외 농양 (Epidural Abscess), 자궁 축농증 (Pyometra) 등 – 특히 배액이 불가능하거나 불충분한 경우 ⑥ 당뇨병성 족부 감염 (Diabetic Foot Infection): 괴사를 동반한 경우 ⑦ 낭포 감염 (Cystic Infection): 신장, 간, 폐 ⑧ 항산균증 (Mycobacteriosis) ⑨ 특수한 미생물에 의한 감염증 – 방선균증 (Actinomycosis) – 노카르디아증 (Nocardiosis) – 아스페르길루스증 (Aspergillosis) 등

장기적인 항균제 치료가 필요한 감염증의 치료 시작 시 유의사항

① 치료 기간을 고려해야 할 뿐만 아니라, 향후 경구 약물으로 변경할 수 있는지 여부를 고려해야 한다. 즉, 환자의 상태가 호전되어 경구 투여가 가능해지는 시점을 예측하고, 그에 맞는 약제를 선택해야 한다.

② 부작용이 발생했을 때 다른 대체 약제가 있는가?

특히 이후의 경구제 및 대체약에 대해서도 고려해야 하며, 미생물 특정 여부가 중요하다. 또는 Escalation 치료로서 **처음에는 좁은 범위의 항균제로 신중하게 관찰하는 것이 항생제 적정 사용에 중요한 접근 방식**이다.

예를 들어 인공 관절 감염의 경우 이상적으로 2세대 치료 방법을 사용한다[3]. 이 치료는 재발을 줄이기 위한 전략으로, 인공물을 제거하고 항균제를 4~6주간 투여한 후 국소배양음성을 몇 주간 확인하는 것으로 인공관절을 대체하는 전략이다. 재발률은 수%로 알려져 있지만[4], 고령자의 경우 이 방침으로는 인공 관절을 다시 삽입해도, 장기 입원에 의한 근력 저하를 회복할 수 없어 걸을 수 없게 될 수 있다. 따라서 1세대 치료(인공관절 제거 직후에 재삽입) 또는 인공물을 남겨둔 채 장기 치료를 하게 되지만, 이 치료를 담보하는 질 높은 연구는 없다.

장기 경구 치료의 선택지로서의 항균제

그렇다면 어떠한 치료 방법이 있을까? 명확하게 제시된 지침은 거의 없지만, 증거가 불충분하고 전문가 의견임을 명시하면서도 기재된 것 중 하나는 미국 감염학회(Infectious Diseases Society of America)의 인공 관절 감염증 가이드라인이 있다.[3] 표 2는 인공관절 감염증을 1세대 항균제로 치료할 때 사용되는 경구 항균제를 바탕으로 필자가 수정한 것이다. 이 접근법은 다른 장기 치료가 필요한 감염증, 특히 인공물 감염증을 치료하는 경우에도 기본적으로 적용될 수 있다. 생체이용률이 우수한 항균제가 나열되어 있지만, 장기이행성은 고려되지 않았다. 하지만 중추신경계, 전립선, 눈을 제외한 감염증 중에서 처음부터 이행성을 고려하는 경우는 많지 않다. 이행성을 고려하면 항균제의 효과가 더 넓어지지만, 장기간 사용하면 내성균이 생기거나 클로스트리듐 디피실리(clostridium difficile) 감염이 생길 수 있다. **수막염과 낭포 감염도 이행성을 고려하고 싶지만, 1차 치료는 미생물에 따라 선택된 약물을 기준으로 하고, 증상이 개선되지 않거나 재발할 경우에만 이행성을 고려해야 한다.** 뼈나 낭포에 잘 작용하는 약물로는 ST 합제(Trimethoprim/Sulfamethoxazole, 퀴놀론 (Quinolones), 클린다마이신 (Clindamycin), 테트라사이클린 (Tetracyclines)이 있다.

표 2 장기 경구 치료를 위한 항균제의 선택

미생물	1차 선택	2차 선택 및 주의사항
MSSA (메티실린 감수성 황색포도알균)	세파렉신(cephalexin) 1회 500mg, 1일 3~4회 (k-케플렉스라면 1회 1,000mg를 1일 2회)	-클린다마이신 1회 300mg를 1일 3회도 가능 -아목시실린 클라불란산 1회 250mg/125mg를 1일 3회+아목시실린 1회 500mg를 1일 3회 투여 가능 -개선이 미흡하고, 리팜피신(Rifampin)에 감수성이 있다면 병용 을 검토(단독 사용 금지) -개선이 되지 않는 경우에는 시프로플록사신(ciprofloxacin) 1회 400mg를 1일 2회 또는 레보플록사신(levofloxacin) 1회 500mg를 1일 1회도 가능(세립제형도 있음)
MRSA (메티실린 내성 황색포도알균)	미노사이클린(Minocycline) 1회 100mg, 1일 2회(과립 20mg/g 있음)	-ST 합제(박트림®)1회 2정을 1일 2회(과립 있음)도 가능 -클린다마이신 1회 300mgG를 1일 3회(에리스로마이신의 감수성(S)을 확인) 필요 -개선이 없고, 리팜피신에 감수성이 있다면 병용을 검토 -리네졸리드(Linezolid)는 장기 사용 시 혈소판 감소증이 필수적으로 발생하며 내약성이 낮고 가격이 비싸다(다른 약이 부작용이 발생하면 일시적으로 사용 가능)
응고효소음성 포도상구균	미노사이클린 1회 100mg, 1일 2회	-ST 합제 1회 2정을 1일 2회(과립 있음)도 가능 -개선이 없고, 리팜피신에 감수성이 있다면 병용을 검토
연쇄상구균, 장구균, 아크네균	아목시실린 1회 500mg, 1일 3~4회	-연쇄상구균은 세파렉신 1회 500mg를 1일 3~4회도 가능. L-케플렉스®를 사용한다면 1회 1,000mg를 1일 2회. 중증이 아닌 페니실린 알레르기라면 사용 가능.
장내세균과	세피렉신 1회 500mg를 1일 3~4회(L-케플렉스를 사용한다면 1회 1,000mg, 1일 2회)	-아목시시실린 1회 500mg를 1일 3~4회도 가능(클레브시엘라 (klebsiella)가 아닌 감수성이 있다면 사용 가능) -ST 합제 1회 2정을 1일 2회(과립있음)도 가능
녹농균 등의 SPACE	시프로플록사신(ciprofloxacin) 1회 400mg, 1일 2회	-레보플록사신(levofloxacin) 1회 500mg를 1일 1회도 가능(세립제형도 있음)

만성 요법은 원칙적으로 시행하지 않는다.

황색포도상구균 등의 인공물 감염증에서는 인공물을 제거하지 않으면 치료가 불가능할 수 있다. 이 경우 항균제의 만성 억제 치료로써 영구적으로 사용해야 한다고 생각하기 쉽다. 그러나 필자의 경험에 따르면 평생 동안 항균제를 복용해야 하는 환자는 의외로 많지 않다. 예를 들어, **황색포도상구균의 인공관절 감염이나 인공혈관 감염, 심박 조율기 감염의 경우에도 6개월에서 1년 정도 항균제를 지속한 후, 한 번 중단하고 재발 여부를 주의 깊게 관찰하는 방식(중단 시도)을 취하고 있다.**

항균제 복용을 멈추는 이유 중 하나로는 부작용이 발현되기 때문이다. 환자와 환자의 가족에게 "감염 치료가 현재 부적절하다고 판단되며, 향후 6개월에서 1년 사이에 특별한 일정이 없을 경우 항균제를 중단할 계획이지만, 치료 중단 과정에서 부작용이 발생할 경우에는 중단 시점을 다시 고려해야 합니다."라고 설명하는 것이 좋다. 반복해서 말씀드리지만, **장기간 사용하기 때문에 항균제 사용으로 인한 부작용 시 대체 약물이나 내성균 발생에 대해 신경 써야 한다. 이를 위해 미생물을 특정할 수 있는 것이 중요하며, 특정할 수 없더라도** Escalation **치료로 점진적으로 범위를 넓혀가는 방법이 효과적이다.**

구체적 증례와 처방 예

인공혈관 주변에 명백한 농양이 형성되어 있어, 세파졸린 1회 2g을 1일 3회 정맥주사 치료를 가능한 한 길게(이상적으로는 영상에서 소실될 때까지)실시한 후 경구 항균제 사용으로 전환할 방침이었다. 정맥주사 치료에 의해 해열되었고, 혈액 배양도 조기에 음성화되었다. 그러나 치료 3주차부터 장기 입원으로 인한 인지 기능 저하와 우울 증상이 나타나 가족과 상담 후, 치료 실패의 가능성도 설명하고 세파렉신 1회 500mg를 1일 4회 경구 투여로 변경하여 외래 치료로 전환 하였다. 치료를 시작 후 8개월째 쯤 세팔렉신에 의한 혈구가 감소가 나타나 클린다마이신으로 변경하였다. 치료 시작 1년 후 CT 촬영에서 저밀도 구역이 거의 소실되었고, 큰 행사(가족의 결혼식이나 여행 등)도 없다는 점을 고려하여 경구 치료를 중단하기로 하였다. 중단 후 6개월이 경과했으나 재발은 확인되지 않았다.

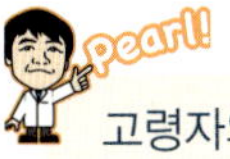

고령자의 장기 항균제 사용은 '중단'도 고려해야 한다.

- ✓ 장기 경구 치료를 위해 미생물을 특정하고, 가능한 한 좁은 범위의 항균제를 선택한다.
- ✓ 미생물을 특정할 수 없는 경우는 Escalation 치료를 고려한다.
- ✓ 부작용 발생 시 대체 가능한 경구 약물이 없는 경우, 항균제 중단을 고려해야 함을 환자와 가족에게 미리 설명한다.
- ✓ 만성 억제 요법을 결정하기 전에, 6개월에서 1년 전후로 항균제 중단 시도를 신중하게 고려한다.

Column

일반적인 비중증 감염증은 조기 경구 복용 귀가 및 단기 치료 전략으로

- **지금까지 항균제 치료기간은 어떻게 결정할까?**

내성균 확산의 압박으로 감염증 치료 전략에서 큰 변화를 겪고 있는 것 중 하나가 "항균제 치료기간"이다. 이 "감염증 치료의 표준 치료 기간"의 정설이 흔한 감염증으로 크게 무너지고 있다. 예를 들어, 예전에는 연쇄상 구균성 인두염은 10일, 세균성 부비강염은 10일, 봉와직염은 국소증상 소실 후 3일, 폐렴구균성 폐렴은 해열 후 3일, 혈액 배양 양성 감염증은 정맥 주사 치료를 최소 2주간 시행해야 한다고 정해져 있었다.

특별한 의문 없이 이러한 치료 전략을 취해왔지만, 이러한 치료 기간은 어떻게 정해진 것일까? 예를 들어, 요로감염증의 치료 기간은 균의 소실 여부를 확인하는 것을 목표로 하여 연구된 사례가 많지만, 균 소실을 쉽게 그리고 확실하게 확인할 수 있는 감염증은 그리 많지 않다. 즉, 간단히 말하자면, 잘 알려진 감염증의 치료 기간의 대부분은 "경험적으로, 안전하게" 항균제가 투여된 가운데 확립된 것이다.

- **정설이 무너지다! 치료기간 단축의 흐름**

이러한 치료기간을 제시하는 가이드라인을 자세히 살펴보면, 사실 그 근거가 되는 연구는 질이 높은 연구가 아니다. 그렇다면 왜 항균제의 적절한 투여기간에 대해 연구가 많이 진행되지 않았던 것일까? 그 이유는 매우 간단하다. 감염증에 국한되지 않고, 의료자는 치료 실패의 위험보다 확실한 치료 기간을 선택하는 경향이 있기 때문이다. 실제 1차 의료진은 많은 일반적인 감염증에서 가이드라인보다 긴 치료 기간을 설정하는 것으로 알려져 있다. 또한, 항균제가 연이어 개발되고 내성균의 압박이 없던 시절에 치료 기간을 단축하는 연구를 진행할 이점이 제약 회사에게는 없었을 것이다. 하지만, 새로운 항균제 개발이 지체되고, 무엇보다 내성균의 확산이 세계적인 문제로 대두된 현재, 치료 기간 단축의 이점은 매우 커졌습니다. 실제로, 항녹농균 작용이 있는 β-락탐계 항균제를 사용하면, 하루마다 이러한 약제에 대한 내성이 1.04배씩 증가한다는 보고가 있다. 하루 1.04배라는 것은 7일 동안 1.04배의 7제곱으로 1.32배, 14일 동안

1.73배로 약 2배가 증가하게 되며, 이는 실제 임상에서의 경험과 일치한다.

- **일반적인 감염증에서 치료 단축을 위한 구체적인 전략은 무엇인가?**

그렇다면 실제로 어떤 감염증에서 얼마나 치료 기간 단축에 관한 연구가 진행되었을까? 논문에 소개되어 있는 질환을 표1에 정리하였다. 여러분도 지금까지의 치료 기간 설정에서 느끼셨겠지만, 많은 경우 7일이나 14일과 같은 1주 단위가 많았을 것이다. 그러나 이는 우리가 1주 단위로 움직이기때문에 그렇게 생각하는 경향이 있다. 이러한 기간을 제시하면 현격하게 14일이 아니면 안된다고 생각하게 된다. 또한 치료기간에 대한 다양한 논문을 읽어보면 종종 8일이나 15일이라는 일수도 나오는 경우도 있지만 그 대부분은 프랑스의 논문에서 기인한 것이다. 필자 자신도 이 치료기간에 대해서는 의문을가지고 있었기 때문에 지나치게 완수하려고 하지 않으며, 경과가 좋다면 유연하게 대응해야 한다.

표 1. 흔한 감염증 중 단기치료에 의해 차이가 없다고 알려진 것

감염증 병명	단기치료연구	장기치료연구 (과거 표준치료)	효과
급성 세균성 부비강염	5일	10일	차이 없음
COPD 급성 악화	5일이하	7일 이상	차이 없음
복강내 감염증	4일	10일	차이 없음
폐렴	3~5일	7~10일	차이 없음
병원내폐렴(인공호흡기관련 폐렴 포함)	8일이하	10~15일	차이 없음
신우신염	5~7일	10~14일	차이 없음
봉와직염, 피하농양, 외상	5~6일	10~14일	차이 없음

- **궁극적인 치료 단축은 치료 기간 0일!**

실제 임상에서 고전적인 치료 기간에 의문을 느끼는 감염증은 봉와직염이다. 전통적으로 '국소 증상이 사라진 3일 후'라고 알려져 있지만, '고령자의 경우 발적이 완전히 사라지지 않아 1개월간 항균제를 지속할 수밖에 없다'는 상담 요청이 반복적으로 나오고 있다. 사실 이런 발적의 대부분은 감염이 아니라 부종으로 인한 울혈성 피부염의 염증이 남아 있는 것일 수 있다. 따라서, 국소 증상이 완전히 소실되지 않더라도 5~7일 정도 항균제 투여를 종료하고, 울혈성 피부염으로서의 치료(스테로이드 연고나 부종에 대한 접근)를 시도하는 것이 좋다.

또한, 연쇄구균성 인두염에 대해서도 "정말로 10일 동안 페니실린을 투여해야 하는가?"라는 의문을 많은 사람들이 가질 것이다. 사실 이것도 현재 5일을 제시하는 가이드라인이 있으며, 국가에 따라 성인의 비중증 연쇄구균 감염증에서는 항균제를 사용하지 않는 경우도 있다. 궁극적인 치료 단축기간은 0일이다. 그 이유는 연쇄구균성 인두염에 항균제를 투여하는 가장 큰 목적이 류마티스 열의 예방인데, 현재 항균제 투여에 의한 류마티스 열 예방의 NNT가 약 3,000~4,000라는 점을 신중히 고려하자는 방향으로 변화하고 있기 때문이다.

• 치료기간 단축을 계획할 때의 주의사항

치료 기간 단축의 흐름은 내성균 확산에 대한 압박으로 인해 점점 가속화될 것으로 보인다. 그러나 주의사항이 2가지가 있다.

① 현 시점에서 일반적인 비중증 감염증에서의 치료 전략으로 고려한다.

② 치료가 불충분할 가능성을 포함하여 악화 시에 진료 시점에 대해 효과적인 커뮤니케이션을 유념해야 한다.

우선, 이 단기 치료 전략은 중증 감염증에서는 아직 시기상조라고 생각하는 것이 좋다. 수막염 등 중증 감염증도 치료기간의 단축이 제기되고 있지만, 그에 대해서는 정맥 주사 치료가 아니더라도 " 장기 경구 치료 전략의 접근"을 염두에 둔다. 치료 기간을 단축함으로써 치료가 충분하지 않다고 느끼는 것은 의료진뿐만 아니라 환자에게도 흔히 발생할 수 있는 감정이다. 따라서, 개선이 미흡한 경우나 악화 시의 진료 시점을 환자에게 세심하게 설명할 필요가 있다. 참고로 환자에게 설명하는 것은 아니지만, 주치의에게 치료 단축의 전략을 상담하는 경우에는 "항균제를 중단해보고 주의 깊게 경과를 지켜보는 편이 좋다."라고 말하는 것이 하나의 선택지이며, 서로의 동의 하에 정했다는 사실이 중요하다. 의사와 환자의 관계, 의사와 의료 종사자 관계가 구축되는 것이 항균제 적정 사용이 가능해지는 대전제이다.

참고문헌

1) Rice LB : The Maxwell Finland Lecture : for the duration-rational antibiotic administration in an era of antimicrobial resistance and clostridium difficile. Clin Infect Dis 46 (4) : 491-496, 2008.

2) Pouwels KB, et al : Duration of antibiotic treatment for common infections in English primary care : cross sectional analysis and comparison with guidelines. BMJ 364 : l440, 2019.

3) Teshome BF, et al : Duration of Exposure to Antipseudomonal β-Lactam Antibiotics in the Critically Ill and Development of New Resistance. Pharmacotherapy 39 (3) : 261-270, 2019.

4) Spellberg B, The Maturing Antibiotic Mantra : "Shorter Is Still Better". J Hosp Med 13 (5) : 361-362, 2018.

5) Cooper RJ, et al : Principles of appropriate antibiotic use for acute pharyngitis in adults : background. Ann Intern Med 134 (6) : 509-17, 2001.

10 전략 간이현탁법에 의한 경구 항균제 치료 전략

정맥 주사 경로 확보가 어려워

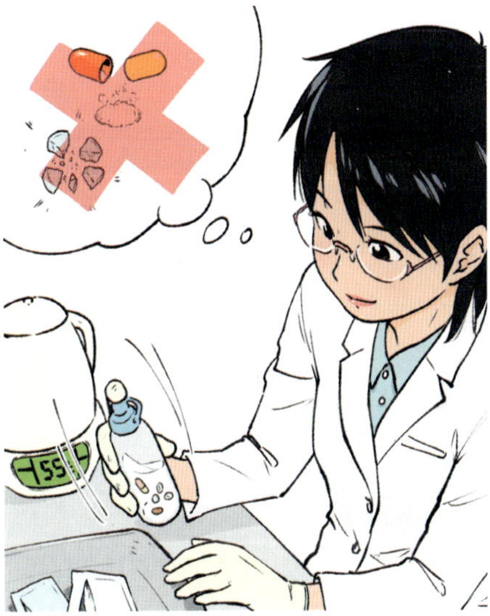

시작하며

이전 항에서는 경구제에 의한 장기 항균제 투여 치료 전략이 필요한 감염증과 항균제 투여 방법에 대해 확인하였다. 중증 감염증은 장기 정맥주사가 가장 좋은 치료이다. 그러나 고령자 중에서 ADL이나 인지기능의 저하가 나타나는 경우가 많다. 정맥주사 치료와 같이 확실성이 높은 치료가 가장 좋은 것이 아니며 조기 경구 항균제를 처방하는 것이 가장 좋다.

New england journal of medicine에 안정적인 감염성 심내막염 환자를 대상으로 10일 이상 정맥 주사 치료 후 경구 약물으로 전환하는 치료의 비열등성 무작위 대조 연구(RCT)가 보고되었다[1]. 전 항에서 소개한 조기 경구 치료나 장기 경구 치료를 고려할 때 매우 참고할 만한 질 높은 연구이다. 이 논문에서는 이전 항에서 소개한 아목시실린이 사용되었지만, 투여량이 4g/일로 일본에서 사용하는 양의 두배이다. 고령자는 신장 기능이 저하된 경우가 많으므로, 2g/일을 사용하는 것이 정상 신장 기능 시의 4g/일에 상응하는 효과를 나타낼 수 있지만 주의가 필요하다.

이제 본 항목에서는 '조기 경구 투여 및 조기 퇴원 치료' 또는 '장기 경구 투여 및 장기 재택 치료'를 위해 또 다른 중요한 지식인 '간이 현탁법을 이용한 경구 치료 전략'에 대해 논의한다.

증례: 75세 여성.

현재 병력: 고혈압, 지질 이상증, 당뇨병, 뇌경색 후유증으로 좌측 하반신 마비가 있으며, 신경성 방광으로 인해 소변 배출관이 삽입되어 있다(1개월마다 교체). 경미한 인지장애가 있으나 의사소통은 어느 정도 가능하다. 며칠 전부터 발열과 쇼크 증상으로 내원하였고, 혈액 배양 검사에서 G군 연쇄구균이 검출되었다. 발열의 원인을 조사한 결과, 조영 CT에서 좌측 고관절의 화농성 관절염으로 진단되었다. 심초음파 검사상 심내막염 소견은 없음. 전신 관리와 항균제 치료를 통해 전신 상태가 호전되는 경향을 보였으나, 중증 저알부민혈증으로 인해 부종이 심해져 말초 정맥 접근이 어려운 상황이다. 전신 상태의 악화와 함께 연하 기능도 저하되어 NG(비위관) 튜브를 통한 영양 공급으로 전환되었다.

고령자의 중증 감염증 시 말초 정맥을 찾기 어려운 부종이 되는 이유는?

고령자의 중증 감염증은 조기의 정맥주사 치료가 어려운 경우가 많다. 왜냐하면 고령자의 중증 감염증에서는 저알부민혈증이 동반되는 경우가 많아 이를 치료 하기위해 전신 관리와 충분한 수액 투여가 필요하지만, 저알부민혈증으로 인해 전신 부종이 심해져 정맥 접근이 어려워지는 것이다. 중심정맥 카테터(CV)를 확보하는 것은 가능하지만, 카테터 연관 혈류감염증(CRBSI)의 위험이 상당히 높아진다. 특히 중증 감염증에서는 심한 저알부민혈증이 자주 발생하며, 영양 상태의 개선에는 수개월 이상이 걸릴 수 있다. 알부민을 정맥 주사하더라도 반감기를 고려하면 금방 원래 상태로 돌아오므로, 항균제의 적절한 사용뿐만 아니라

Pearl!

포인트

고령자의 중증 감염증에서는 저알부민혈증이 동반되는 경우가 많지만, 알부민 투여는 반감기와 적절한 사용을 고려하여 정맥 주사는 신중하게 진행해야 한다.

알부민의 적절한 사용도 고려해야 하므로 신중해야 한다.

중증 감염증에 동반된 심한 저알부민혈증은 단백질 합성이 면역글로불린 생산으로 전환되는 영향으로 발생하며, 농양성 병변 등 즉시 회복되지 않는 장기 치료가 필요한 감염증에서 특히 두드러지게 나타난다. 또한 급성 질환에 따른 삼킴 기능 저하로 인해 정제나 캡슐을 잘 삼킬 수 없거나, 경구 섭취 자체가 어려워 단기적으로 NG 튜브가 필요한 환자도 있다. 이러한 경우에 항균제의 간편 현탁법을 알고 있으면 유용하다.

조기 경구 치료를 위한 간이 현탁법의 지식 –구체적인 사용 요령–

간이 현탁법은 알약이나 캡슐을 분쇄하거나 개봉하지 않고 그대로 따듯한 물에 넣어 부순 후, 경관 투여하는 방법으로 고령자에서 말초 정맥 확보가 어려워진 경우에 매우 효과적이다. **표 1에 간이 현탁법의 가능 여부와 그 방법에 관해 정리해 놓았지만 실시하기 전에 반드시 약사에게 확인해야 한다**(△표시가 있는 것은 각 시설의 약사의 판단에 따른다). 또한 투여한다 해도 NG 튜브의 굵기에 따라서 막힘의 원인이 되기도 한다(8Fr에 NG튜브를 사용하는 것은 안 된다.)

메트로니다졸(Metronidazole)은 일반적으로 경구 투여 시 쓴맛이 강하게 느껴질 수 있어 환자에게 불편함을 줄 수 있다. 그러나 NG(비위관) 튜브를 통해 투여하는 경우에는 쓴맛이 직접적으로 느껴지지 않기 때문에, 약물을 분쇄하여 사용하는 것이 가능하다. 포스포마이신(Fosfomycin)은 생체이용률이 매우 낮지만, 광범위 베타락탐계 항균제 분해효소(ESBL)의 생성 대장균에 의한 요로감염증인 경우 퀴놀론이나 ST합제를 사용할 수 없는 경우에 사용하는 것을 검토하는 것이 중요하다. 오그멘틴®을 간이 현탁할 수 없는 것이 단점이다. 흡인성 폐렴이라면 클린다마이신이나 세파렉신을 고려해 볼 수 있지만, 복강 내 감염증에서는 세팔렉신 + 클린다마이신(또는 메트로니다졸) 2제 병용 요법을 사용한다. 임상 데이터가 충분하지 않지만 간이 현탁이 가능한 설타미실린(Sultamicillin)(유나신®)과 아목시실린도 고려하는 경우가 있다. 암피실린은 경구제로는 불안정하지만 암피실린과 설박탐(sulbactam)을 1분자씩 상호 에스테르 결합시킨 설타미실린은 "mutual prodrug"으로 생체이용률은 80%정도 있다는 가능성이 제시되고 있지만 임상 데이터가 충분하지는 않다. 단일 약제로 혐기성균을 죽이거나 성장을 억제할 수 있는 목시플로사신이 매력적이지만, 사용한다면 적정사용을 정확하게 고려해서 사용해야 한다.

표1 항균제 간이 현탁법 여부

<table>
<tr><th>계통</th><th colspan="2">일반명</th><th>상품명</th><th>간이 현탁 여부</th></tr>
<tr><td rowspan="3">페니실린계</td><td colspan="2">아목시실린</td><td>아목시실린캡슐/가루약 10%</td><td>10분 이내에 현탁</td></tr>
<tr><td colspan="2">아목시실린/클라불란산</td><td>오구멘틴정</td><td>×</td></tr>
<tr><td colspan="2">암피실린/설박탐(설타미실린)</td><td>유나신정</td><td>10분 이내에 현탁</td></tr>
<tr><td rowspan="2">세펨계</td><td rowspan="2">제 1세대</td><td>세파렉신</td><td>세파메딘/케플렉스 캡슐</td><td>10분 이내에 현탁</td></tr>
<tr><td>세파클러</td><td>세파클러캡슐/가루약 소아용</td><td>10분 이내에 현탁</td></tr>
<tr><td>카바페넴계</td><td colspan="2">테비페넴 피복실</td><td>오라페넴 소아용 가루약 10%</td><td>데이터 없음</td></tr>
<tr><td>페넴계</td><td colspan="2">파로페넴</td><td>파롬정</td><td>× 또는 △[1]</td></tr>
<tr><td rowspan="2">테트라사이클린계</td><td rowspan="2" colspan="2">미노사이클린</td><td>미노마이신 캡슐/과립 2%</td><td>10분 이내에 현탁</td></tr>
<tr><td>미노마이신정</td><td>코팅이 파괴된다면 현탁[2]</td></tr>
<tr><td rowspan="3">마크로라이드계</td><td colspan="2">에리스로마이신</td><td>에리스로신정</td><td>코팅이 파괴된다면 현탁[3]</td></tr>
<tr><td colspan="2">클라리스로마이신</td><td>클라리스정</td><td>10분 이내에 현탁</td></tr>
<tr><td colspan="2">아지스로마이신</td><td>지스로맥 SR 성인용 드라이 시럽</td><td>10분 이내에 현탁</td></tr>
<tr><td>린코마이신계</td><td colspan="2">클린다마이신</td><td>다라신 캡슐</td><td>10분 이내에 현탁[4]</td></tr>
<tr><td rowspan="4">뉴퀴놀론계</td><td colspan="2">시프로플록사신</td><td>시프로키산</td><td>10분 이내에 현탁</td></tr>
<tr><td rowspan="2" colspan="2">레보플록사신</td><td>크라비트정</td><td>코팅이 파괴된다면 현탁[5]</td></tr>
<tr><td>크라비트 가루약 10%</td><td>10분 이내에 현탁</td></tr>
<tr><td colspan="2">목시플록사신</td><td>아벨록스정</td><td>분쇄 후 4주간 안정</td></tr>
<tr><td>글리코펩티드계</td><td colspan="2">반코마이신</td><td>염산 반코마이신 산</td><td>10분 이내에 현탁</td></tr>
<tr><td>포스포마이신계</td><td colspan="2">포스포마이신</td><td>포스미신정/드라이시럽</td><td>10분 이내에 현탁</td></tr>
</table>

그 외	설파메톡사졸/트리메소프림	벡터 배합정/배합 과립	10분 이내에 현탁[6]
	메트로니다졸	플라질(Flagyl) 내복정	× 또는 △[7]
	리네졸리드	자이복스정	약은 데이터 없음[8]
항결핵약	이소니아지드	이스코틴(Iscotin)정 100mg	10분 이내에 현탁
	에탐부톨	에부톨(Ebutol) 100mg	×또는 △[9]
	피라진아마이드	피라마이드(Pyramide) 원말	10분 이내에 현탁
	리팜피신	리팜신 캡슐	10분 이내에 현탁

주 1) △:조제시에 분쇄한다면 가능한 경우도
주 2) 파쇄 후, 5분 내에 현탁
주 3) 파쇄 후, 5~10분 내에 현탁, 산으로 불활성화한다. 장루만 허용하는 시설도 있음
주 4) 10분 내에 현탁
주 5) 분쇄 후 현탁
주 6) 정제:10분 내에 현탁
주 7) △: 쓴맛 있음. 조제시에 분쇄한다면 가능한 경우도
주 8) 간이 현탁제 있음. 사용 가능
주 9) △: 병동에서 분쇄하여 투여가능한 경우도 있음

경구 항균제와 상호작용이 있는 약

경구 치료로 전환하는 것에는 여러 가지 장점이 있지만, 효과 감소에 대해서는 세심한 주의가 필요하다. **비타민, 미네랄, 양이온을 포함한 약에 의한 흡수 저하는 퀴놀론계 항균제가 유명하지만, 테트라사이클린(tetracycline)에서도 일어난다. 또한 PPI나 H2 차단제와 같은 제산제에 의해 테트라사이클린이나 이트라코나졸(itraconazole), 리팜피신(Rifampin) 등의 약의 흡수 저하가 지적되고 있다.** 또한, 페니토인(phenytoin)이나 카르바마제핀(Carbamazepine)은 이트라코나졸이나 독시사이클린(doxycycline), 메트로니다졸(metronidazole)의 농도 저하가 지적되고 있으며, 고령자에서는 주의가 필요하다.

경구 치료는 좋은 점이 많지만 다시 한번 아래의 내용을 주의하여 진료를 해야 한다.

① 경구 치료로 전환함으로써 많은 약제가 용량 감소가 이루어지거나, 간편한 현탁에 의한 약제 안정성 문제에 주의하고, 환자의 상태 파악을 철저히 하여 악화되는 신호를 놓치지 않도록 한다.
② 고령자는 다양한 약의 병용 약물에 의한 상호작용으로 인한 흡수 저하 및 혈중 농도 저하에 주의해야 한다.
③ 경구 치료를 할 때 광역항균제(Escalation)로 되지 않도록 주의하자.

해설과 구체적인 처방 예

천자 배액술을 시행하였으나, 일부 배액이 원활하지 않은 부분이 있었다. 또한 염증이 퍼져나가면서 골수염의 합병도 의심된다. PICC(말초삽입정맥카테터)를 통한 점적 치료 지속도 고려했으나, 재활 및 ADL 향상에 지장이 있어 10일 정도 점적 치료 후 NG 튜브를 통해 아목시실린을 투여하기로 결정했다. 크레아티닌 청소율(CCr)이 30mL/분 정도로 신기능 저하를 보였으나, 아목시실린 1회 500mg을 1일 4회 투여하여 적혈구 침강 속도의 음성화까지 수개월의 치료 기간을 두고 호전되었다.

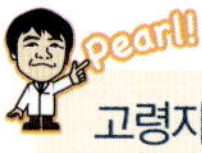

고령자를 위한 간편한 약물 현탁제 사용 전략은

✓ 부종으로 인해 정맥주사를 할 수 없는 고령자에서는 반드시 약제부와 연계하여 간이 현탁액으로 투여하는 것을 검토한다.

✓ 경구 치료에 의한 용량 감소 문제와 간이 현탁액에 의한 약물 안정성 문제에 주의를 기울이고, 악화의 징후를 놓치지 않는다.

✓ 다제 병용에 의한 상호작용으로 인한 흡수저하 및 혈중농도 감소에 주의한다.

참고문헌

1) Iversen K, et al : Partial Oral versus Intravenous Antibiotic Treatment of Endocarditis. N Engl J Med 380 (5) : 415-424, 2019.
2) 倉田なおみ(編), 藤島一郎(監修) : 内服薬経管投与ハンドブック—簡易懸濁法可能医薬品一覧, 第3版. じほう, 2015.
3) 佐川賢一, 他 (監·編) : 錠剤·カプセル剤粉砕ハンドブック, 第7版. じほう, 2015.
4) Rogers HJ, et al : Pharmacokinetics and bioavailability of sultamicillin estimated by high performance liquid chromatography. J Antimicrob Chemother 11 (5) : 435-445, 1983.
5) Herring AR, et al : Principles of antimicrobial use in older adults. Clin Geriatr Med 23 (3) : 481-497, 2007.

11 전략 심각하지 않은 흔한 질병이라면 "R=내성=항균제 무효"라는 공식에서 벗어나자!

R=내성=무효 항생제 내성 검사 결과에서 내성(Resistant, R)으로 판정된 균에 대해서는 해당 항생제가 효과가 없을 것이라고 일반적으로 생각하는 것

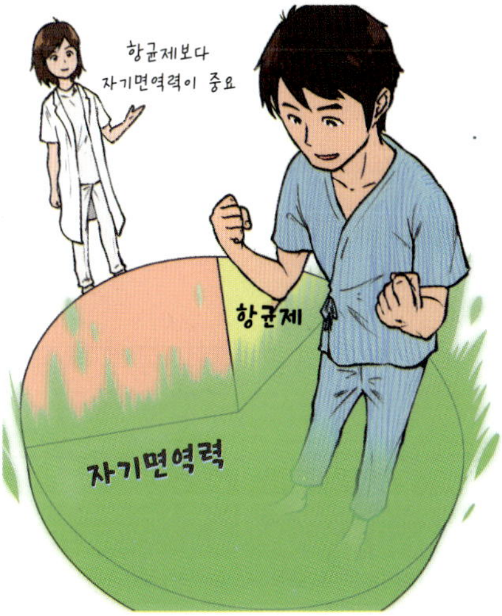

앞서 고령자의 항균제 치료 전략으로 간편 현탁법이 있다는 것을 확인해 보았다. 고령자의 중증 급성 감염증을 치료할 때, 저알부민혈증으로 인한 부종으로 말초 경로가 확보되기 어려워지거나, 전신 상태 악화로 인해 삼킴 기능이 저하되어 정제나 캡슐을 일시적으로 잘 삼킬 수 없는 경우가 많다.

중심정맥카테터(CV)나 말초삽입중심정맥관(PICC)등을 통한 항균제 투여라는 선택지도 있지만, 카테터관련혈류감염(CRBSI)의 위험도 고려해야한다. 또한, **경로 확보에만 집중하다 보면 간편 현탁법이라는 수단을 잊기 쉽다**. 영양 상태 개선에도 장관을 사용하는 것이 중요하다. 특히 NG 튜브나 위루가 있는 경우는 정맥주사 치료가 아닌 간이 현탁법을 사용하는 것이 좋다.

이제 본 항에서는 감염증 치료의 딜레마인 내성균에 대한 접근 방식에 대해 하나의 생각을 확인해보고자 한다. 내성균은 세계에서 놀라운 확산을 보이며 국제적으로 주목하고 있다. 특히 내성균은 항균제 선택지가 적고 치료의 어려움이 큰 문제로 여겨지지만, 실제로는 어떨까? 그 부분을 신중하게 생각해보고자 한다.

증례: 82세 여성.

현재 병력: 기저질환으로 고혈압, 고지혈증, 당뇨병이 있으며, 3년 전에는 요로감염증(UTI)의 병력이 있고, 가끔 방광염으로 인근 병원에서 항균제 치료를 받고 있다. 평소에는 ADL도 양호하고 경증의 치매가 있어 혼자 살고 있다. 취미는 텃밭에서 토마토와 오이를 기르는 것이며, '치로'라는 이름의 실내 개를 기르고 있다. 2일 전부터 38℃의 발열로 진료를 받았다. 진찰 결과 발열만 있고 혈액 검사에서 경미한 탈수 소견이 확인되었다. 소변 검사에서 농뇨가 확인되어 UTI 진단이 내려졌으나, 전신 상태가 나쁘지 않아 세프트리악손 1회 2g을 하루 1회 투여하기로 하여 입원하게 되었다. 항균제 투여 후 빠르게 해열되었으나, 혈액 배양 및 소변 배양에서 대장균이 검출되었고, 두 배양 모두 ESBL 생성 대장균이 검출되었으며, 감수성 결과에서 세프트리악손은 내성(R)으로 나타났다. 환자의 전신 상태는 양호하며, "텃밭과 사랑하는 개의 치료가 매우 걱정되어 빨리 돌아가고 싶다"고 말하고 있다.

정확하게 두려워하자! 약제 내성균

내성균이라 하면 매우 거대한 악마를 상상하게 된다. 이전에도 소개한 것과 같이, 이대로 가면 사망 원인 1위가 내성균에 의한 감염증으로 예측되고 있으며 다양한 대책이 국가 차원에서 시행되고 있다. 이 내성균 대책에 접근하는 방법은 첫 째로 확산을 막는 것이다. 감염대책의 측면에서 위생이 가장 중요하다는 것을 알아야 한다. 두 번째로 내성균을 만들지 않는 것이다. 이는 이른바 항균제 적정 사용으로, 항균제의 투여량 및 투여간격과 같은 투여방법뿐 아니라 광역항균제의 선택적 사용(좁은 것이 가장 좋다)과 신속한 De-escalation, 그리고 보균과 감염을 적절하게 판단하는 질 높은 임상 감염증의 진료능력이 요구된다.

이처럼 내성균을 퍼뜨리지 않고 예방하는 노력이 중요하지만, 내성균 감염증은 여전히 발생한다. MRSA에 의한 CRBSI, ESBL 생산 대장균이나 카바페넴 내성 장내세균에 의한 심부의 수술부위 감염증(SSI), 다제내성 아시네토박터 바우마니균(MRAB) 감염증에 의한 폐렴 등은 치료가 어렵다. 이러한 선입견으로 인해 내성균 감염증에 대한 두려움이 커지지만, "정확하게 두려워하는 것"이 중요하다. 그렇다면 "정확하게 두려워한다"는 무엇일까?

감염의 원인과 그 병, 중증도를 고려한 접근방법

"정확하게 두려워하자"는 "두려워하지 말라"는 의미가 아니다. 내성균의 감염증은 무시해서는 안 된다. 그렇지만 내성균 발생에 대한 과도한 우려는 ① 경험적 치료가 광범위해지기 쉽고, ② 입원 정맥 치료가 길어지기 쉽다. 특히 ①은 고령자에게 매우 절실한 문제이다. 고령자는 내성균의 서식지가 되는 경우가 많지만, 그 진정한 관여를 판단하기는 쉽지 않다. 그래서 "개선되지 않는 경우에 Escalation 치료를 한다"는 전략을 제시했습니다

예상과는 달리, 이 증례에서는 항생제를 끊었음에도 환자의 상태가 나빠지기는커녕 오히려 좋아졌다. "R=내성=무효"라고 생각할 수 있지만, R(내성)임에도 불구하고 좋아지는 현상을 의외로 자주 관찰할 수 있다. 그 중 하나가 "비중증의 일반 질환(폐렴, 요로감염증, 담관염 등)"이다. 그렇다면 왜 이런 현상이 발생할까? 본 사례 외에도 "인플루엔자간균의 내성형인 BLNAR(베타 락타마이제 비생산 암피실린 내성)균 감염의 경우 오구멘틴으로, 타조박탐/피페라실린 내성 녹농균 폐렴의 경우에도 적절한 치료를 통해 호전을 보였다. 또한, "장구균에 의한 요로감염증이 세프트리아손으로 호전되거나, 혈액 배양 검사에서 엔테로코커스 페슘이 검출되어 담관염으로 진단받았지만 세포페라존/설박탐으로 좋아졌다"등 자연 내성의 사례에서도 비슷한 경험을 한 분들이 많을 것이라고 생각한다. 왜 이러한 현상이 발생하는 것일까?

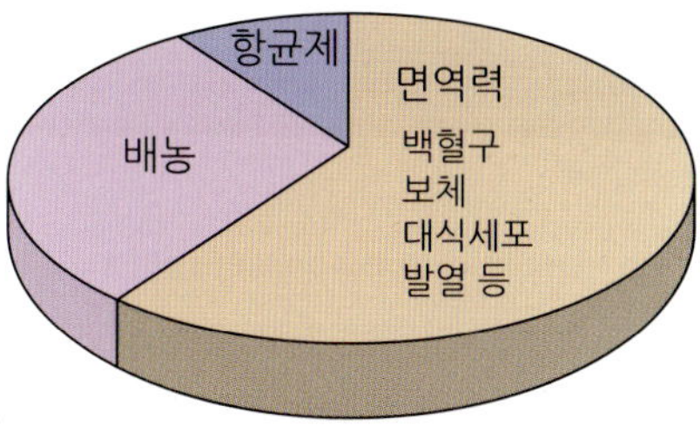

그림1 감염증과 싸우고 있는 것

증상 개선의 이유 ① 감염증과 싸우는 것은 항균제만이 아니다

감염증으로 항균제 치료를 받고 있을 때, 감염증이 좋아지는 이유나 나빠지는 이유를 항균제 탓으로 돌리기 쉽다. 실제로 항균제를 투여한 후 극적인 개선을 경험하면 항균제의 효과에 주목한다. 그러나 실제로 항균제가 감염증 치료에서 차지하는 비율은 제가 생각하기에 그림 1에 나타난 정도이며, 가장 중요한 요소는 자신의 면역력이라고 생각한다. 실제로 폐렴이나 신우신염도 항균제가 없더라도 모두 사망하는 것은 아니다. 항균제가 탄생한 지 아직 100년 정도밖에 되지 않았다. 예를 들어, 젊은 여성의 신우신염 같은 경우 항균제가 없던 시절에는 스스로 치유하곤 했다(물론 사망한 분들도 일부 있었겠지만). 즉, 내성균 감염증에서의 회복이 모두 항균제에 의한 것은 아니다.

증상 개선의 이유 ②
"R=내성=항균제 무효"라는 것이 반드시 맞는 말은 아니다

R은 임상적 치료 실패가 우려되는 기준선이며, 최소발육 억제농도(minimum inhibitory concentration: MIC) 값에 의해 결정된다. 이를 breakpoint MIC라고 하며, 이 중단점은 과학적인 데이터를 기반으로 하여 합의제로 결정된다. 즉, 최종적으로는 다수결에 의한 것이다. MIC는 감염 장기나 중증도 등을 고려하지 않지만, 치료 효과에는 이러한 요소들이 큰 영향을 미친다.

또한, 이 breakpoint MIC는 미국의 임상 및 검사 표준 협회(Clinical and Laboratory Standards Institute: CLSI)나 유럽 항미생물약물 감수성 시험 위원회(European Committee on Antimicrobial Susceptibility Testing: EUCAST)에서 서로 다를 수 있으며, 미생물의 특성에 따라 개정마다 큰 변동이 있을 수 있다. 예를 들어 녹농균에 대해 피페라실린(PIPC)의 break point MIC는 이전에는 128

표 1 R(내성) 항균제로 치료 후 호전된 경우에도 여전히 이상적인 치료 상태에 도달해야 하는 병태

- 인공물이 있는 환자의 다른 부위의 균혈증
  예: 인공관절이 있는 환자의 다른 부위의 균혈증(특히 인공판막, 인공혈관 등 혈관내 인공물이 있는 경우)
- 혈관친화성이 높은 미생물의 균혈증(예: 황색포도상구균, 살모넬라, 장구균, 연쇄상구균, 폐렴구균)
- 농양성 병변(농흉, 자궁내 농양 등): 특히 배액이 불충분한 경우
- 낭포 감염
- 감염성 심내막염, 척수염, 중추신경 감염증(뇌종양, 경막 외 농양 등) 등

이었으나, 64로 변경되었고 현재는 16이다. 이는 다양한 데이터의 축적에 따른 판단이지만, 내성의 종류와 그 메커니즘을 판단하기 어려운 점 등으로 인해 이 breakpoint MIC를 엄격하게 설정함으로써 치료 실패를 방지하겠다는 의견이 제시되고 있다. 즉, 예전에는 S(감수성)였던 항균제가 지금은 R(내성)으로 변한 경우가 늘어나고 있다. 의료 안전상으로는 긍정적으로 보일 수 있지만, 모든 감염증에 이를 적용하는 것은 신중하게 고려해야 할 부분이다. 특히 중증의 의료 관련 감염증이 아닌 비중증의 일반 질환에서는 어떻게 될까? 현재의 breakpoint MIC를 엄격하게 설정하는 방침은 증거 기반 접근처럼 보이지만, 오히려 항균제 선택의 폭을 줄이고 광범위 항균제 사용을 조장하며, 이를 정당화하는 데이터가 되고 있지 않을까?

"내성균이 관여하고 있다면 어떻게 하지?", "내성균의 감염증은 치료가 어렵다"는 일방적인 생각을 고령자 진료를 통해 느끼게 된다. 또한, 폐렴이나 요로감염증과 같은 일반적인 질환의 비중증 사례에서 'R'로 분류되더라도 항균제가 효과를 발휘하는 경우가 의외로 존재한다는 사실을 경험하게 되면, 임상에서의 접근 방식이 크게 확장된다는 것을 실감하게 된다. 다만, 주의가 필요한 경우도 있다. R(내성)인 감염증이 개선된 경우라도, MRSA균혈증과 같은 "조기 경구 치료 시 주의해야 할 병태"의 경우에는 이상적인 치료에 가까워지도록 잊지 말아야 한다(표 1).

구체적 처방 예

균혈증이 있는 환자는 메로페넴(meropenem)으로 치료를 변경하여 2주간 정맥 주사가 이상적이지만, 전신 상태가 양호하고 인공물이 없는 경우 경과가 좋았기 때문에 감수성이 있었던 ST 복합제를 경구로 복용한 후 퇴원하였다.

Pearl!

내성균 감염 치료에서 알아두어야 할 5가지 사항

- ✓ 비중증의 일반 질환에서 R(내성)의 좁은 범위의 항균제를 사용해도 호전을 경험하는 경우가 있다.
- ✓ 감염과 싸우는 것은 항균제만이 아니다.
- ✓ 브레이크포인트 MIC(Minimum Inhibitory Concentration; 특정 항생제나 항균제가 미생물의 성장을 억제하는 최소 농도)는 매년 수정되며, 기준이 더 엄격해지는 경향이 있다.
- ✓ 'R=내성=항균제 무효'는 반드시 성립하지 않는다.
- ✓ R(내성)의 항균제를 사용하고 개선되더라도 이상적인 치료에 가까워지는 것이 더 나은 병태가 있다는 것을 잊지 말아야 한다.

참고문헌

1) Review on Antimicrobial Resistance(chaired by O'Neill J): Tackling drug-resistant infections globally: final report and recommendations. 2016. https://amr-review.org/sites/default/files/160518_Final%20paper_with%20cover.pdf(最終アクセス2019年9月)

2) Clinical Laboratory Standards Institute: CLSI M100-ED28. 2018. http://em100.edaptivedocs.info/dashboard.aspx(最終アクセス2019年9月)

3) European Committee on Antimicrobial Susceptibility Testing：Clinical breakpoints. 2019. http://www.eucast.org/clinical_breakpoints/ (最終アクセス2019年9月)

12 전략 고령자 새로운 감염증을 인식하자!

시작하며

전 항에서는 내성균 치료의 딜레마이자 중요한 공식인 "R=내성=항균제 무효"가 반드시 성립하지 않는다는 것을 확인했다. 감수성 결과에서 R(내성) 내성이 나타날 경우 항균제를 사용하였을 때 효과가 없다고 생각되지만 실제 임상에서는 증상의 개선을 보이는 경우가 많다. 특히 비중증의 흔한 질병(폐렴, 요로감염증, 담관염 등)에서 이러한 상황을 경험한다. "R=항균제 절대 무효"가 아닌 이유와 감염증과 싸우는 것은 항균제뿐만이 아닌 것을 다시 한번 확인해야 한다.

본 장에서는 고령자의 새로운 감염증을 의식하자는 제목으로 고령자의 신흥 감염병에 대해 소개하고자한다. 신흥 감염증이란 새롭게 인지되어 국지적 또는 국세적인 공중위생상의 문제가 되는 감염증을 의미하지만, 본 장에서는 "이제까지 의식하지 않은 고령자의 감염증"을 널리 지칭하는 의미로 사용하겠다. crowned dens syndrome(경추의 가짜 통증)이 이제는 일반 질환이 되어버린 것처럼, 지금까지 인식되지 않았던 감염병이 전례 없는 고령화로 인해 드러나고 있다. 그 점을 소개하고자 한다.

구체적인 증례 ①

증례: 86세 여성.

현재 병력: 고혈압, 지질 이상증, 당뇨병, 동부전증후군(sick sinus syndrome: SSS)으로 심박 조율기 삽입 중. 4일 전부터 발열이 나타남. 기침이나 콧물은 없지만 가래는 조금 있음. 오늘도 38℃의 발열이 있어 응급 내진함. 발열 이외의 바이탈 사인은 안정적이다. 소변 검사에서 백혈구 수 20~30/HPF, 세균(+)이 확인되었다. 심장 이상음 없으며 흉부 x선 사진에도 침윤 소견은 없다. 불명한 열로 잠정적으로 요로감염증 진단으로 입원하게 되었다 . 다음 날 혈액 배양 2세트에서 그람양성구균(+)이라고 세포 검사실에서 연락이 옴.

비결핵성 항산균증(NTM)이 늘고 있다.

비결핵성 항산균증(nontuberculous mycobacteria: NTM)이 증가하고 있다. NTM이라고 하면 주로 폐와 관련된 질환이 연상되며, 폐 NTM 감염증의 발생이 증가하고 있는 것은 분명하다. 하지만 폐 외에도 피부와 연부 조직에서의 감염증, 그리고 '인공물에 의한 NTM 감염증'과 같은 다양한 감염 사례도 종종 발견되고 있다. 그 이유에는 인공물을 삽입하는 고령자가 증가하고 있는 것도 있지만, 그동안 배양하기 어려운 것으로 여겨졌던 항산균의 배양 정밀도가 향상된 것도 이유이다.

증례 ①의 최종 결과는 마이코박테리움 포르투이툼(Mycobacterium fortuitum)의 심박 조율기 감염이었다. 이처럼 NTM은 그람 양성 간균으로 염색이 제대로 되지 않기 때문에, 보고 방식에 따라 일반 세균과 혼동될 수 있다. 따라서 세균 검사를 시행하는 임상병리실과의 소통이 필수적이다. 문제를 일으키는 경우가 많은 것은 병원성이 높은 신속 성장형 항산균(M.abscessus, M.chelonae, M.fortuitum 등)이다. 외상, 탈골 후의 플레이트 감염, 인공관절 감염 등 인공물 감염증은 어떤 NTM에서도 발생할 수 있다. 인공물 감염증이 의심되는 경우에는 일반 배양에 추가하여 적극적으로 항산균 배양도 추가해야 할 필요가 있다.

Pearl!

포인트

플레이트, 인공 관절 삽입까지 인공물 감염증이 의심되는 경우에는 적극적으로 항산균 배양도 검토하는 것이 중요하다.

구체적인 증례 ②

증례: 92세 여성.

현재 병력: 원래 기관지 확장증, NTM 증으로 외래에서 추적 관찰 중이었다. 평소에 기침과 가래를 보였으나 1주일 전부터 기침이 악화되었고, 콧물도 나타났다. 어제부터 오한과 함께 39℃의 발열이 있었고, 오늘 호흡 곤란을 나타내어 구급차로 내원하게 되었다. Sp02는 82%(10L 산소 공급)였기 때문에 삽관되었고, 항균제는 세페핌 투여가 시작되었으나, 같은 날 호흡 부전으로 사망하였다. 내원 시 채취된 객담 배양 및 혈액 배양에서 그람 음성 간균이 검출되었고, 최종 결과는 감수성이 좋은 대장균이었다.

일반적으로 발견되는 장내 세균 단일균에 의한 심각한 괴사성 폐렴

고령자는 흡인성 폐렴이 의심되는 가래에서 대장균 등의 장내세균이 검출되는 경우가 흔하다. 그러나 복수균 중 하나로 검출되는 경우, 검출된 균인 실제 관여 여부는 모호해진다. "왜 고령자의 가래에 대장균이나 장구균 등의 균(장내세균총)을 연상시키는 미생물이 자생하는가?"라는 의문이 든다. 상부 소화관의 생체 기능 파괴에 기인한다. 위, 식도 등 상부 소화관에 악성종양이 있다던가 수술에 의해 해부학적으로 변화가 생긴 경우, 특히 PPI나 H2 차단제의 사용에 의해 강력한 위산의 장벽이 파괴되는 것이 원인이다. 여기에 역류의 관여도 있어 장내세균이 구강 내에 보균하기 쉽다(같은 이유에서 고령자의 농흉에서 박테로이데스가 양성으로 나타나는 경우가 종종 있다). 이러한 이유로 고령자의 객담배양검사에서 대장균 등이 검출되는 경우가 있지만, 그람음성구균이 실제로 폐렴을 일으키는지, 시간단위로 악화되는 격렬한 괴사성 폐렴의 임상성을 초래하는 지는 전형적으로 overwhelming pneumonia으로도 불리는 녹농균이 잘 알려져있다. 병원 내 폐렴으로 녹농균이나 아시네토박터(Acinetobacter), 엔테로박터(Enterobacter)에서 이러한 패턴을 볼 수 있지만, 지역 사회에서는 대장균이나 프로테우스(Proteus)와 같은 자주 발견되는 장내 세균도 최근 발견되는 빈도가 늘어가고 있다.

적절한 항균제를 투여해도 고령자를 살리기 힘든 경우가 많으며 폐에 큰 공동을 형성할 수 있다. 그렇게 되면 기흉은 필연적이며, 안정된 것처럼 보이더라도 갑자기 긴장성 기흉이 발생할 수 있으므로 가족에게 급변할 가능성에 대해 신중하게 설명하는 것이 중요하다.

구체적인 증례 ③

증례: 아내와 둘이 사는 85세 남성.

현재 병력: 고혈압, 지질 이상증, 당뇨병이 있으며 근처 병원에서 관리받고 있다. 2주 전부터 미열과 기침이 있어 근처 병원을 방문했으나 감기라고 하여 레보플록사신을 처방받았으나 개선되지 않았다. 오늘도 38℃의 열과 기침이 있어 내원하였다. 내원 시 체온 38.2℃, 혈압 100/66mmHg, 맥박 110회/분, 호흡수 26회/분, SpO2 88% (실내 공기) → 97% (2L), 흉부 X선 사진에서는 침윤 소견이 뚜렷하지 않았으나 CT에서 양쪽 폐에 간질의 침윤영을 확인하였다(그림 1). "이상한 폐렴이네. 특발성 간질성 폐렴인데 좀 특이한 음영이네"라고 하였고, 고령자였지만 HIV 검사를 시행한 결과 양성으로 판정되어 주폐포자충 폐렴(pneumocystis pneumonia: PCP)으로 진단되었다.

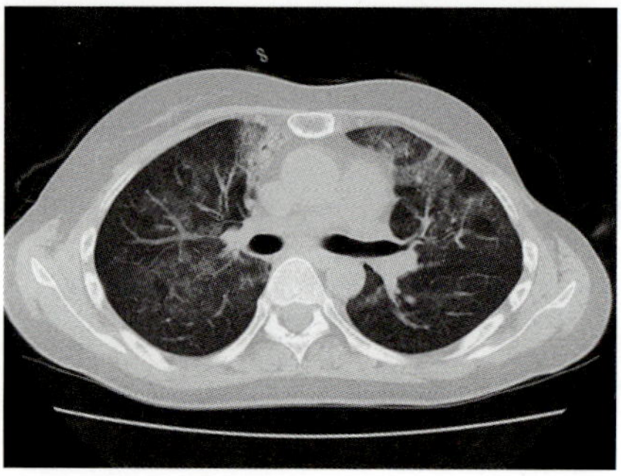

그림 1 증례 ③의 흉부 CT

고령자, 부인이 있어도 HIV

HIV가 처음 발견되는 연령대는 20대나 30대라는 선입견이 있다. 그러나 항 HIV 약물의 발전으로 HIV 환자들도 오래 살게 되어 고령 HIV 감염자가 증가하고 있으며, 신규로 HIV에 감염되는 고령자도 늘어나고 있다. 미국에서는 2016년의 신규 HIV 감염자의 17%가 50세 이상으로 보고되었다. 국내에서도 2016년도에 신규 HIV감염자의 11명은 50세 이상이었다. 고령자는 성감염증 (sexually transmitted infections: STI) 예방의 중요성이 중요하게 생각되는 시대에 성교육을 받지 않은 사람이 많은 것이 이유이다.

또한, 국내 HIV환자의 대부분은 남성이지만 남성은 실데나필(비아그라)의 사용으로 성욕이 왕성한 사람일 가능성이 높다. 증례 ③의 환자는 아내가 있지만 HIV였다. 본인은 "60살까지 아내와 성관계를 맺고싶었지만 아내가 반대하여 어쩔 수 없이 남성과 관계를 맺게 되었다"라고 말하였다. 고령자의 기준이 75세로 새롭게 정의되고 있는 것처럼, 60대 이상에서도 신체적으로 건강하고 활기찬 남성들이 많이 존재한다.

고령자의 새로운 감염증

① 노인들은 감염증에 걸리면 아기처럼 더 쉽게 영향을 받을 수 있다. B군 용혈성 연쇄구균에 의한 수막염, 다발성 농양, 봉와직염, 요로감염증뿐 아니라 폐렴도 흔한 질병이다.

② 고령자의 발열 + 의식 장애가 있으며, 간경변이 없는데 고암모니아혈증이 나타난다면, 그것은 요로감염증이다. 요소 분해 효소를 생성하는 균(프로테우스, 크레보시엘라, 모르가넬라, 그 외에 *Corynebacterium urealyticum* 및, *C.riegelii* 등)에 의한 요소 분해 효소는 요소를 분해해 CO_2와 암모니아를 생성한다.

③ 고령자의 산소성 알균의 균혈증은 요로감염증이다. 소변의 연쇄상구균도 적극적으로 확인해야 한다.

④ 의외로 고령자도 화농성 이하선염과 자궁 농종

마치며

본 장에서는 고령자의 감염증 진료 방법을 다루었다. 고령자의 감염증 치료에서 환자가 핵심이며, 검사나 배양 결과가 아니라는 점을 잊지 말아야 한다. 중요한 것은 환자가 부작용 없이 만족스러운 의료 서비스를 받는 것이지만, 다양한 검사와 치료 방법으로 인해 의사가 이러한 관점을 간과하기 쉬운 경우가 많다.

수십 년간 의료는 발전해왔지만, 공중 보건학적 위협인 내성균에 대응하려는 노력으로 감염증 진료의 접근이 좁아지는 것 같다. 고령자를 진료하면서 의료인으로서 잊고 있었던 점들을 깨닫게 된다. 고령자의 감기 진단은 고령자에 국한된 문제가 아니라는 사실을 독자들도 인식했을 것이다. 저출산 고령화와 인구 감소 사회에 진지하게 대면하고, 그 과정에서 얻은 노하우를 바탕으로 새로운 의료와 감염증 진료의 원리 및 이론을 제시할 수 있을 것이라고 느낀다.

Pearl!

포인트

- ✓ 잘 낫지 않는 인공물 감염 • 피부 연조직 감염에 NTM이 있다.
- ✓ 그람 음성 간균의 폐렴 상에 격렬한 괴사성 폐렴이 있다.
- ✓ 고령자, 부인이 있어도 HIV.
- ✓ 새로운 감염증 진료의 원리 • 이론이 고령자 진료에서 탄생할 수 있다.

참고문헌

1) Siu CW, et al : A patient with relapsing pacemaker infection due to "Gram-positive bacilli". Int J Cardiol 114(2) : E40-41, 2007.

2) Shah RM, et al : Spectrum of CT findings in nosocomial Pseudomonas aeruginosa pneumonia. J Thorac Imaging 17(1) : 53-57, 2002.

3) HIV.gov : Resources on HIV and Aging. https://www.hiv.gov/blog/resources-hiv-and-aging(最終アクセス2019年9月)

4) Stall R, et al : AIDS risk behaviors among late middle-aged and elderly Americans. The National AIDS Behavioral Surveys. Arch Intern Med 154(1) : 57-63, 1994.

제 4 장

인플루엔자 진료와 외래 진료의 처방 노하우

Section 1
외래 경구 항균제

외래 경구 항균제가 주목되고 있다!

외래에서 경구 항균제 치료는 지금 새로운 감염증 치료전략의 하나로 주목되고 있다. 그것은 입원 정맥주사 치료를 실시하는 것과 같은 아래와 같은 부작용이 그 장점을 웃돌고 있다.

입원 시 정맥주사 치료에서 유념해야 할 폐해

① 내성균이나 클로스트리디오이데스(클로스트리디움)를 얻게 될 위험.

② 정맥주사 치료로 인한 카테터 관련 혈류 감염증(CRBSI)의 발생.

즉 여기서 주의해야 할 것은 경구 항균제가 주목을 받는 이유가 경구 항균제가 정맥주사 치료보다 효과가 좋기 때문이 아니라는 것이다. 흡수 과정을 거치지 않고 충분한 양을 전달할 수 있는 정맥주사 치료보다 경구 치료가 효과가 더 좋다는 데이터는 없다는 것을 기본적으로 잊어서는 안 된다. "정맥주사 치료VS 경구 항균제"의 논문의 대부분은 비열성 실험이다.

이러한 이유로 경구 항균제를 선택하는 기회가 늘어나고 있으며 이후에도 늘어날 것으로 보이며, 경구 항균제에 대해서도 깊게 연구하는 것이 중요하다. 본 장에서는 경구 항균제의 고려사항, 주의해야 할 점에 대해 확인해보려고 한다.

경구 항균제 처방 시 고려해야 할 중요점

경구 항균제에만 국한된 이야기는 아니지만, 외래 감염증 치료에서는 항균 스펙트럼 등의 문제보다 먼저 "이 항균제가 치료에 꼭 필요한가?"라는 질문이 중요하다. 제1장에서도 언급했듯이, 호흡기 감염증의 경우 세균 감염임에도 불구하고 항균제가 필요하지 않은 경우가 적지 않다는 점을 잊지 말아야 한다.

경구 항균제 처방 시 주의할 점

① 불필요한 항균제 처방이 아닐까?
- 감기에 항균제? 바이러스성 위장염에 항균제?
- Macrolide계 항균제는 기침을 멈추는 약이 아니다.

② 불필요한 스펙트럼은 없는가?
- 뭐든지 세이프존, 후로목스(성분명; Cefcapene pivoxil HCl)(제3세대 세펨)

③ 가격이 저렴한가?

④ 안전한가?(부작용이 적은 항균제인가?)

⑤ 복용이 쉬운가?(1일 1회, 크기 등).

⑥ 생체이용률(bioavailability)는 충분한가?

본 장에서는 이 지표들 중에서 중요한 경구 항균제의 생체이용률(bioavailability)에 관해 언급한다.

생체이용률(bioavailability)

경구제는 정맥주사와는 달리 장관에서의 흡수 과정을 거치기 때문에, 조직에서 적절한 혈중 농도 및 조직에서의 농도를 유지할 수 있는지가 중요한 지표가 된다. 이것을 "생체이용률"이라고 부른다. 단위는 %로, 100%에 가까울수록 정맥주사와 같은 효과가 있다고 생각할 수 있다. 생체이용률이 낮으면 비록 광범위 스펙트럼의 항균제라 하더라도 사용하기 편리한 경구 항균제라고 할 수 없으며, 오히려 치료 실패의 원인이 될 수 있고, 함정이 될 수도 있다.

각 경구 항균제의 특징

생체이용률을 바탕으로 한 경구항균제를 간단하게 분류하면 아래와 같다.

생체이용률 분류

혈중・조직의 농도

① 경구 ≒ 정맥주사

⇒ 경구에서의 생체이용률이 90% 이상으로, 경구 항균제와 거의 동등.

② 경구 < 정맥주사

⇒ 흡수가 좋고, 혈중농도와 조직의 농도도 나쁘지 않지만, 효과가 정맥주사 정도는 아니다(60~90% 정도).

③ 경구 ≪ 정맥주사

⇒ 흡수가 나쁘고, 적절한 혈중농도나 조직 농도가 유지되지 않는다. (60% 미만).

외래에서는 입원치료와 달리 증세가 악화된 경우 신속한 대응이 곤란하기 때문에 생체이용률이 낮은 ③번의 처방으로 증세가 호전되지 않는 상황은 가능한 피하는 것이 좋다. 또한, 초진 시부터 입원치료와의 경계선에 있는 외래환자도 많기 때문에 ①번의 항균제를 제대로 선택하는 것이 중요하다고 할 수 있다.

그렇다면 구체적으로 ①~②에 해당하는 경구항균제는 어떤 것이 있는지 알아보자 (표 1, 2). 페니실린계에서는 아목시실린(amoxicillin)(90%), 세펨(cephem)계에서는 제1세대인 세팔렉신(cefalexin)(99%), 퀴놀론(quinolone)계는 시프로플록사신(ciprofloxacin)(70%), 레보플록사신(levofloxacin)(99%), 목시플록사신(moxifloxacin)(90%), 테트라사이클린(tetracycline)계에서는 미노싸이클린(minocycline)(95%), 독시사이클린(doxycycline) (93%), 그 외로 Sulfamethoxazole-trimethoprim 복합제(ST합제) (98%), 클린다마이신(clindamycin)(90%)이 있다.

그 외에도 생체이용률이 높은 경구 항균제가 몇 가지 있지만, 유통되지 않는 약물이 많고, 있다 하더라도 외래 진료에서 필요할 가능성은 적다.

표 1. 외래 경구 항균제의 생체이용률(bioavailability)

생체이용률	항균제
① Excellent (>90%)	아목시실린(amoxicillin), 트리메토프림(trimethoprim), 리네졸리드(linezolid), 세팔렉신(cefalexin), ST합제 플루코나졸(fluconazole), 세파트록실(cefadroxil), 독시사이클린(doxycycline), 보리코나졸(Voriconazole), 클린더마이신(clindamycin), 미노싸이클린(minocycline), 리팜피신(rifampicin), 퀴놀론(quinolone), 에탐부톨(ethambutol) 클로람페니콜(chloramphenicol), 이소니아지드(isoniazid), 메트로니다졸(metronidazole), 피라지나마이드(pyrazinamide), 트리메소프림(trimethoprim), 리네졸리드(Linezolid)
② Good (60~90%)	발라시클로버 (Valacyclovir), 5－FC 포사코나졸(posaconazole), 세포독심(cefpodoxime), 발간시클로버(valganciclovir), 이트라코나졸(itraconazole), 세파클러(cefaclor), 세프록심(cefuroxime), 세포티암(cefotiam)
③ Poor (<60%)	반코마이신(vancomycin), 세프디니어(cefdinir), 세프디토렌(cefditoren) 클래리스로마이신(clarithromycin), 아지트로마이신(azithromycin)

표 2. 외래 경구 항균제 사용일람

항균제	규격	생체 이용률	효과를 보기 위한 표준양 (필자가 통상 사용하는 처방예와 미, 일에서 정해진 표준량)
아목시실린 (amoxicillin) (아목시실린®)	250mg/캡슐	90%	처방 예: 1회 500mg을 1일 3회 [미] 1회 250~500mg을 1일 3회 [일] 1회 250mg을 1일 3~4회. 적절히 증감 피롤린(pyrroline)은 1,500~2,250mg/일
아목시실린/클라블란산 (Amoxicillin/clavulan) (오구멘틴®)	250mg, 125mg/정	90% /60%	처방 예: 1회 250mg/125mg을 1일 3회+아목시시린 1회 250mg을 1회 3회 [미] 1회 500mg/125mg을 1일 3회 [일] 1회 250mg/125mg을 1일 3~4회, 적절히 증감
세팔렉신 (cefalexin) 케플렉스®)	250mg/ 캡슐	99%	처방 예: 1회 500mg을 1회 3회 [미] 1회 0.5~1g을 1일 2회 [일] 통상 1회 250mg을 1일 3회, 500mg을 1일 3회까지 좋음

시프로플록사신 (ciprofloxacin) (시프로®)	200mg/정	70%	처방 예: 1회 400mg을 1일 2회 [미] 1회 500~750mg을 1일 2회 [일] 1회 100~200mg을 1일 2~3회 탄저균은 400mg을 1일 2회
레보플록사신 (levofloxacin) (크라비트®)	500mg/정	99%	처방 예: 1회 500mg을 1일 1회 [미] 1회 750mg을 1일 2회, [일] 1회 500mg을 1일 1회
클린다마이신 (타라신)	150mg/캡슐	–	처방 예: [미]1회 300mg을 1일 4회, [일]1회 150mg을 1일 4회 미노사이클린(미노마이신) 100mg/정
미노사이클린 (미노마이신)	100mg/정	–	처방 예: [미][일] 둘 다 1회 300mg을 1일 4회
ST합제(트리메토프림, 설파메톡사졸)(박터)	80mg, 400mg/정	–	처방 예: [미][일] 둘 다 1회 2정을 1일 2회

생체이용률이 낮은 항균제는 치료 실패의 위험이 있다.

여기에서 중요한 것은, 외래에서 자주 사용되는 제3세대 세펨(cephem)계는 20% 전후, 매크로라이드(Macrolide)계 항균제도 30~50% 정도의 생체이용률로 알려져 항균제 적정사용의 관점에서도 사용 필요성에 관해서는 깊은 고려가 필요하다. 또한, 폐렴구균성 폐렴, 세균성 인두염, 봉와직염 등 원인균이 확실하다면 페니실린계와 제1세대 세펨계를 적극적으로 사용하는 편이 좋다는 것도 알 수 있다. 단 New Quinolone계 항균제의 남용은 피해야 한다.

경구항균제의 주의점과 처방 요령

여기까지 경구항균제를 선택하는 중요한 지표로서 생체이용률을 소개하였다. 이것은 하나의 중요한 지표이기 때문에 항상 염두에 두어야 한다.

경구제임에도 불구하고 항균제 선택의 3대 원칙이 "가격이 저렴할 것, 안전할 것, 복용이 쉬울 것"이라는 것을 잊어서는 안 된다. 그 이외에 복약순응도(compliance)에 관련된 복용 용이성(횟수 · 기간 · 맛)도 중요한 지표이다. 외래 치료를 시작했으나 개선되지 않고 재진료를 받은 경우, 환자가 "토할 것 같아서 복용할 수 없었다"거나 "너무 커서 복용할 수 없었다"는 등의 이유로 약물을 복용하지 못하는 상황을 피하기 위해 제형에 대한 세심한 주의가 필요하다.

여기서는 경구 항균제에 관한 몇 가지 주의사항과 요령을 소개한다.

외래 진료의 딜레마

외래에서는 부작용이 발생해도 신속하게 대응할 수 없으므로 중증 부작용을 일으킬 가능성이 있는 처방은 가능한 피해야 한다. 경구 항균제 부작용으로 응급 외래를 방문하는 경우가 다른 약물보다 많다는 것도 알려져 있으며, 가장 좋은 대책은「불필요한 처방을 줄이는 것=처방하지 않기」라는 점을 명심해 둘 필요가 있다.

약물의 모든 종류에서 약진이나 간 기능 장애가 발생할 수 있지만, 세팔로렉신(케프랄®)은 특히 빈번히 그런 증상이 나타나는 것 같고, Ⅲ형 알레르기를 유발하는 약물로 알려져 있다. 미노싸이클린(minocycline)은 고령자에게 사용하면 현기증이나 비틀거림을 일으켜 넘어짐의 원인이 될 수 있으므로 사전에 부작용에 대해 설명하는 것이 좋다. 또한, 뉴퀴놀론에서도 가끔 현기증이나 비틀거림, 두통에 대한 호소가 있으니 주의가 필요하다.

뉴퀴놀론계 항균제 투여 시 주의사항: 부작용 등

- 알루미늄이나 마그네슘을 포함한 제산제와 함께 복용할 경우 약물의 흡수에 영향을 줄 수 있으므로, 최소 2~3시간 간격으로 복용하는 것이 좋다.
- 클래스 I 및 III 부정맥 약물을 복용 중인 환자에서는 QT 간격이 연장될 수 있으므로, 이러한 약물과의 병용은 피해야 한다.
- 비스테로이드성 항염증제(NSAIDs)와 함께 사용할 경우 경련이 발생할 수 있다.
- 테오필린이나 와파린의 혈중 농도가 증가할 가능성이 있으므로, 이들 약물과의 병용 시 주의가 필요하다.
- 18세 이하의 소아, 임신 중인 여성, 수유 중인 여성에게는 연골 형성 장애의 위험이 있으므로 원칙적으로 사용을 피해야 한다.
- 이 약물의 사용은 대동맥류 및 대동맥 박리의 위험을 증가시킬 수 있다.
- 항결핵 작용이 있어 결핵 환자에게 사용 시 증상이 호전될 수 있으나, 이는 진단 지연으로 이어질 수 있으므로 호흡기 증상에 대해 쉽게 처방하지 않아야 한다.

경구 항균제 처방의 요령

링거에서의 암피실린·설박탐(ampicillin/sulbactam; 유나신®(Unasyn)에 대응하는 경구약물인 아목시실린·클라블란산(Amoxicillinprobenecidclavulan; 오구멘틴®)은, 국내에서는 1정의 규격이 아목시실린 250mg·클라블란산 125mg으로, 유럽과 미국에서 사용되고 있는 규격인 아목시실린 500mg·글라블란산 125mg과는 다르다.

국내의 통상적인 양인 1회 1정을 1일 3회 처방할 경우 아목시실린의 양이 적어 치료 실패의 원인이 된다. 아목시실린의 양을 일반 용량으로 맞추기 위해 1회 2정을 1일 3회로 처방하면 클라블란산으로 인한 구역이 반드시 발생하여 내복할 수 없는 경우가 많아, 1회 양으로 통상의 아목시실린·클라블란산 1정에 아목시실린 1정(250mg)을 추가해서 처방하는 것이 좋다.

New Quinolone은 새로운 것이 더 우수하며, 또한 요로감염증 치료 시 퀴놀론(Quinolone)을 먼저 떠올리는 사람이 많지만 목시플록사신(moxifloxacin)은 요로에의 이동이 나쁘므로 요로감염증에는 사용하지 않는다. 다음은 필자가 추천하는 보다 구체적인 처방 사례를 정리해 보았다.

Pearl!

아목시실린의 처방 예

✓ A군 연쇄상구균 인두염, 경증~중증의 부비강염, 중이염.
→ 1회 500mg를 1일 3회,
5~10일간(A군 연쇄상구균 인두염은 1회 1,000mg를 1일 1회 또는 1일 500mg 1일 2회도 가능)
✓ 감수성이 있는 대장균 등에 의한 요로감염증, 폐렴구균성 폐렴의 De-escalation 시
→ 1회 500mg을 1일 3~4회

아목시실린/클라불란산의 처방 예

✓ 1회를 "오구멘틴 1정+사와실린 1정" 1일 3회. 오구멘틴만으로 1회 2정을 1일 3회도 좋지만 구역질 부작용이 발생(클라불란산의 양이 많기 때문에)
✓ 아목시실린으로 쾌유되지 않는 부비강염, 중이염 → 5~10일간
✓ 외래 치료가 가능한 중증도의 시중폐렴, 흡인성 폐렴, 게실염, 맹장염 → 5~7일간
✓ 동물에게 물림(동물 파스퇴렐라증 병원균을 고려해): 국소증상 소실 후 3일간

세파렉신의 처방 예

✓ 황색 포도구균을 포함한 감염증: 봉와직염, 단독
→ 둘 다 1회 500mg를 1일 3회, 7일간(또는 국소 증상 소실 후 3일간)
✓ 외래치료가 가능한 신우신염, 방광염
→ 신우신염의 경우는 외래에서 1발 세프트리악손 2g의 정맥주사를 주사하고
그 후에 내복으로 세파렉신 1회 500mg을 1일 4회, 7~14일간
→ 방광염은 1회 500mg를 1일 3회, 3~5일간.
✓ 상처 처치 후(특히 봉합 후)의 예방 내복(수일 정도)
✓ 인두염으로 연쇄상구균을 고려하지만 전염성단핵구증이 걱정인 경우.
→ 1회 500mg을 1일 2회, 5~10일간.
※ 아목시실린뿐만 아니라 다른 항균제도 전염성단핵구증은 피부 발진이 나타날 수 있으니 환자에게 설명할 것.

경구 퀴놀론계 항균제의 처방 예

✓ 시중의 UTI여도 특히 급성전립선염의 경우(장기이행성을 고려한다)
→ 시프로플록사신(ciprofloxacin) 1회 400mg을 1일 2회(800mg/일), 14일간
→ 요로감염증에 레보플록사신은 불필요
✓ 요도염이나 자궁경관염
✓ 급성세균성 설사증

→ 지역 사회의 세균성 장염을 항균제로 치료하는 경우에는 시프로플록사신 1회 400mg을 1일 2회, 3일간.
→ 여행자 설사증의 예방
✓ 녹농균 등 내성이 강한 그람음성구균이 얽힌 폐렴, UTI로 경구 항균제로 바꾸는 방법도.

클린다마이신의 처방 예

✓ 횡경막보다 위의 혐기성감염증이라면 단제여도 괜찮음.
→ 흡인성 폐렴(폐농양, 치성 감염)
→ 베타 락탐 알레르기가 있는 환자의 연쇄상구균 인두염이나 폐렴구균성 폐렴의 경우
✓ 횡경막보다 아래의 혐기성 균도 포함한 감염증이라면 병용해서 사용(대장균의 커버가 없기 때문에)
→ 클린다마이신+세파렉신(게실염, 맹장염)
→ 클린다마이신+시프로플록사신(베타 락탐 알레르기 시 등)

미노사이클린의 처방 예

✓ 시중폐렴에서 BLNAR(베타 락타마이제 비생산 암피실린 내성 인플루엔자균)도 걱정되는 경우. 1회 100mg을 1일 2회, 7일간
✓ 마크로라이드(macrolide)로 치유되지 않는 마이코플라즈마 폐렴. 1회 100mg을 1회 2회, 7~14일간
✓ 외래 치료가 가능한 항균제 내성 세균(MRSA)에 의한 피부연부 조직 감염증 등

ST합제의 처방 예

✓ UTI에서도 특히 전립선염(이행성의 문제)로 벡터 1회 2정을 1일 2회, 14일간. 방광염이어도 사용해도 좋은지 임산부의 가능성이 없는 경우 벡터 1회 2정을 1일 2회, 3일간.
✓ 외래 치료가 가능한 MRSA에 의한 피부 연부 조직 감염증 등(일본의 MRSA에 대한 ST합제의 감수성은 대부분 100%) 벡터 1회 2정을 1일 2회(투여기간은 국소증상에 따른다).

참고문헌

1) Pasternak B, et al : Fluoroquinolone use and risk of aortic aneurysm and dissection : nationwide cohort study. BMJ 360 : k678, 2018.

Section 2
인플루엔자의 진료는 어떻게 할까?

검사도 하지 않고 항인플루엔자 치료제도
처방하지 않는 대안에 대한 논의

시작하며

2009년 유행성 인플루엔자 바이러스 A/H1N1 2009(이하 H1N1 2009)가 미친 심각한 영향을 기억하시나요? 그 임상적 특성으로 인해 지금은 일반적인 계절 독감으로 취급되고 있어, 마치 먼 옛날의 일처럼 느껴진다. 과거의 기록을 보면 최단 9년 간격으로 팬데믹이 발생한 사례가 있다(1957년 H2N2 아시아 독감에 이어 1968년 H3N2 홍콩 독감 발생). 그러므로 언제든지 팬데믹이 일어날 수 있다는 생각을 가져야 한다.

2009년 팬데믹을 계기로 항인플루엔자 약물이 속속 시장에 출시되기 시작했다. 약물의 종류가 많아 어느 약제를 어떤 시점에 처방하는가 하는 문제는 의사에게 상당히 고민스러운 일이며, 이는 임상데이터가 아직 충분하지 않기 때문이라고 생각된다. 중요한 점은 약제를 명확히 구분하여 처방하는 것이 아니라, 환자가 중증으로 악화될 가능성을 정확히 평가하는 것이다. 약물을 즉시 처방하기보다는, 일상적인 정보, 특히 내성 바이러스의 발생에 대해 신중하고 차분하게 검토하는 것이 필요하다. 무엇보다도 "먼저 처방하지 않는다"는 선택지도 항상 고려해야 한다.

환자에게는 최종적으로 어떤 항인플루엔자 약을 처방하든지 간에, 현재의 진료접근이 세계 최고 수준이라는 이점을 살려서 재진료의 시점에 대해 확실히 설명하는 것이 중요하다.

각 항인플루엔자 약물의 작용기전, 제형, 용법

치료에 사용되는 항인플루엔자제로는, 타미플루(성분명: oseltamivir), 리렌자 로타디스크(성분명: Zanamivir)와 함께, 2010년 1월에 정맥 내 투여가 가능한 페라미비르(Peramivir), 2010년 10월에 흡입약 라니나미비르(Laninamivir), 그리고 2018년 2월에 발록사비르(baloxavir)가 출시되어 항인플루엔자 제제의 선택폭이 계속 확대되어 간다.

앞서 언급한 4가지 약물은 노이라미니다제(neuraminidase) 억제제이며, 발록사비르(baloxavir)는 캡 의존성 엔도뉴클레아제 활성 억제라는 새로운 기전을 가지고 있지만, 바이러스 증식 억제라는 목적은 동일하다. 또한, RNA 중합효소(polymerase) 억제 작용을 가진 파비피라빌(favipiravir)도 있으며, 다음 팬데믹에서 유용할 것으로 기대된다(표 1).

항인플루엔자제의 역할과 분류는 앞으로의 인플루엔자 바이러스 유행, 내성 바이러스 발견, 판매 후의 임상 연구 결과, 그리고 환자와 그 주변의 상황(투여 용이성 등)에 따라 달라질 수 있다.

이후에도 유행에 의해 상황이 바뀐다고 생각되며, 이러한 사용법과 고려사항에 대해 검토하는 것이 중요하다.

항인플루엔자(influenza)의 사용 구분?

임상에서 눈앞의 환자가 A형인지 B형인지의 구별은 신속 진단키트로 어느 정도 진단이 가능하지만, A형이 H1N1인지 아니면 다른 A형인지 판단이 불가능하다(가능한 키트도 있다). 그 정보에 따라 어떤 항인플루엔자 약물이 효과가 있는지에 대한 정도는 추측이 가능하기 때문에 국립감염증 연구소 등에서 신속한 정보 수집이 중요해진다.

항인플루엔자 약제 선택 요령

기본적으로 어떤 약제를 사용해도 가능하지만, 현재 시점에서는 중증 사례에서는 흡입약이 아닌 경구 투여의 오셀타미비르(Oseltamivir, 타미플루) 또는 정맥 주사가 가능한 페라미비르를, 경증인 경우 기저 질환 유무에 따라 오셀타미비르를 중심으로 환자의 순응도를 고려하여 처방할 약제를 결정한다.

표1. 외래 경구 항균제 사용일람

	작용기전	유효한 바이러스	제형	용법, 용량	기타
아만타딘 (amantadine) (시메트렐)	M2단백질 저해	A형만	경구	100mg/일을 1~2일	내성 바이러스가 높은 빈도, 중추신경증상 등의 부작용
오셀타미비르 (Oseltamivi) (타미플루)	뉴라미니다아제 저해	A형, B형	경구	1회 1캡슐(75mg) 1일 2회를 5일간	내성 바이러스는 A/H1N1에서 높은 빈도, A/H3N2와 B형에서는 낮은 빈도
자나미빌 (Zanamivir) (리렌자)	뉴라미니다아제 저해	A형, B형	흡입	1회 10mg을 1일 2회 5일간	타미플루와 비교해서 B형에 효과가 높다고 알려졌다.
라니나미비르 (Laninamivir) (이나비르)	뉴라미니다아제 저해	A형, D형	흡입	40mg을 1일	단회투여이기 때문에 순응도(compliance) 향상, 타미플루 내성주에도 유효.
페라미비르 (Peramivir) (라피아쿠타)	뉴라미니다아제 저해	A형, B형	정맥 주사	300mg을 15분 이상에 걸쳐서 링거로 정맥주사. FDA는 1회 600mg을 5~10일간 추천	기본은 단회링거주사투여, 중증 예에서는 3~5일간 투여도 검토.
파비피라비르 (favipiravir)	RNA폴리메라아제 저해	A형, B형	경구	불명	새로운 작용기전, 발증 48시간 이후에도 효과가 있다고 한다.
바록사비르 (Baloxavir) (조플루자)	캡 의존성 엔도뉴클레아제 활성 억제	A형, B형	경구	성인 20mg 2정, 체중 80kg 이상 환자는 20mg 4정 1회 투여	오셀타미비르와 비열등성, 위약 대비 증상 발현 기간 평균 1일 단축, 내성 바이러스 출현 가능성 우려

예를 들어 미국 질병통제예방센터(Centers for Disease Control and Prevention: CDC)는 항인플루엔자 약물 처방에 관하여 다음과 같은 권장 사항을 제시하고 있으며, 하나의 참고가 될 수 있다[1].

CDC가 항인플루엔자 약물 처방을 권장하는 환

① 입원치료가 필요하다고 판단되는 환자
② 진행성, 중증 사례, 합병증이 있는 환자(기저 질환의 유무에 관계없이).

특히 인플루엔자 합병증의 고위험군으로 다음과 같은 경우가 있으며, 이러한 고위험 환자에게는 조기 항인플루엔자 약물 치료를 권장하고 있다.

고위험 환자

① 5세 미만의 소아, 특히 2세 미만
② 65세 이상
③ 임신 중이거나 출산 후 2주 이내(임신 손실(유산, 사산, 자궁외 임신, 기태 임신(hydatid pregnancy) 등)
④ 다음의 기저 질환을 가진 환자
- 천식 등의 폐 질환(특히 과거 1년 이내에 전신성 스테로이드약 투여력이 있다).
- 심혈관계 질환(선천성 심질환, 울혈성 심부전, 관상동맥 질환. 고혈압은 제외)
- 암 환자
- 만성 신부전
- 만성 간질환
- 당뇨병
- 겸상적혈구증 또는 기타 비정상 헤모글로빈증
- HIV감염증(특히 CD4 < 200), 고형장기 및 조혈모 줄기세포 이식, 면역 억제제를 투여받고 있는 염증성 질환(스테로이드 장기 사용 등)
- 신경질환, 경련, 인지이상 때문에 기도 분비물의 컨트롤에 문제가 있는 질환

⑤ BMI > 40의 병적 비만

중증환자를 어떻게 할까? 페라미비르(Peramivir)의 실제

입원하여 삽관 관리가 필요한 중증 환자에서는 정맥 주사 약물인 페라미비르에 대한 기대가 높아지고 있다. 미국 식품의약국(FDA)은 정맥 주사 약물이라는 특징으로 인해 비상 사용 승인(emergency use authorization, EUA)으로 1회 600mg을 5~10일간 사용하도록 팬데믹 시 긴급 승인한 경과가 있었으나(2014년에는 FDA가 정식 승인), 아직 중증 환자에 대한 대규모 임상 시험이 충분히 이루어진 상황은 아니다.

그러나, 예비연구에서는 오셀타미비르(타미플루)와 동등한 효과를 기대할 수 있는 데이터도 있고[2], 정맥 주사제라는 특징을 고려하면 중증 환자에서의 치료 선택지가 된다. 그러나 투여 기간이나 다른 약제와 병용하는 형태(타미플루) 등 현장에서의 고민은 끝나지 않는다.

1회 흡입으로 가능한 라니나미비르(Laninamivir)의 매력과 효과

1회 흡입으로 충분한 라니나미비르는 높은 평가를 받고 있지만, 여기서도 신중하게 연구 해석을 하고 싶다. 라니나미비르의 임상시험은 대부분 일본을 중심으로 실시된 것으로, 성인 대상의 이중 맹검 무작위 비교 시험(RCT)에서는 20세 이상의 인플루엔자 환자 996명을 대상으로 라니나미비르 40mg 또는 20mg의 1회 흡입과 오셀타미비르(75mg을 1일 2회 5일간 내복)와의 효과를 비교했다. 증상 완화까지의 기간의 중앙값은 라니나미비르 40mg군 73.0시간, 오셀타미비르군 73.6시간으로 비열등성이 입증되었다[3)]. 그러나 해외에서 진행된 Biota사가 주도한 제Ⅱ상 시험에서는 라니나미비르 40mg군 102시간(81~115시간), 위약군 104시간(93~141시간, P=0.25)으로 증상 완화까지의 기간에서 유의한 차이가 없었다. 따라서 Biota사는 미국 등에서의 라니나미비르의 개발 및 판매를 포기한 경위가 있다[4, 5)].

1회 내복이라는 발록사비르의 매력과 효과

바록사비르도 라니나미비르와 마찬가지로 1회 투여로, 게다가 흡입과 달리 확실하게 투여할 수 있는 경구제라는 특징이 있어 매력적이다. 그러나 바로카사비르가 오셀타미비르보다 효과가 유의하게 우수하다는 연구는 없으며, 2018년 New England Journal of Medicine에 게재된 CAPSTONE-1 시험은 건강하고 기저질환이 없는 12~64세 환자를 대상으로 안전성을 평가한 것으로, 바로카사비르가 오셀타미비르에 비해 비열등성을 보였다[4]. 또한, 중증화 및 합병증 발생 위험요인을 가진 인플루엔자 환자를 대상으로 한 제Ⅲ상 시험(CAPSTONE-2)에서는 유효성에서 오셀타미비르에 비해 비열등성을 보였다. 그러나 다른 항인플루엔자 약물처럼, 현재까지 보여진 것은 오셀타미비르와 비교하여 안전성과 유효성이 비열등하다는 점뿐이다. 바로크아비르에서 우려되는 것은 내성화이다. 바록사비르투여 후 아미노산 변이가 있는 바이러스가 12세 미만에서는 23.4%, 12세 이상에서는 9.7%에서 검출된 것으로 보고되었다. 투여 방법의 매력은 있지만, 약제 내성 위험은 세균뿐만 아니라 바이러스도 마찬가지다. 항균제의 적정 사용과 마찬가지로 중요한 항바이러스제의 적정 사용도 고려해야 한다.

인플루엔자 치료에 한방약을 현명하게 활용하기

인플루엔자 진료에서는 치료제뿐만 아니라 검사 특성을 깊이 이해한다면, 검사 없이 약 복용은 하지 않는다는 결정을 내리는 것이 많은 환자들에게 합리적일 수 있다. 그런 방침을 외래에서 수립하는 것도 가능하다고 생각한다.(column " 인플루엔자의 새로운 상식과 무서움")

하지만 실제 외래 진료에서는 "감기에 항균제를 처방하지 않는다"는 설명보다 "항인플루엔자 약을 처방하지 않는다"는 선택이 더 어려울 수 있다. 특히 해열제(아세트아미노펜)만 처방할 경우, 대부분의 환자들은 환자들은 "감기에 항균제를 처방하지 않는 것"보다 "아무것도 해주지 않는다!"고 느끼는 경우가 많아 이를 이해하지 못하는 사람도 많다. 따라서 이러한 경우 마황탕과 같은 한방약을 항인플루엔자 대신 처방하는 것도 나쁜 선택은 아니다.

실제로 마행감석탕(麻杏甘石湯)과 은교산(銀翹散)의 한방약에 대해서, 합병증을 동반하지 않는 H1N1 2009의 치료에서의 유용성과 안전성을 오셀타미비르와 비교한 연구결과가 있다[6]. 그에 따르면, 해열의 기간이나 증상 완화 등 유용성과 안전성을 오셀타미비르와 비교했을 때, 대조군에서 26.0시간이었던 해열(fever resolution) 시간이, 오셀타미비르 투여군에서는 34%, 한방약 투여군에서는 37%로, 한방약과 오셀타미비르의 차이는 없고, 오셀타미비르 + 한방약 투여군에서는 47%로 각각 단축됐다. 한방약과 오셀타미비르의 효과가 변하지 않을 뿐만 아니라, 오셀타미비르 + 한방약 투여군이 오셀타미비르 투여군에 비해 해열시간이 19%의 사례에서 단축되었다는 보고가 있었다.

다시, 항인플루엔자 약을 처방할 것인지에 대한 고민

예를 들어, 항정신병약을 복용하고 있는 젊은 환자(특히 여성)의 폐렴을 자주 경험했다. 항정신약물의 영향 때문인지 기침이 잘 나오지 않는 것 같았고(폐렴임에도 기침을 하지 않는 환자도 있다), 이런 환자에게는 적극적으로 항바이러스약의 처방 기준을 낮추었다. 이러한 임상현장에서의 현실도 중요한 판단 자료의 하나로 생각한다 (가장 빠른 데이터일지도 모른다).

또한 H1N1인 경우, "중증 사례의 예측이 어렵기 때문에 보다 신중할 필요가 있다"는 의견이나 "기저질환이 없는 건강한 사람이 증세가 악화되고, 그 중에는 사망하는 예도 있어 치료 장소의 선택이나 치료 방식의 판단에 있어서는 기저질환의 유무나 정도에 상관없이 환자의 중증도 그 자체가 중시되어야 한다"는 의견도 있다[7].

우리나라 인플루엔자 사망률이 낮은 이유로 항바이러스 약의 조기 투여가 강조되지만, 정말 그것이 전부일까? 반론하고자 하는 것이 아니라, 그것이 이유 중 하나일 수 있지만, 다른 이유는 없는지 고민하는 것도 항인플루엔자 약을 처방할 때 중요하다고 생각된다.

항바이러스 제제의 효능을 다양한 측면에서 검증

- 우리나라에서 정말로 외국에 비해 항인플루엔자가 조기에 투여되었는가?
- 우리나라의 항인플루엔자 사용률은 외국에 비해 정말로 많았는가?
- 영양 상태와 위생 환경의 차이는 없었는가?
- 우리나라와 외국의 백신 접종률의 차이는 어땠는가?

위와 같이 검증되어야 할 요소가 많이 있다.

인플루엔자 진료에서 항바이러스 제제의 조기 투여에만 집중하기보다, 위험도가 낮은 경증 환자에게는 먼저 항인플루엔자 제제를 투여하지 말고, 환자 상태가 악화될 때의 진료 기준(3일 지나도 해열되지 않고, 호흡이 힘들어지는 등)을 분명히 설명하며, 긴밀한 경과 관찰을 통해 사용 여부를 결정하는 것도 항인플루엔자 제제 사용의 중요한 한가지 지침이다.

모든 환자에게 조기에 항바이러스 제제를 처방하는 것이 아니라, 검사나 약의 특징을 자세하게 설명하고(column "인플루엔자의 새로운 상식과 올바른 두려움의 대처) 세계 최고 수준의 의료 접근 이점을 살려서 해열되지 않거나 증상이 악화할 가능성이 있는 환자가 진료를 받기 쉬운 환경을 만들어 한층 더 상태가 중증으로 진전되기 전에 대응할 수 있는 시스템을 구축하여 조기처방을 목표로 해야 한다. 발병 72시간 이내에 회복의 징조가 보이지 않은 환자의 항바이러스 제제 투여(중증 사례나 악화 사례에서는, 발병 48시간 이후에도 처방을 추천하고 있다)[8]. 항인플루엔자 제제 처방 유무와는 별도로 재진료를 받을 시점을 환자에게 확실하게 설명하는 것 역시 중요하다.

실제 처방 시 환자 응대 예시

실제의 현장에서는 여러 가지 상황을 종합적으로 고려하여 처방하기 때문에 확실하게 말하기는 어렵지만, 실제 증례를 바탕으로 처방의 예를 생각하자.

증례 1: 30세 여성.

환자: 열이 있고 온몸이 아픕니다. 열은 37℃ 후반 정도입니다. 애들이 인플루엔자에 걸렸어요. 식욕은 있습니다(본인은 건강).

의사: 인플루엔자의 가능성이 있지만, 특별한 지병도 없고 가령 인플루엔자라고 해도 자연히 치료되는 경우가 많으니 이 상태로 지켜보는 게 어떨까요? 혹시, 호흡이 힘들어지거나 다른 증상이 나타나면 주저하지 말고 다시 오세요.

증례 2: 18세 남성.

환자: 아침부터 39℃의 열과 콧물이 났었습니다, 학교에서 인플루엔자가 유행하고 있어 걱정이 됩니다. 타미플루는 먹고 싶지 않습니다.

의사: 인플루엔자의 검사가 음성이라도 인플루엔자라고 생각합니다. 타미플루 이외의 약이 없는 것은 아니지만, 적절한 수분과 식사를 섭취한다면, 특별히 지병이 없으므로, 해열약과 한방약으로 경과를 보는 것은 어떨까요?

증례 3: 34세 여성.

환자: 어제부터 38℃의 열과 콧물, 기침이 있습니다. 스트레스로 여러 가지 약을 먹고 있습니다.

의사: 그렇군요, 많은 약을 복용하고 있다니 큰일이군요. 그럼 한 번의 흡입이나 경구 복용으로 효과가 있는 약1회 흡입만으로도 효과가 있는 약(이나비르(Inavir) 또는 조후루자(xoflusa))을 처방 하죠? 그러나 호흡이 힘들거나 다른 증상이 나타나면 다시 방문해주세요.

증례 4: 42세 남성.

환자: 어제 밤 부터 39℃의 열이 납니다. 자녀가 인플루엔자에 걸렸습니다. 실은 아내가 임신 중이라서 아이는 제가 주로 돌보고 있습니다.

의사: 그건 힘드시겠군요. 타미플루를 처방하겠지만, 이것을 복용한다고 아내분에게 전염되 가능성이 높으므로, 기침 에티켓이나 손 씻기 등을 확실히 해주시기 바랍니다.

증례 5: 78세 남성.

전공의: 3일 전부터 39℃의 열과 기침이 있고, 호흡 곤란으로 구급차로 병원에 실려온 환자로 폐렴으로 삽관하였습니다. 인플루엔자 양성입니다. 가래를 보니 클러스터 형태의 그람양성구균이 있습니다.

전문의: 항인플루엔자 제제는 페라미비어(Peramivir)로 하고, 타미플루도 병용하기로 합시다. 그리고 혈액 배양을 확인하고, 항균제도 반코마이신+세파졸린으로 빨리 시작합시다.

끝으로

인플루엔자 치료는 항바이러스 제제 처방에 그치면 안된다. 환자를 직접 대하며 처방 여부를 결정하는 것은 매우 어려운 일이다. 항인플루엔자 제제를 신속하게 처방하면 예후가 좋다는 단순한 이론보다는, 의료 접근성을 활용해 상태가 악화할 때 빠르게 재검진하고 항인플루엔자 제제를 신속히 처방하는 것이 조기 전신 관리와 사망률 저하에 기여할 수 있다는 점도 중요하다.

따라서 가장 중요한 것은 진료 시 모든 환자(6개월 이상)에게 백신 접종을 권장하고, 기침 에티켓과 손 위생을 지도하는 것이다.

참고문헌

1) CDC : People at High Risk for Flu Complications, 2018. http://www.cdc.gov/flu/highrisk/index.htm (最終アクセス2019年9月)
2) Kohno S, et al : Phase III randomized, double-blind study comparing single-dose intravenous peramivir with oral oseltamivir in patients with seasonal influenza virus infection. Antimicrob Agents Chemother 55 (11) : 5267-5276, 2011.
3) Watanabe A, et al : Long-acting neuraminidase inhibitor laninamivir octanoate versus oseltamivir for treatment of influenza : A double-blind, randomized, noninferiority clinical trial. Clin Infect Dis 51 (10) : 1167-1175, 2010.
4) Hayden FG, et al : Baloxavir marboxil for uncomplicated influenza in adults and adolescents. N Engl J Med 379 (10) : 913-923, 2018
5) Omoto S, et al : Characterization of influenza virus variants induced by treatment with the endonuclease inhibitor baloxavir marboxil. Sci Rep 8 (1) : 9633, 2018.
6) Wang C, et al : Oseltamivir compared with the Chinese traditional therapy maxingshigan-yinqiaosan in the treatment of H1N1 influenza : a randomized trial. Ann Intern Med 155 (4) : 217-225, 2011.
7) 日本感染症学会:日本感染症学会提言"抗インフルエンザ薬の使用適応について(改訂版)". 2011. http://www.kansensho.or.jp/modules/guidelines/index.php?content_id=25 (最終アクセス2019年9月)
8) Writing Committee of the WHO Consultation on Clinical Aspects of Pandemic (H1N1) 2009 Influenza (Bautista E, et al) : Clinical aspects of pandemic 2009 influenza A (H1N1) virus infection. N Engl J Med 362 (18) : 1708-1719, 2010.
9) 厚生労働省:インフルエンザ(総合ページ) https://www.mhlw.go.jp/stf/seisakunitsuite/bunya/kenkou_iryou/kenkou/kekkaku-kansenshou/infulenza/index.html (最終アクセス2019年9月)

COLUMN

환자에게서 이런 질문을 받으면 어떤 대답을 해야 좋을까요?
인플루엔자(독감)에 걸리면 내일 일을 쉬는 것이 좋을까요?"

인플루엔자 진료에서 환자분들이 자주 묻는 질문 중 하나가 "내일 쉬는 게 좋을까요?"입니다. "쉬어야 한다"고 말해도 되는지 고민이 될 수 있습니다. 이 경우 어떻게 해야 할까요? 답변은 의외로 간단합니다.

학생들은 학교보건안전법에 따라야 하지만, 성인에게는 명확한 기준이 없습니다. 따라서 "근무 제한에 대해서는 회사의 규칙에 따르세요"라고 말하는 것이 좋습니다. 일반적으로 감염성질환의 경우에는 증상 발생 후 5~7일로 알려져 있지만, 근무 제한의 기준은 회사에 따라 다릅니다.

인플루엔자 검사 결과가 양성이면 "인플루엔자입니다"라고 확실히 말할 수 있지만, 검사 결과가 음성일 경우에는 환자가 얼마나 인플루엔자의 가능성이 있다고 느끼는지에 따라 달라집니다. 인플루엔자의 가능성은 갑작스러운 발열, 관절통, 근육통 등의 증상이 나타나고, 인플루엔자가 유행하는 시기이거나 인플루엔자 환자와 접촉한 이력이 있는 경우에 중요합니다.

신속 검사도 민감도가 충분하지 않기 때문에 "음성 = 인플루엔자가 아니다"라고 말할 수는 없습니다. 예를 들어 검사가 음성이더라도 "증상이 전형적이고, 명확히 인플루엔자 환자와 접촉이 있으므로 인플루엔자로 판단합니다"라고 말할 수 있다면, 인플루엔자에 준하여 대응할 필요가 있습니다. 특히 의료 종사자는 감염 예방의 관점에서 검사가 음성이라도 인플루엔자로 대응하는 것이 바람직합니다.

회사의 기준에서 인플루엔자 검사 양성 사례만 근무 제한으로 하고 있다면, 최선은 아니지민 그에 따를 필요가 있습니다. 이때도 최선이 아니라는 점을 설명하는 것이 중요합니다.

또한, 인플루엔자가 의심되는 의사에게 "내일 중요한 수술이 있는데 어떻게든 안 될까요?"라는 상담을 받을 수도 있습니다. "도와주고 싶다"는 마음은 당연하지만, 당신이 할 수 있는 것은 증상 완화에 대한 대응 정도입니다. 의료 종사자가 인플루엔자로 근무하는 것은 "걷는 생물학적 테러"라고 해도 과언이 아닙니다.

COLUMN

인플루엔자에 대한 최신 정보와 효과적인 대처 방법

일반인들이 미디어에서 접하는 정보로 인해 인플루엔자가 두렵다고 느끼는 경우가 많습니다. 따라서 "감염된 것 같아!"라는 생각이 들면,

- 빨리 의료기관에 가서 검사를 받아야 한다.
- 빨리 항인플루엔자약을 먹어야 한다.
- 검사가 (+)라면 회사에 연락, (−)라면 괜찮다는 확인을 받아야한다.

라고 생각하는 분들이 많을 수 있다. 하지만 사실은 조금 다르다. 오해의 소지가 없도록 말하면 확실하게 인플루엔자에는 중증으로 발전하기 쉬운 고위험군 환자층이 있으며 예방접종은 반드시 받아야 한다. 모든 사람이 진단과 치료를 위해 의료기관에 가야 하는 것은 아니다. 실제로 인플루엔자의 진단은 절대적이지 않으며, 자택에서 치료가 가능한 질병, 즉 "셀프케어 질환"이기도 하다. 인플루엔자에 대한 잘못된 정보나 과도한 두려움을 느끼게 만드는 유튜브나 광고내용이 넘쳐나고 있습니다. 하지만 두려움을 잠깐 멈추고 인플루엔자에 대해 다시 생각해 보시면 이 칼럼을 천천히 읽어보시길 권합니다.

• 인플루엔자 진료가 과도하다.

일본은 현재 "과도한 인플루엔자 진료" 상황에 처해 있습니다. 가을과 겨울에는 감기 증상을 가진 환자들로 의료기관이 붐비고, 이로 인해 응급 환자의 진료가 지연될 수 있습니다. 이런 상황에 불만을 느끼는 의사들도 많습니다.

많은 환자를 대처하기 위해, 제대로 진찰도 하지 않고 "검사를 하고 양성이면 항인플루엔자약을, 음성이면 항균제를" 처방하는 방식이 이루어지고 있습니다. 검사가 양성이 나올 때까지 매일 병원에 오는 경우도 많습니다. 하지만 인플루엔자와 같은 바이러스 감염은 발병 초기 고열이 있는 시기에 바이러스가 많이 퍼집니다. 이때 병원에 자주 가면 전파 위험이 높아집니다.

반면, "인플루엔자도 자택에서 치료할 수 있다"는 인식이 늘어나면 과도한 외래 진료로 인한 감염을 예방할 수 있습니다. 이렇게 하면 인플루엔자 유행의 피크를 낮출 수 있을 것이라고 생각합니다.

• 실제로 인플루엔자는 자연적으로 회복되는 사람이 대부분

인플루엔자는 급격한 고열과 관절통이 특징이지만, 감기와 마찬가지로 기도 감염이다. 그래서 감기와 구별이 거의 안 되는 경우가 많습니다. 또한, 의외로 잘 알려져 있지 않지만, 실제로 자연적으로 회복되는 사람이 대부분입니다. 항인플루엔자 약은 바이러스의 증식을 억제하는 작용을 하지만, 현재로서는 바이러스를 죽이는 최선의 약이 아닙니다. 따라서 후술할 중증화할 고위험 환자가 아니라면 "하루 빨리 해열될 수 있을까?" 정도로 여겨집니다. 인플

루엔자라고 해도 대부분은 자연적으로 회복되는 특효약이 없는 질병이며, 감기의 한 종류로 볼 수 있습니다.

하지만 인플루엔자는 무서운 병, 사망으로 이어질 수 있는 병으로 여겨지기 때문에 그 차이를 정확히 이해하는 것이 중요합니다. 인플루엔자는 다음과 같은 점에서 일반 감기와 다르며, 고위험 환자에게는 주의가 필요합니다.

① 인플루엔자는 중증화 및 사망할 수 있는 고위험 환자층이 있다.
② 인플루엔자는 하기도 감염증(폐렴)을 일으킬 수 있는 고위험 환자층이 있다.
③ 항인플루엔자 약이 존재하지만, 충분한 효과는 입증되지 않았으나 그 혜택을 받을 수 있는 고위험 환자층이 있다.
④ 매년 대유행을 일으키며, 사회적 영향이 크다.

이러한 특징으로 인해 "인플루엔자는 가능한 한 일반 감기와 구별하여 고려해야 할 고위험 환자층이 있다"고 생각하는 것이 중요합니다. 그렇다면 고위험 환자층은 어떤 사람들일까요? CDC(미국 질병 관리 예방 센터)는 고위험 환자로 다음과 같은 사람들을 제시하며, 항인플루엔자 약 치료를 권장하고 있습니다. 자신이나 가족이 여기에 해당하는지 확인해 보세요. 간단히 말해, 다음의 고위험 환자에 해당하지 않는다면 항인플루엔자 약은 필수적이지 않습니다.

① 5세 미만의 어린이, 특히 2세 미만
② 65세 이상의 노인
③ 임신 중이거나 출산 후 2주 이내인 여성
④ 다음과 같은 기저 질환이 있는 환자
- 천식
- 만성 폐질환 (COPD 등)
- 심장 질환 (선천성 심장병, 심부전, 관상동맥 질환)
- 암 환자
- 당뇨병
- 기타 (만성 신장병, 만성 간질환, HIV, 스테로이드 사용, 신경 질환)

⑤ 병적 비만 (BMI 40 이상)

여러분이나 가족(특히 어린이)이 여기에 해당하지 않는다면, "항인플루엔자 약을 복용하지 않는" 것도 하나의 선택지로 고려할 수 있습니다.

• 인플루엔자 검사가 필요할까? 음성이면 안심할 수 있을까?

앞서 언급한 바와 같이, 중증화할 고위험 환자에 해당하지 않고 약을 복용할 필요가 없다면 검사가 정말 필요할까요? 긴 시간 대기실에서 기다리며 다른 감염증에 걸릴 위험을 감수하고 검사를 받을 필요가 있을까요? 사실, 인플루엔자 검사의 정확도도 충분하지 않다는 점이 잘 알려져 있지 않습니다. 구체적으로, 양성 결과가 나오면 인플루엔자라고 거의 확신할 수 있지만, 3~4명 중 1명 정도는 인플루엔자임에도 불구하고 음성 결과가 나오는 경우가 있습니다. 즉, "음성이니 인플루엔자가 아니다"라고 말할 수 없는 검사입니다.

따라서 실제로 인플루엔자임에도 불구하고 "음성이니 다르다"는 이유로 등교나 출근하는 사람들이 현재도 적지 않다는 것입니다. "검사가 음성이니 괜찮다"는 말이 신뢰할 수 없다는 점을 이해하셨을 것입니다. 현재 인플루엔자 검사를 받고 양성 반응이 나올 때까지 매일 병원에 오는 환자들이 끊이지 않는 상황입니다. 그러나 검사가 절대적이지 않기 때문에, 검사를 통해 인플루엔자가 양성인 사람만 격리하는 현재의 방식이 바람직하다고는 생각할 수 없습니다.

• 휴식을 취할 수 있는 직장 환경과 예방 조치

여기서 한 가지 생각의 전환, 변화를 바꾸기를 원한다. 인플루엔자의 검사만 고려하는 것이 아니라 감염과 전파 예방에도 좋은 방법이다.

① 38도에 가까운 발열이 있으면 휴식을 취할 수 있도록 한다.
② 38도에 가까운 발열이 없더라도 감기 증상이 심하면 휴식을 취할 수 있도록 한다.
③ 해열 후 출근하더라도 손 위생을 철저히 지키도록 지도한다.
④ 해열 후 출근하더라도 기침 예절을 철저히 지키도록 지도한다.

우선, 검사 결과와 관계없이 "38도에 가까운 발열이 있으면 휴식을 취할 수 있도록 한다"는 것이 가장 중요합니다. 이렇게 하면 감염력이 높은 기간에 검사에서는 음성이지만 실제로는 양성인 "숨은 인플루엔자" 환자도 직장에 오지 않게 됩니다.

학교 보건 안전법에서는 인플루엔자의 감염성이 있는 기간을 "증상이 나타난 후 5일 및 해열 후 2일"로 정하고 있습니다. 이 기간을 충분히 휴식할 수 있다면 전파 가능성이 줄어드는 것은 분명합니다. 그러나 이 기간이 지나도 100% 감염성이 사라지는 것은 아닙니다. 감염성이 있는 기간은 증상이 나타난 후 7일간 지속될 수 있다고 합니다. 인플루엔자만 제거하면 된다고 생각하는 것도 이상할 수 있습니다. 다른 감염력이 강한 질병도 많기 때문입니다.

이런 말을 하면 "현실적으로 열이 나는데 일을 쉬는 것은 불가능하다"는 목소리가 많을 것 같습니다. 그러나 그렇게 직장에 나가서 병을 퍼뜨리면 조직 전체의 업무에 지장을 초래합니다. 고열이 있고 감염성이 높은 질병일 수 있는데도 일을 해야 하는 회사의 리스크 관리는 과연 어떻게 되는 것일까요? 관리직 분들은 한 번 진지하게 생각해 보시기 바랍니다.

고열이 있거나 감기 증상이 있는 경우에는 모임에 참석하는 것도 금지해야 합니다. 폐쇄된 공간에서 오랜 시간 동안 대화하며 침을 튀기고, 모두가 같은 접시에 젓가락을 넣어 먹으면 감염될 위험이 높아집니다. 감염증 컨설턴트로서 활동하면서, 모임을 계기로 감염이 확산되는 사례를 많이 접하고 있습니다.

• 인플루엔자 예방을 위한 조치

의외로 간과되는 것이 알코올을 이용한 손 위생과 기침 예절입니다. 사실, 이 부분만 철저히 지켜도 감염 예방에 큰 도움이 됩니다. 감염 예방 용품은 병원보다 약국에서 더 다양하게 구비되어 있으니 꼭 상담해 보시기 바랍니다.

그리고 또 하나, 인플루엔자 백신 접종을 잊지 마세요. 고위험 환자 본인의 백신 접종은 물론, 고위험 환자와 함께 사는 가족(고위험 환자와 접촉하는 사람)도 백신 접종이 필수입니다. "주사를 맞았는데도 감염될 수 있으니 주사를 맞지 않는다"는 분들이 많습니다. 하지만 인플루엔자 백신은 65세 미만의 건강한 성인에서 발병 예방 효과가 70~90%로 알려져 있습니다. 100% 예방할 수 있는 것은 아니지만, 효과가 전혀 없는 것은 아닙니다. 또한, 백신을 맞았다고 해서 안심하는 태도도 좋지 않습니다. 백신을 맞았더라도 손 위생 등을 철저히 계속해야 합니다. 이렇게 예방할 수 있는 조치를 잘 취하고 있어도, 안타깝게도 인플루엔자를 100% 피할 수는 없습니다. 그러나 할 수 있는 일을 하고 인플루엔자에 걸려서 쉬는 것과 아무것도 하지 않고 쉬는 것의 주변 인상은 조금 다를 것입니다.

• 검사도 약도 필요 없다고 말하는 의사는 오히려 당신을 생각하고 있다.

마지막으로, 이러한 지식을 바탕으로 그 장단점을 고려한 후 "결국 병원에 가겠다"고 선택하는 것은 물론 부정할 수 없습니다. 그러나 병원에 갔는데 "고위험 환자가 아니라면 검사도 필요 없고 약도 필요 없다"고 말해도 놀라지 마세요. 그런 의사는 아무것도 해주지 않는 나쁜 의사도 아니고, "의사도 아닌 사람(physicianoid)"도 아닙니다. 인플루엔자에 대해 진지하게 생각하고, 오히려 세심하게 진찰하며, 검사와 치료의 장단점을 당신을 위해 누구보다도 고민하고 설명해 주는 의사일 수 있습니다.

Section 3
한방약의 사용법

일본에서는 서양의학과 동양의학 양쪽의 약을 의사가 처방할 수 있다. 한의학을 제대로 공부하면 많은 도움을 받을 수 있지만, 자세히 알지 못한다 하여도 외래에서는 충분히 도움을 받을 수 있고, 전신권태에도 강하게 대응할 수 있다.

또한, 정확한 의미에서의 "증거(証)"를 무시하고 처방하지만 효과를 실감하는 경우가 많다.

Pearl!

한의 처방을 처음하는 사람의 마음가짐

- ✓ 선천적(기질적)질환은 제외하는 것이 원칙이다.
- ✓ 특정병태(아래) 이외는 우선하여 선택하지 않는다.
- ✓ 서양의학에서 좋은 약이 없거나 상태가 호전되지 않는 질환이 대상이다.
- ✓ 병용이 가능한 두 가지 약제에 머무는 것이 안전하다.
- ✓ 질질 끌며 사용하지 않는다(효과를 자각하지 못하면 중지).
- ✓ 가성알도스테론증(pseudoaldo steronism)이 감초에 의해 유발될 수 있다. 감초는 거의 대부분의 한방약에는 들어 있다고 생각하는 편이 좋다(단기투여, 2가지 약제 정도에서 멈추는 이유).
- ✓ 한방을 싫어하는 환자에게 무리하게 강요하지 않는다.

한방약이 잘 적용되는 질환

- 감기
- 냉증
- 지속되는 목의 불편감(위식도 역류질환이나 인후두 악성종양은 제외)
- 여성의 부종(간, 콩팥, 심장, 빈혈, 갑상선 질환은 제외)
- 갱년기 증상
- 기운이 없다, 나른하다
- 숙취
- 비만 + 변비(대사 증후근이 걱정됨)
- 기타 (딸꾹질, 요도결석, 근육 경련 등)

표 1: 이 증상에는 이 한방약을

	증 상	한 약
감기	기침	맥문동탕
	콧물	소청룡탕
	인두통	길경탕(물에 희석해 가글 후 삼키기)
	감기 초기(오한, 고열)	갈근탕, 마황탕
	감기 회복기(미열)	소시호탕
	감기 후 피로	보중익기탕
	고령자의 감기(한기가 강함)	마황부자세신탕
냉증	여성의 냉증 1차 선택	당귀작약산
	당귀작약산이 효과 없을때	마황부자세신탕
인후 이물감	목의 형체 없는 미물감, 불편감	반하후박탕
여성 부종	양하지의 부종	오령산
갱년기 증상	갱년기 증상에 1차 선택	가미소요산
	가미소요산이 효과 없을때	황련해독탕(쓴맛 강함)
무기력, 피로	특히, 젊고 마른 남성	보중익기탕
숙취	갈증, 구역	오령산
비만 + 변비	대사증후군	방풍통성산

먼저 표 1처럼, 케이스 바이 케이스로 대처하는 것이 좋을 것이다(엄밀한 "증명"에 대한 진찰은 전문서적에 양보한다). 이 정도의 처방으로도 한방약의 훌륭함을 실감할 수 있다. 흥미를 느낀다면 적극적으로 공부하기 바란다.

한방을 배우는 데 있어 개인적인 주의사항

강사마다 의견 차이가 있으므로, 먼저 한 사람의 저서나 공부 모임에 집중하는 것이 좋다.

찾아보기

자

차

카